中国科学院教材建设专家委员会规划教材
全国高等医药院校规划教材

供临床、预防、基础、口腔、麻醉、影像、药学、检验、护理、法医等专业使用

医学伦理学

主　　编　宫福清
副 主 编　刘俊荣　曹永福
编　　委　(以姓氏笔画为序)
　　　　　王志杰　(辽宁医学院)
　　　　　邓　蕊　(山西医科大学)
　　　　　刘云章　(河北医科大学)
　　　　　刘俊荣　(广州医科大学)
　　　　　孙宏亮　(大连医科大学)
　　　　　杨　阳　(大连医科大学)
　　　　　姜兰姝　(大连医科大学)
　　　　　宫福清　(大连医科大学)
　　　　　徐萍凤　(宁夏医科大学)
　　　　　曹永福　(山东大学)
　　　　　董　峻　(昆明医科大学)
编委会秘书　孙宏亮　杨　阳

科学出版社
北　京

· 版权所有 侵权必究 ·

举报电话:010-64030229;010-64034315;13501151303(打假办)

内 容 简 介

本教材在总结和吸收近年来国内外医学伦理学研究和教学成果的基础上,以典型案例导入的方式,将当前许多前沿的医学发展问题及医疗卫生改革问题纳入了医学伦理学的研究视野,使教学内容更加贴近实践,以帮助学生提高学习兴趣、拓展学生思维、培养学生的伦理决策能力,真正树立起全心全意为人民健康服务的信念。主要内容包括绪论、医学伦理学的历史发展、医学伦理学的基本理论、医学道德规范体系、医疗人际关系伦理道德、预防医学的伦理道德、临床医学实践中的伦理道德、护理伦理道德、卫生管理工作中的伦理道德、生育控制与生殖技术伦理道德、人体器官移植伦理、放弃治疗与长期照护的伦理道德、临终关怀与死亡伦理道德、医学科研工作的伦理道德、现代生物医学发展中的伦理问题和医学伦理教育、评价、修养等,共计十六章。

本教材可供全国高等医学院校各专业层次学生使用,也可作为临床医务工作者及爱好者的参考书。

图书在版编目(CIP)数据

医学伦理学/宫福清主编.—北京:科学出版社,2013.6
中国科学院教材建设专家委员会规划教材·全国高等医药院校规划教材
ISBN 978-7-03-037813-2

I.①医… Ⅱ.①宫… Ⅲ.①医学伦理学-医学院校-教材 Ⅳ.①R-052

中国版本图书馆 CIP 数据核字(2013)第 126213 号

责任编辑:朱 华/责任校对:宣 慧
责任印制:赵 博/封面设计:范璧合

版权所有,违者必究。未经本社许可,数字图书馆不得使用

科学出版社 出版
北京东黄城根北街 16 号
邮政编码:100717
http://www.sciencep.com

北京凌奇印刷有限责任公司 印刷
科学出版社发行 各地新华书店经销

*

2013 年 6 月第 一 版 开本:850×1168 1/16
2024 年 1 月第十一次印刷 印张:12 1/2
字数:351 000

定价:42.00 元
(如有印装质量问题,我社负责调换)

前　言

"有时,去治愈;常常,去帮助;总是,去安慰。"这句镌刻在美国纽约东北部撒拉纳克湖畔的特鲁多医生的铭文准确地揭示了医学的真谛,清楚地阐明了医生的职责不仅仅是治疗疾病,更多的是给予饱受疾病痛苦的人以帮助和安慰。千百年来,秉承这一宗旨,医学不断发展,为维护人类健康、促进社会进步做出了巨大贡献。进入21世纪,随着经济社会的进步和全球化进程的加快,医学领域也发生着深刻的变革:生命科学和生物技术的发展,大大提高了医学诊治疾病的能力,却弱化了医学人性关怀的本质;市场力量介入医疗体系,满足了不同人群对健康的多样需求,但带来了医疗资源分配的不公正;工业化、城市化的发展,改变了人们的生活方式,但也造成了人类疾病谱的改变、加剧了社会人口的老龄化。面对如此种种问题,我们不得不以哲学的高度反思现代医学科技的发展和应用,不得不以伦理的视角审视广大医务人员的职业责任:怎样在防病治病、促进健康的同时,更好地将患者的利益放在首位?

为更好地适应新世纪医学发展需要和深化我国医药卫生体制改革与医学教育改革的要求,本书编委在总结教学经验、吸纳国内外优秀教学研究成果的基础上,撰写了这本《医学伦理学》教材。本教材结合高等教育人才培养目标,从培养学生的职业伦理精神、人文修养出发,以案例导入,在介绍医学伦理学基础理论的同时,拓展国内外最新研究进展,在体现传统教材"三基"(基本知识、基本理论、基本技能)、"五性"(思想性、科学性、先进性、启发性、适用性)的基础上,更加强调与执业医师考试大纲契合,并突出医学人文精神的培育。通过医学伦理学的教学,至少应达到如下三个目的:

1. 提高医学道德认知,培养医学道德情感。通过医学伦理学基本理论和规范的传授,增强学生明辨是非的能力,自觉履行医务工作者的道德义务;通过古今中外医学大家事迹的介绍及分析,使学生深刻体会医务工作者良好医德情感的重要性。

2. 坚定医学道德信念,养成医学道德习惯。通过对医学伦理学的基本范畴的解读,使学生能够在面临日渐复杂的伦理道德冲突中,坚定从医的道德信念,在不断的实践中,自觉养成良好的医学道德习惯。

3. 提供正确价值导向,增强伦理分析能力。在学生获得基础理论知识的基础上,为学生提供正确的世界观、价值观指引,直击医学目的,使学生能够在日后走上工作岗位时,可以应对各种复杂环境,进行充分的伦理分析,真正成为一名尊重患者、关爱患者的医务工作者。

限于编者的能力和水平,书中难免存在疏漏和不妥之处,敬请专家、读者在使用过程中不吝批评指教!

宫福清
2013年3月1日

目　　录

第一章　绪论 ……………………………………………………………………………… (1)
　第一节　道德、职业道德与医学道德 …………………………………………………… (1)
　　一、道德 ……………………………………………………………………………… (1)
　　二、职业道德 ………………………………………………………………………… (2)
　　三、医学道德 ………………………………………………………………………… (2)
　第二节　伦理学、医学伦理学与生命伦理学 …………………………………………… (4)
　　一、伦理学 …………………………………………………………………………… (4)
　　二、医学伦理学 ……………………………………………………………………… (4)
　　三、生命伦理学 ……………………………………………………………………… (6)
　第三节　医学伦理学与相关学科的关系 ………………………………………………… (7)
　　一、医学伦理学与医学 ……………………………………………………………… (7)
　　二、医学伦理学与医学心理学 ……………………………………………………… (7)
　　三、医学伦理学与卫生法学 ………………………………………………………… (7)
　　四、医学伦理学与医学社会学 ……………………………………………………… (8)
　第四节　学习医学伦理学的意义与方法 ………………………………………………… (8)
　　一、学习和研究医学伦理学的意义 ………………………………………………… (8)
　　二、学习和研究医学伦理学的方法 ………………………………………………… (9)
第二章　医学伦理学的历史发展 ………………………………………………………… (10)
　第一节　中国医学伦理学的历史发展 …………………………………………………… (10)
　　一、中国古代的医学伦理思想 ……………………………………………………… (11)
　　二、中国近现代医学伦理思想 ……………………………………………………… (12)
　　三、中国医学伦理学的未来发展 …………………………………………………… (14)
　第二节　西方医学伦理学的历史发展 …………………………………………………… (14)
　　一、西方古代医学伦理思想 ………………………………………………………… (14)
　　二、西方近现代医学伦理思想 ……………………………………………………… (15)
　　三、中西方医学伦理思想之比较 …………………………………………………… (15)
　第三节　生命伦理学的兴起和发展 ……………………………………………………… (16)
　　一、生命伦理学的产生与发展 ……………………………………………………… (16)
　　二、生命伦理学的一般原则及其应用 ……………………………………………… (17)
第三章　医学伦理学的基本理论 ………………………………………………………… (20)
　第一节　生命论 …………………………………………………………………………… (20)
　　一、生命神圣论 ……………………………………………………………………… (20)
　　二、生命质量论和生命价值论 ……………………………………………………… (21)
　第二节　人道论 …………………………………………………………………………… (23)
　　一、人道论的内容 …………………………………………………………………… (23)
　　二、医学人道论的核心思想 ………………………………………………………… (23)
　　三、医学人道论的历史发展 ………………………………………………………… (24)
　第三节　美德论 …………………………………………………………………………… (25)
　　一、美德论的内容 …………………………………………………………………… (25)

二、医德品质的含义与结构 ……………………………………………………………（25）
　　三、医德品质的内容 ……………………………………………………………………（26）
　第四节　义务论 ……………………………………………………………………………（27）
　　一、义务论概述 …………………………………………………………………………（27）
　　二、医学义务论 …………………………………………………………………………（28）
　第五节　后果论 ……………………………………………………………………………（29）
　　一、后果论的内容 ………………………………………………………………………（29）
　　二、医学后果论中的利益内容 …………………………………………………………（30）
　　三、美德论、义务论及后果论之间的关系 ……………………………………………（31）

第四章　医学道德规范体系 ……………………………………………………………………（32）
　第一节　医学道德规范 ……………………………………………………………………（32）
　　一、医学道德规范的含义与类型 ………………………………………………………（32）
　　二、国际、国内主要的医学道德规范 …………………………………………………（33）
　第二节　医学伦理原则 ……………………………………………………………………（35）
　　一、医德基本原则 ………………………………………………………………………（35）
　　二、具体医学伦理原则 …………………………………………………………………（36）
　第三节　医学伦理学的基本范畴 …………………………………………………………（40）
　　一、权利与义务 …………………………………………………………………………（40）
　　二、情感与良心 …………………………………………………………………………（41）
　　三、审慎与保密 …………………………………………………………………………（43）
　　四、名誉与幸福 …………………………………………………………………………（44）

第五章　医疗人际关系伦理道德 ………………………………………………………………（46）
　第一节　医患关系伦理 ……………………………………………………………………（46）
　　一、医患关系概述 ………………………………………………………………………（46）
　　二、医患关系的理论模式 ………………………………………………………………（48）
　　三、医患关系的影响因素 ………………………………………………………………（49）
　　四、医患沟通 ……………………………………………………………………………（51）
　第二节　医际关系伦理道德 ………………………………………………………………（52）
　　一、医际关系概述 ………………………………………………………………………（52）
　　二、医际关系模式 ………………………………………………………………………（53）
　　三、医际关系影响因素 …………………………………………………………………（53）
　　四、医际关系的伦理规范 ………………………………………………………………（54）
　第三节　医社关系伦理道德 ………………………………………………………………（56）
　　一、医社关系概述 ………………………………………………………………………（56）
　　二、医社关系的特征与影响因素 ………………………………………………………（56）
　　三、处理医社关系的道德责任 …………………………………………………………（57）

第六章　预防医学的伦理道德 …………………………………………………………………（59）
　第一节　健康道德 …………………………………………………………………………（59）
　　一、健康观与健康道德 …………………………………………………………………（59）
　　二、健康道德责任 ………………………………………………………………………（60）
　　三、健康教育和健康促进的道德要求 …………………………………………………（61）
　第二节　预防医学工作的道德要求 ………………………………………………………（62）
　　一、预防医学概述 ………………………………………………………………………（62）
　　二、预防医学道德 ………………………………………………………………………（63）

三、预防医学某些领域中的道德要求 ……………………………………………………… (64)
　第三节　生态环境伦理问题 ……………………………………………………………… (65)
　　一、生态环境概述 ………………………………………………………………………… (65)
　　二、生态环境伦理 ………………………………………………………………………… (66)
　　三、生态文明与人类对生态环境的伦理责任 …………………………………………… (67)

第七章　临床医学实践中的伦理道德 ……………………………………………………… (69)
　第一节　临床医学实践的道德特点及要求 ……………………………………………… (69)
　　一、临床医学实践的道德特点 …………………………………………………………… (69)
　　二、临床医学实践的基本伦理原则 ……………………………………………………… (70)
　第二节　临床诊断和辅助检查工作中的道德要求 ……………………………………… (72)
　　一、临床诊断工作中的道德要求 ………………………………………………………… (72)
　　二、辅助检查的道德要求 ………………………………………………………………… (72)
　第三节　临床治疗工作的道德要求 ……………………………………………………… (74)
　　一、药物治疗的道德要求 ………………………………………………………………… (74)
　　二、手术治疗的道德要求 ………………………………………………………………… (75)
　　三、心理治疗的道德要求 ………………………………………………………………… (75)
　第四节　特殊科室诊治工作的道德要求 ………………………………………………… (76)
　　一、妇产科的道德要求 …………………………………………………………………… (76)
　　二、儿科的道德要求 ……………………………………………………………………… (77)
　　三、急诊科室的道德要求 ………………………………………………………………… (77)

第八章　护理伦理道德 ……………………………………………………………………… (80)
　第一节　护理工作与护理道德的特点 …………………………………………………… (80)
　　一、护理工作的道德特点 ………………………………………………………………… (80)
　　二、护士的角色 …………………………………………………………………………… (81)
　第二节　基础护理的特点及道德要求 …………………………………………………… (83)
　　一、基础护理的特点 ……………………………………………………………………… (83)
　　二、基础护理的道德要求 ………………………………………………………………… (83)
　第三节　整体护理的特点及道德要求 …………………………………………………… (84)
　　一、整体护理的特点 ……………………………………………………………………… (84)
　　二、整体护理的道德要求 ………………………………………………………………… (85)
　第四节　心理护理的特点及道德要求 …………………………………………………… (86)
　　一、心理护理的特点 ……………………………………………………………………… (86)
　　二、心理护理的道德要求 ………………………………………………………………… (87)
　第五节　社区医疗保健与家庭病床的道德要求 ………………………………………… (88)
　　一、社区医疗保健的特点与道德要求 …………………………………………………… (88)
　　二、家庭病床护理的道德要求 …………………………………………………………… (89)

第九章　卫生管理工作中的伦理道德 ……………………………………………………… (91)
　第一节　卫生管理与伦理 ………………………………………………………………… (91)
　　一、卫生管理概述 ………………………………………………………………………… (91)
　　二、卫生管理的伦理基础 ………………………………………………………………… (92)
　　三、卫生管理的伦理原则 ………………………………………………………………… (93)
　　四、医院管理的伦理原则 ………………………………………………………………… (93)
　第二节　卫生经济决策与卫生经济伦理 ………………………………………………… (94)
　　一、卫生经济决策的意义 ………………………………………………………………… (94)

二、卫生经济伦理研究的内容 (95)
　　三、卫生经济伦理的理论依据 (95)
 第三节　医疗保险与医疗体制改革伦理 (98)
　　一、医疗保险的伦理问题 (98)
　　二、医疗体制改革的伦理问题 (100)

第十章　生育控制与生殖技术伦理道德 (102)
 第一节　人口与生育控制的伦理道德 (102)
　　一、我国计划生育政策的实施 (102)
　　二、生育控制的伦理问题 (103)
　　三、生育控制的伦理要求 (103)
 第二节　人类辅助生殖技术应用的伦理道德 (104)
　　一、人类辅助生殖技术概述 (104)
　　二、人类辅助生殖技术的伦理问题 (105)
　　三、人类辅助生殖技术的伦理原则 (106)
 第三节　克隆技术的伦理道德 (107)
　　一、克隆技术的发展 (107)
　　二、克隆技术应用的伦理问题 (108)

第十一章　人体器官移植伦理 (110)
 第一节　人体器官移植概述 (110)
　　一、人体器官移植的含义 (110)
　　二、人体器官移植的分类 (111)
　　三、人体器官移植的特点 (111)
　　四、人体器官移植的历史与发展 (111)
 第二节　人体器官来源的伦理问题 (112)
　　一、人体器官的来源 (113)
　　二、人体器官来源的伦理问题 (115)
 第三节　人体器官分配的伦理问题 (118)
　　一、人体器官分配的伦理问题 (118)
　　二、人体器官分配的标准 (119)
　　三、人体器官买卖与商业化 (120)
 第四节　人体器官移植的伦理原则与国际准则 (121)
　　一、人体器官移植的伦理原则 (121)
　　二、人体器官移植的国际准则 (123)

第十二章　放弃治疗与长期照护的伦理道德 (125)
 第一节　放弃治疗的伦理问题 (125)
　　一、放弃治疗的现状概述 (125)
　　二、放弃治疗的含义和内涵 (125)
　　三、放弃治疗的伦理要求 (126)
　　四、放弃治疗的伦理原则 (128)
 第二节　人口老龄化的伦理问题 (129)
　　一、人口老龄化的现状及特点 (129)
　　二、人口老龄化的伦理挑战 (130)
 第三节　长期照护伦理道德 (131)
　　一、长期照护的现实需求和现实困难 (131)

二、促进长期照护的制度建设 ………………………………………………………………… (132)

第十三章　临终关怀与死亡伦理道德 ……………………………………………………… (135)
第一节　临终关怀伦理 …………………………………………………………………… (135)
　一、临终关怀的含义及发展 ………………………………………………………………… (135)
　二、临终关怀的伦理分析 …………………………………………………………………… (136)
第二节　死亡伦理 ………………………………………………………………………… (138)
　一、死亡的含义及标准 ……………………………………………………………………… (138)
　二、死亡的伦理分析 ………………………………………………………………………… (140)
第三节　安乐死伦理 ……………………………………………………………………… (142)
　一、安乐死概述 ……………………………………………………………………………… (142)
　二、安乐死的对象和分类 …………………………………………………………………… (144)
　三、安乐死的伦理分析 ……………………………………………………………………… (144)
第四节　死亡教育 ………………………………………………………………………… (146)
　一、死亡教育的意义 ………………………………………………………………………… (146)
　二、死亡教育的内容 ………………………………………………………………………… (147)
　三、死亡教育的途径 ………………………………………………………………………… (148)

第十四章　医学科研工作的伦理道德 ……………………………………………………… (149)
第一节　涉及人的生物医学研究中的伦理问题 ………………………………………… (149)
　一、涉及人的生物医学研究概述 …………………………………………………………… (149)
　二、涉及人的生物医学研究伦理分析 ……………………………………………………… (150)
　三、涉及人的生物医学研究的伦理原则 …………………………………………………… (151)
第二节　动物实验伦理问题 ……………………………………………………………… (152)
　一、动物实验伦理概述 ……………………………………………………………………… (153)
　二、动物实验伦理原则 ……………………………………………………………………… (153)
第三节　遗传研究中的伦理问题 ………………………………………………………… (154)
　一、遗传病检测与诊断中的伦理问题 ……………………………………………………… (154)
　二、遗传病治疗中的伦理问题 ……………………………………………………………… (154)
　三、遗传研究和开发中的伦理问题 ………………………………………………………… (156)
第四节　科研伦理审查委员会 …………………………………………………………… (157)
　一、科研伦理审查委员会的产生背景 ……………………………………………………… (157)
　二、科研伦理审查委员会的定义及组建 …………………………………………………… (157)
　三、科研伦理审查委员会的目的、职能和意义 …………………………………………… (158)
　四、伦理审查的核心原则和具体内容 ……………………………………………………… (158)
　五、医学科研人员的行为规范和道德准则 ………………………………………………… (159)

第十五章　现代生物医学发展中的伦理问题 ……………………………………………… (161)
第一节　人类基因组学研究伦理 ………………………………………………………… (161)
　一、人类基因组计划概述 …………………………………………………………………… (161)
　二、人类基因组学的伦理问题 ……………………………………………………………… (162)
　三、人类基因研究与应用的伦理原则 ……………………………………………………… (165)
第二节　人类干细胞研究伦理 …………………………………………………………… (166)
　一、人类干细胞概述 ………………………………………………………………………… (166)
　二、人类干细胞研究的医学伦理原则与规范管理 ………………………………………… (167)
第三节　人类行为控制的伦理问题 ……………………………………………………… (168)
　一、人类行为控制的概述 …………………………………………………………………… (169)

二、人类行为控制的伦理原则 …………………………………………………………… (171)

第十六章　医学伦理教育、评价、修养 …………………………………………… (173)

第一节　医学伦理教育 ……………………………………………………………… (173)
一、医学伦理教育的意义 ………………………………………………………………… (173)
二、医学伦理教育的特点 ………………………………………………………………… (174)
三、医学伦理教育的过程 ………………………………………………………………… (174)

第二节　医学伦理评价 ……………………………………………………………… (175)
一、医学伦理评价的含义与作用 ………………………………………………………… (175)
二、医学伦理评价的标准和依据 ………………………………………………………… (176)
三、医学伦理评价的方式 ………………………………………………………………… (177)
四、医学伦理评价的方法 ………………………………………………………………… (179)

第三节　医学伦理修养 ……………………………………………………………… (180)
一、医学伦理修养概述 …………………………………………………………………… (180)
二、医学伦理修养的途径 ………………………………………………………………… (181)

参考文献 …………………………………………………………………………………… (183)

附录 ………………………………………………………………………………………… (184)
一、古代中外医德文献 …………………………………………………………………… (184)
二、近现代中外医德规范 ………………………………………………………………… (185)

第一章 绪 论

【案例与讨论】

1837年,年轻的特鲁多(Edward Livingston Trudeau)医生罹患结核病,只身来到人烟稀少的撒拉纳克湖畔等待死亡。远离城市喧嚣的他沉醉在对过去美好生活的回忆中,间或上山走走,打打猎,过着悠闲的日子。渐渐地,他惊奇地发现自己的体力在恢复,不久居然顺利地完成了未竟的学业,获得了博士学位。于是,特鲁多继续回到城市里行医。奇怪的是,每当他在城里住上一段时间,结核病就会复发,而一旦回到撒拉纳克湖地区,又会恢复体力和激情。1876年,特鲁多迁居到了荒野之地撒拉纳克湖畔。

1884年,特鲁多用朋友捐赠的400多美元,创建了第一家专门的结核病疗养院"村舍疗养院",在19世纪末期的美国,走在了结核病治疗和研究领域的前沿。特鲁多成了美国首位分离出结核杆菌的人,并创办了一所"结核病大学",他对病人生理和心理上的许多照料方法至今仍被沿用着。

1915年,特鲁多死于结核病。他被埋葬在撒拉纳克湖畔,墓碑上刻着他的名言:"有时,去治愈;常常,去帮助;总是,去安慰。"九十多年来,一拨又一拨世界各地的游客慕名前来,为了拜谒这位长眠于此的"无名"医生特鲁多博士,也为重温那则墓志铭。

讨论:

如何理解医学是饱含人文精神的科学?

医学的研究对象和服务对象是人,是人的生命和健康,医学存在的前提是对生命的敬畏和关爱,因此医学需要伦理学,真正的好医生一定是具有精湛的技术、哲学的思辨和伦理的情怀。本章主要就医学伦理学的内涵、学科性质、研究对象、研究内容和研究方法及意义等进行简要的介绍。

第一节 道德、职业道德与医学道德

一、道 德

(一) 道德的含义

道德(morality)是人类社会一种重要的意识形态,是由人们在社会生活实践中形成的并由经济基础决定的上层建筑,以善恶为评价形式,依靠社会舆论、传统习俗和内心信念,用以调节人际关系的心理意识、原则规范、行为活动的总和。它包括道德意识、道德规范和道德实践三个部分。

道德一词在汉语中最早是分开使用的。"道"本义为道路,《说文》曰:"道,所行道也。"引申为规律和规则;"德"本义为得,"外得于人,内得于己",引申为品德、道德品质。"道"与"德"二字连用始于《荀子·劝学》,"故学至乎礼而止矣,夫是之谓道德之极",指人们的一切行为如果能合乎礼法,就达到了道德的最高境界。由此看来中国古代就给道德赋予了较为明确的含义,强调对个人德性修养的追求,以符合社会的道德规范。在西方,道德一词源于拉丁文(moralis),含有从外在的风俗习惯发展为内在品格的意思。

道德一直是哲学和伦理学的研究对象,古今中外很多学者都对其有所论述。古希腊哲学家苏格拉底认为道德是过好的生活或做善事的艺术,且每个人都能够学会或确定地知道这一原则,即"德性就是知识";德国古典哲学家康德认为世界上最伟大的两种事物,一个是头顶的星空,一个是心中的道德法则,他认为道德来源于人的理性和自由意志,是人存在的终极追求,是最高的善;中国传统思想中以孔子为代表的儒家认为一个能够做到忠、孝、仁、义、礼、信的人才是道德的、善的;以老子为代表的道家认为道德的最高境界是"无为"。

马克思主义伦理学从历史唯物主义的观点出发，认为生产力水平是最终决定社会发展的力量，社会生产力的发展、社会关系的变化和丰富导致了道德观念和规范的变迁。作为一种社会现象，一方面，道德同政治、法律、宗教等上层建筑一样，其一般本质是一定社会经济关系的产物，既受社会存在的制约又具有一定的独立性；另一方面，道德还表现出极强的实践性和非制度化的规范性，这种内化的规范和实践精神，便构成了道德的特殊本质。

(二) 道德的特点

道德是人类社会一种重要的意识形态，是由人们在社会生活实践中形成的并由经济基础决定的，作为社会的上层建筑之一，道德其自身具有如下一些特点：

1. 稳定性 道德与其他上层建筑如政治、法律、宗教等一样伴随着人类社会的产生而出现，世世代代调整着人类社会的各种关系，但与宗教、法律、政治、文艺等上层建筑相比，有着更大的独立性。作为一种风俗习惯、文化传统和社会规范，道德一旦内化为人的内心信念，则会在相当长的一段时期对人的行为和实践产生影响，具有一定的稳定性。

2. 规范性 道德意识是主体自觉性、能动性的体现，但作为生活在一定社会关系中的主体，其道德行为又必然受客观存在的社会规范的制约，道德实践是既体现道德主体积极性、能动性，又体现着道德规范的约束性、导向性的活动，因此道德具有规范性，但其约束力又与法律有所不同。前者属于一种主要依靠社会舆论、传统习俗和内心信念的非权力规范，而后者属于一旦违反则要受到以有组织的权力为保障的强制性约束。

3. 社会性 道德贯穿于人类社会发展的各个社会形态、各种社会关系，只要人类社会存在就会有道德的存在。伦理学家斯温(John Hartland Swann)认为，"道德是关于遵守或违犯被认为具有社会重要性的习俗的术语或概念，这种重要性存在于人与人之间以及人与社会之间的相互关系之中。"也就是说，道德不仅存在于不同历史阶段人与人之间、人与社会之间的关系中，同一历史阶段的不同阶级、阶层、集团、个人之间的关系也受道德的调节，因此道德具有社会性。

4. 层次性 道德作为人们的内在品德和行为规范，具有层次性。美国法学家富勒把道德分为愿望道德(高尚道德)和义务道德(基本道德)两个层次。义务道德是一种社会义务，任何人都必须遵守，用以维护社会的基本秩序；愿望道德是一种倡导，依靠个人修养和社会的提倡。我国学者李泽厚采用宗教性道德和社会性道德的理论区分了道德的层次，在这里宗教性道德也就是我们常说的美德，是较高尚的道德，人人都应该追求但不一定都能达到；而社会性道德则是维持社会正常运转的，人人都应该遵守的基本公共道德，是道德的底线。

二、职业道德

职业道德(professional morality)是指从事一定职业的人们在特定的职业生活中应遵循的基本行为规范的总和，是一般社会道德在职业实践活动中的具体体现。职业道德既是本行业人员在职业活动中的行为规范，又是行业对社会所负的道德责任和义务的规定，通过规章制度、公约、守则等对职业实践活动加以规范。

职业道德随着社会分工的产生、职业的形成而出现，与社会其他道德规范并行，但集中反映本职业范围内道德规范的特殊性，其内容具有较强的稳定性和连续性。同一职业的道德规范往往表现出很强的历史发展轨迹，从事该职业的人员通过长期的职业实践会形成比较稳定的职业心理和职业习惯，同时道德规范的内容还会随着社会的发展进步不断更新，表现出很强的时代性。

三、医学道德

(一) 医学道德的含义

医学道德(medical morality)是一种职业道德，简称医德，是医学领域中形成的关于医务人员医学实践活动中的道德现象和道德关系，具体来说，应包含医务人员的道德意识、道德规范以及医学实践中的道德活动。它是社会一般道德在医学领域中的具体表达，是医务人员自身的道德品质、道德人格和调节医务人员与患方、社会,以及医务人员之间关系的行为准则、规范的总和。它以从事医学职业的全体人员以及与卫生事业相关的人员为道德实践主体,围绕医务工作者的职业活动和与医学相关的社会活动展开。

医学道德是人们在长期的医疗卫生服务活动中产生、积累和发展起来的,是医学目的的集中体现,在防病治病、增进人类健康、提高生命质量乃至保障医学科学发展和促进社会进步等方面具有十分重要的意义。随着社会的不断发展,医学道德不仅继承了古代医德中强调个人修养和德性修炼的医德内容,更结合现代医学技术化、专业化等特点进一步发展并丰富了医德内容。进入21世纪,随着生命科技的发展、市场力量介入以及医学全球化带来的种种挑战,医学职业人员发现越来越难以承担自身肩负的对患者乃至社会的责任,为此,由美国、英国、法国、中国等36个国家和地区的120个国际医学组织认可的《新世纪医师职业精神——医师宣言》再次重申了医学职业精神的根本普遍原则(第四章详细阐述),充分体现了当代医学与社会达成的承诺,对维护医患信任、促进医学健康发展和实现人人健康目标具有重要作用。

(二) 医学道德的特点

1. 实践性与稳定性相统一 医学道德的产生和发展与医学实践活动紧密相连,并随着医学实践的不断进步而丰富发展,离开了医学实践则无所谓医学道德。长期的医疗实践形成了稳定的职业心理和职业行为习惯,在此基础上又产生了医学道德,因此医学道德具有鲜明的实践性和很大的稳定性。

2. 继承性与时代性相统一 医学实践伴随着人类的产生而出现,并随着社会整体的发展而不断进步,从神农尝百草到望闻问切再到现代的基因、纳米医学,任何历史阶段的医学道德,都是所处时代医学实践、社会生产关系和历代优秀思想成果的忠实体现,具有历史的继承性,如"救死扶伤"、"医乃仁术"一直被奉为医学实践的宗旨,历代相传。同时,医学技术的进步、诊疗手段的更新又使得医学道德的内容、原则、规范及评价标准体现出鲜明的时代性,集中反映本时代社会政治经济关系和医学实践内部发展状况,如"患者自主原则"则是随着20世纪患者权利运动的产生才逐步被纳入医德规范内容的。

3. 人道性与全人类性相统一 医学实践的本质在于对人的生命的关注和对健康的追求,文艺复兴以来的人道主义思想正是强调了人的价值,这种以人为中心的人道主义观点与医学目的形成了高度的统一。医学对饱受病痛折磨的人施以同情和帮助,尊重人的生命和平等的权利,其本身就渗透着人道主义精神,是一种人道事业;同时,从人类发展和世界整体来看,任何历史阶段、任何形态的社会都寻求人类的健康和保障身心完满的安宁状态,因此要求全人类共同分享医学研究和技术发展成果,医疗服务不以阶级、种族、国籍、信仰而有所区别,即医学道德的全人类性。

4. 医德悖论性 医学道德无论是理论还是实践中,都充满了两难问题,其自身也存在着许多矛盾,随着生物医学技术的发展,这些两难问题不仅不会消失,而且会变得越来越错综复杂。如一位65岁的老人,肝癌晚期,病情加重,处于"肝昏迷"(肝性脑病)状态,生命垂危,临床医生应尊重家属意见不惜一切代价进行抢救,还是适度抢救或者放弃治疗。在这种情况下,一方面是患者的生命神圣和患者生命质量价值之间的矛盾,另一方面是情感和理智之间的矛盾,还有卫生资源的有效使用和浪费以及医生的态度与患者家属意见之间的冲突等问题。在临床工作中,医务工作者可能经常面临这样的两难问题,体现了医德悖论性的特点。

(三) 医学道德的功能

1. 正确认识医学目的、维护人类健康 亘古以来,医学的目的始终是消除痛苦、防病治病、促进健康,医学活动有着显著的道德本质,即热爱生命、尊重人、追求人的完整和统一。医学道德引导人们在追求真、善、美的同时,正确地认识医学发展的客观规律、不断探索保持身心完满的生活方式、选择自己的行为和道德生活,维护健康。

2. 调节医疗领域的道德关系、规范医疗行为 道德是社会矛盾的调节器,使人与人之间、个人与社会之间的关系臻于完善与和谐。医学道德将救死扶伤的职业理念内化为医务人员的内心信念,通过医学职业原则和道德规范约束医务人员的医疗行为,进而调节医务人员之间、医患之间以及医学界与社会之间的关系。

3. 帮助医务人员树立正确价值观念、促进医学科学发展和社会进步　医学道德的目的在于培养医务人员良好的道德意识、道德品质，从而使其践行有利于患者、有利于医学发展和促进社会进步的道德行为。医学道德使医务人员能够正确认识自身的责任、义务以及各种利益关系，它既是医学实践的产物，又可以能动地提高医疗质量，同时有助于医学科学的发展以及整个社会的道德风尚和精神文明建设。

【知识链接】

为贯彻党的十七大、十七届五中全会和中央纪委第六次全会精神，落实深化医药卫生体制改革工作要求，卫生部从2011年开始，在全国医疗卫生系统开展"服务好、质量好、医德好、群众满意"活动(简称"三好一满意"活动)，其中"医德好"要求所有医务人员爱岗敬业，遵纪守法，廉洁行医，坚决抵制商业贿赂等行业不正之风；尊重患者权利，关爱患者，因病施治，严谨求实。加强医德医风和纪律法制教育，大力弘扬高尚医德，完善和落实医德医风制度规范，认真开展医德考评，坚决查处损害群众利益的突出问题，严肃行业纪律。

第二节　伦理学、医学伦理学与生命伦理学

一、伦理学

(一) 伦理学

伦理学(ethics)是关于道德的科学，研究道德的起源、本质、作用及其发展规律，它将道德作为研究的内容，对人类道德生活进行系统思考和研究，是一门关于优良道德的制定方法、制定过程及其实现途径的科学。《大英百科全书》认为"伦理学不是一门实证科学，而是一门规范科学。它首先研究的不是人类行为的实际品格，而是其理性。"也就是说，伦理学是道德哲学，是对道德的哲学研究，不同于传统道德依靠权威、无需论证，伦理学必须依靠理性，不管是现存的道德规范还是准备制定的道德规范，都要依靠理性的论证。伦理学更侧重于社会，更强调客观方面，主要指社会的人际"应然"关系，这种关系概括为道德规范，而"道德"则侧重于个体，更强调内在操守方面，指主体对道德规范的内化和实践，即主体的德性和德行。

(二) 伦理学的分类

伦理学有两大类，即非规范伦理学和规范伦理学。非规范伦理学分为描述伦理学和元伦理学；规范伦理学分为普通规范伦理学和应用规范伦理学。

描述伦理学(descriptive ethics)研究不同社会的道德主张和道德实践，从而发展人类道德行为和态度的重要事实，即对人们合乎伦理的行为和信念的事实性描述和解释，通常为人类学、心理学和社会学研究人与人、人与社会间的道德态度、信念的不同做出解释。

元伦理学(meta-ethics)受到语言哲学和分析哲学的影响，以伦理学本身作为研究对象，对伦理学中的术语或概念的意义进行分析，研究如"义务"、"责任"、"善"、"恶"等基本术语或概念的意义是什么。

普通规范伦理学(general normative ethics)对道德观念和道德判断以及道德原则的合理性进行系统的研究，试图为人们做人或做事提出一些普遍的原则或德性，并提出理由证明为什么人们要遵循这样的原则或培养此类德性。

应用规范伦理学(applied normative ethics)简称应用伦理学，指应用普通规范伦理学的理论和原则解决特定领域的伦理问题，如应用于经济领域的为经济伦理学、应用于工程领域的是工程伦理学、应用于医学领域的就是医学伦理学。

二、医学伦理学

医学伦理学(medical ethics)指运用一般伦理学的观点、原则、理论和方法来解决医疗实践领域和医学科学发展中的人们相互之间、医学与社会之间关系而形成的一门学科，它既是伦理学的一个分支，又与

医学科学和医学实践密切相连,是伦理学和医学相交叉的边缘学科,属于应用规范伦理学的范畴。

(一) 医学伦理学的研究对象

医学伦理学以医学道德为研究对象,通过对医学道德现象的全面研究,揭示医学道德现象所表现的医学道德关系的各种问题及其变化发展的规律。具体讲,医学伦理学是研究医学道德现象和医学道德关系的学科。

1. 医学道德现象　医学道德现象是对医学领域中人们之间的道德关系的反映,主要包括医学道德意识现象、医学道德规范现象和医学道德活动现象三个方面。

所谓医学道德意识现象是指医学道德主体在医疗实践活动中产生的道德观念、道德情感和道德信念,也称医学道德理论。主要阐明医德的对象、作用和特点,医德的起源、本质和发展规律,研究历史上古今中外各个社会、各个阶段的医学道德现象及其内容,揭示医德的特点及其与医学、心理学、法学等相关学科的关系。

所谓医学道德规范现象指在一定社会政治经济条件下,指导和评价医学道德主体医疗行为、调节医学道德关系的道德准则。主要阐述医学实践中应该遵守的医德基本原则、基本范畴和基本规范,其中既包括一切医疗和医学职业工作者必须共同遵守的一般医德规范,也包括反映医疗领域各个专业、各个部门特有的具体医德规范。一般医学道德规范适应性广,针对带有普遍性的医德问题,如尊重、自主、有利和知情同意原则等;具体医德规范针对性强,更加具体地为医务人员处理实践道德问题提供了指导和准则。

所谓医学道德活动现象指医学领域的活动中,人们按照一定的善恶观念而进行的医德评价、医德教育和医德修养,也称作医德实践。主要阐明在医学领域中依据一定时期的医德理论和观念对医德主体的医学实践活动进行道德评价的标准,研究将医德理论转化为医德实践的条件,以及进行医德教育和医德修养的正确途径和方法,从而提高医德主体的医德水平。

2. 医学道德关系　医学道德关系是医疗实践活动中医疗从业人员与患者、与同行以及与社会之间的各种复杂的关系,具体包括医务人员与患者及其家属之间的关系、医务人员之间的关系、医务人员与社会之间的关系以及医务人员与医学科学发展的关系。

在这四种关系中医务人员与患者及其家属的关系,即医患关系是医学道德关系的核心。医学的目的决定了医务人员的根本和最高责任就是将患者健康利益放在首位,致力于维护患者健康、提高其生命质量,这是处理医患关系的基本原则。然而随着医学技术的发展、市场力量的介入,医患关系出现了物化、分离乃至异化的趋势,如何评价这些现象,合理地调节这一关系,是医学伦理学的重要基本议题之一。

现代医学的高度分化,使得某项医疗活动不再是医师个体的行为,而是各个专业、各个部门、各个层级医务人员之间彼此分工、相互合作的结果,医务人员之间关系的细化、复杂化使得如何协调同行间分工合作的关系,如何对待同行的医疗差错,如何正确对待转诊、会诊等问题成为医学伦理学面临和关注的问题。

医学道德要求将患者的利益置于医师的利益之上,并制定维护患者及其家属利益的医疗行为准则,同时还要求医学团体能够就健康问题向社会提供专业的意见,可见医疗活动不仅关系着患者及其家属的利益,而且关系着整个社会的利益,如怎样公正、合理地分配有限的卫生资源,如何调节维护患者利益和社会整体利益产生的冲突,如何在医疗卫生体制改革的大背景下提高医疗卫生服务的可及性和可得性,如何维护人民群众的健康利益同时保障其经济利益,这些都成为医学伦理学研究的重要课题。

医学科学发展的目的是促进人类健康和社会进步,医学科学研究不仅涉及医务人员的科学精神,而且直接关系到受试者和人类的生命健康,因此医学伦理学还需要研究医务人员在进行医学科学研究时必须遵循相关科研道德原则与准则。

(二) 医学伦理学的研究内容

1. 医学伦理学的基本理论　主要阐述医学伦理学的含义及其学科性质;生命论、人道论、美德论、义务论、后果论等基本理论;医学伦理学形成与发展历史及其不同阶段的特点;医学伦理学与医学、医学心理学、卫生法学、医学社会学等相关学科的关系等。

2. 医学伦理学的基本原则、规范和范畴　主要阐述调节医务人员在医学实践中各种人际关系所应当遵循的根本原则；在基本原则基础上形成的以"戒律"、"誓言"、"法典"、"守则"等为存在形式的医德规范；反映医学道德实践普遍本质的基本概念，如权利与义务、良心与荣誉等。

3. 医学伦理学的教育、评价和修养 主要阐述医学道德评价的标准，研究医德教育的规律和医务人员在医疗实践中进行医德修养的经验，指出医德教育和医德品质培养的正确方法和途径。

4. 医学伦理学难题 主要阐述现代医学科学技术迅猛发展，在器官移植、辅助生殖技术、人体试验、基因治疗以及遗传优生等方面带来的诸多伦理学难题。医学科学发展如何坚持伦理底线，保持正确的、有利于人类健康和全面自由发展的方向，是新世纪医学伦理学面临的新任务。

三、生命伦理学

(一) 生命伦理学的含义

生命伦理学最先产生在美国，20世纪60年代，随着生命科学的发展，医疗技术的进步，人类的健康不断得以改善。CT、磁共振、介入等技术的应用使人们可以更有效地诊断、治疗疾病；生命维持装置的发明和广泛使用使得原本会自然死亡的生命得以无限制的延续；辅助生殖技术改变了人类的自然生殖过程解决了不育问题，然而这些技术在造福人类的同时，也带来了诊疗费用的大幅提高，医学人文精神的丧失，人伦关系的混乱，人类尊严和价值受到侵犯等许多新问题、新挑战；同时，社会经济的发展，也带来了生态环境的破坏，危害了人类的健康，所有这些都使得人们不得不反思我们应该如何正确使用先进的技术，如何有效控制以防止技术的滥用。

生命伦理学一词最早出现在1971年美国学者范伦塞勒·波特(Van Rensselaer Potter)所著的《生命伦理学：通向未来的桥梁》一书中，他指出"生命伦理学是利用生命科学以改善人们生命质量的事业，同时有助于我们确定目标，更好地理解人和世界的本质，因此它是生存的科学，有助于人们对幸福和创造性的生命开出处方"。波特在使用这个词的时候，强调这个词的生态学意义，认为如果要改变人类的生存品质，就必须从人口和环境的部分着手，只有这样才能改善人类的生存品质。

生命伦理学较医学伦理学内容更为广泛和加深，这里的生命主要指人类生命，但有时也涉及动物生命和植物生命以至整个生态系统。因此，我们可以将生命伦理学(bioethics)定义为，运用伦理学的理论和方法，在跨学科跨文化的情境中，对生命科学和医疗保健的伦理方面，包括行动、决策、法律，进行系统研究的一门学科。

(二) 生命伦理学的主要内容

1. 理论层面 主要运用伦理学的基本理论解决生命科学和医疗保健中的伦理问题，研究各种理论如美德论、判例法、关怀伦理的地位和各种伦理原则如何作用等。

2. 临床层面 临床各领域、各科室中医务人员面临的伦理问题，主要是与生死有关的问题，集中在如人工流产、产前诊断、临终关怀与安乐死等方面。

3. 研究层面 主要集中在实验权益的规范探讨上，包括如何尊重和保护受试者利益，如何保护实验动物，以及医学伦理委员会如何从操作层面加强医学人体研究和医学动物实验的伦理监督等。

4. 公共卫生层面 主要集中在流行病传播过程中人的权益问题的探讨上，包括如何维护和促进人群的健康，如何处理个人权利和社会整体利益的关系问题，如艾滋病防控、非典、禽流感等突发公共卫生事件的伦理问题。

5. 政策层面 主要集中在医疗资源政策的制定及如何分配等问题的探讨，包括医疗卫生改革如何制定能保证公正、有效地实现"人人享有医疗保健"目标的政策，如何从体制上、制度上保证医疗服务的公益性，如何管理和规范医学高新技术的应用等，这些问题的基础都是有关伦理问题的探讨。

6. 文化层面 任何伦理理论都是在一定社会文化背景下产生，受文化的影响，并继承和反映着一定时期的文化，某一文化提出的伦理原则或规则是否也必然适应于其他文化，是否存在普遍伦理学或全球生命伦理学，伦理学的绝对主义或相对主义是否成立等等。

【知识链接】

2006年7月26~28日，联合国教科文卫组织在北京专门召开了亚太地区生命伦理学教育会议，来自13个国家的学者集中讨论了四个问题：生命伦理学教育的目标、生命伦理学教育的方法、跨文化的生命伦理学教育以及生命伦理学教育面临的问题及其应对，其中把生命伦理学教育的目标确定为11个方面：

①能够更好地理解科学技术发展所提出的伦理学问题，并应用这些知识权衡生物科学技术发展所带来的利益和风险；②增进对于生命的尊重；③更好地理解不同人观点的多样性；④在关于道德困境的案例讨论中能够把科学事实、伦理原则和争论整合起来；⑤能够理解和分析不同的生命伦理学理论；⑥能够增进对于不同人、文化和价值观的尊重；⑦能够激发人们的道德意识和责任感，鼓励人们进行创造性与批判性的思考；⑧能够培养人们"知情选择"的能力；⑨能够培养人们预测和避免科学技术发展潜在风险的能力；⑩能够培养人们对于科学技术发展的正确态度以及反省科学技术发展过程的能力，以便使地球上有限的资源能够得到可持续性的使用；⑪增强就科学研究诚实性而言的伦理敏感性。

第三节 医学伦理学与相关学科的关系

医学伦理学是医学与伦理学相互交叉渗透形成的一门学科，它与相关学科如医学、医学心理学、卫生法学、医学社会学等有着十分密切的关系，它们之间互相渗透、互相影响，不断推动着科学向前发展。

一、医学伦理学与医学

医学以人的生命为研究对象，它是研究人的生命过程以及人类同疾病作斗争、促进人类健康的一门科学；医学伦理学则是揭示人们在探索人类生命运动规律过程中和人类与疾病作斗争过程中相互关系的行为准则和规范的一门学科，两者彼此联系，又相互区别。

一方面，医学以治病救人为目的，任务艰巨，是一项崇高的职业，它要求医务人员不仅具备高尚的道德情操、精湛的技术，还要有一颗献身医学事业、防病治病、救死扶伤的美好心灵。医学伦理学是将伦理学的一般原理应用到医学实践中，用伦理学的原则、规范来指导医疗行为，没有医学，医学伦理学将无用武之地，而缺少医学伦理学的指导，医学的发展也将失去正确的方向。

另一方面，医学属于自然科学，它研究人类的生命活动，特别是研究疾病的发生、发展、转归及防治的规律，为增进人类健康服务。而医学伦理学则是研究医学道德的科学，通过调整医学活动中人与人和人与社会的关系，提高医务人员的道德水平，为推动医疗卫生保健事业的发展服务。

二、医学伦理学与医学心理学

医学心理学是研究心理因素在疾病的发生、发展、预防和治疗中的影响和作用的一门科学。现代生物-心理-社会医学模式肯定了心理因素在疾病的发生、发展以及转归中的作用，因此医学心理学的研究成果对医学伦理学的影响是其他学科所不可替代的。医学心理学研究为医务人员选择合乎伦理的行为提供心理学的依据，同时医学伦理学的研究为医学心理学在伦理视野中心理现象的研究提供支撑。

人的健康和疾病与心理活动有着密切的联系，自古以来就受到人们的注意，因此，医务人员除了具有扎实的医学基础知识和熟练的诊疗技能外，还应当懂得患者的心理。通过医务人员与患者之间的相互沟通，以关怀的言语、表情、态度和行为，影响或改变患者的感受和认识来达到使患者早日康复的目的。

三、医学伦理学与卫生法学

卫生法学主要研究医学卫生立法问题，是以医学卫生中的法律、法规为主要研究对象的科学，是一般法学原理在医学中的应用。医学伦理学和卫生法学都是社会主义上层建筑的组成部分，同属行为规范的范畴。然而，它们毕竟不是同一社会意识形态，它们具有各自的性质，有各自调整关系的手段、范围和约束方法。

医学道德依靠社会舆论、传统习俗和人们的内心信念来发挥作用，是维护和实施医学法律的有效基础，在医学职业生活中的作用一般说来比较广泛，它所调整的人们关系的范围比法律调整的范围大；卫生立法是培养和传播医学道德的有力武器，在实际工作中，卫生法律只能在发生医疗差错、事故或道德败坏并触犯法律规定的情况下，才能起作用，它是通过强制的方法来发挥作用。所以卫生法学和医学伦理学的关系是相互渗透、相互补充的关系，共同为调整人际关系、维护社会秩序和人民的健康服务。

四、医学伦理学与医学社会学

医学伦理学与医学社会学都以医学人际关系中的某些问题作为研究对象，两者的共同使命是旨在通过对医学人际关系的研究，建立医学领域的正常秩序及其与社会之间的和谐。然而两者在理论基础和研究方法上又是有区别的。

医学社会学运用社会学的一般原理，着重探讨医学人际间的社会关系，把医务人员和患者作为不同的社会角色，研究其与医疗卫生保健以及其社会现象之间的关系，从总体上把握医药卫生人员与社会的关系，它还研究与健康、疾病有关的社会环境的变迁、社会结构与功能、社会对策与措施、社会控制与评价等问题。研究方法主要包括社会调查法、非社会调查法和统计法等手段。

医学伦理学则运用伦理学的一般原理，着重研究医学活动中的人际关系和行为规范，并以历史与逻辑、批判与继承等方法，揭示医学道德的意识现象与活动现象的特点和规律，协调各种医学道德关系。医学伦理学主要采用问题导向法、案例分析法和哲学的思辨方法来进行研究。

随着现代生命科学的发展，医学伦理学问题将变得更为复杂，如安乐死、克隆技术、基因诊断和治疗技术、有限卫生资源的分配和使用等，这些问题依靠单独学科的力量是很难进行研究的，需要医学伦理学与相关学科共同努力来完成。

第四节　学习医学伦理学的意义与方法

一、学习和研究医学伦理学的意义

(一) 有利于提升医务人员的道德修养，提高医疗质量

医学以人为直接实践对象，具有不确定性、高风险性、特有的亲密性等职业特点，这要求医学从业人员必须具备较高的职业素养和高尚的专业精神。现代医学高度分工又高度融合，要更好地维护人类健康，实现人的身心完满状态，不仅需要医学知识，还要广泛掌握和应用心理学、行为科学、社会学、美学以及伦理学等方面的相关知识。因此，学习和研究医学伦理学适应了现代医学科学和社会发展的需要，对于培养复合型、全能型的高素质综合医学人才具有十分重要的作用。

医学伦理学通过塑造具有高尚医德的医务人员，培养其高度的职业责任感和对患者深切的同情心，以及制定系统完整的职业道德理论、原则、规范和准则，进而约束医务人员的实践行为，使其严格遵守职业规范。一切从患者的利益出发，提高诊疗手段的准确性和有效性，提升医疗质量，同时良好的医德也能促使医务人员保持高度的职业热情，展现对患者的人文关爱，促进医患和谐，从而增进患者对医生的信任、使其遵循医嘱、配合治疗以保障治疗效果。

(二) 有利于实现医学目的，促进医学科学发展

医学科学发展的目的是保护生命、减轻痛苦、增进健康。要实现这一目的，不仅需要医务人员具有精湛的医术，高尚的医德，更需要科学的思维方式和应对挑战处理危机的能力。现代高新技术在医疗领域的广泛应用，使得传统的医德关系、医德意识和医德规范受到了冲击，这些冲击带来了许多医疗难题，其中很多涉及医务人员的道德价值判断，即医疗伦理难题，要解决这些难题，要求医务人员必须掌握正确的思维方式。学习医学伦理学有助于培养医务人员在医疗实践中鉴别伦理问题的能力，运用正确的沟通方法赢得患者的信任和配合，如有效地取得患者的知情同意，赢得患者对医学科研工作的配合，从而促进医

学科学的进步和发展。

(三) 有利于完善现代医学体系,促进社会和谐

医学在长期与人类痛苦和疾病的斗争中,逐步建立了包括基础医学、临床医学、预防医学和康复医学以及人文医学在内的完整的学科体系。20世纪以来,随着传统生物医学模式向现代生物-心理-社会医学模式的转变,人们对健康、疾病等理念逐步有了更深切更完整的认识,致使医学科学不仅关注人的生物表现,更加侧重研究心理因素和社会环境因素对健康的影响,从而使得医学科学研究逐步与哲学、伦理学、社会学、法学、经济学和美学等人文社会科学相互渗透。医学伦理学研究范围的进一步拓展,促进了医学哲学、医学社会学、医学美学和医学人文学等学科的产生,这些对于建立和完善现代医学体系,推动医学事业发展具有深远意义。

此外,医学的现代化、职业化和社会化也使得医学科学的发展和医疗实践的影响范围越来越大。医学实践不仅要增进患者的健康,还要为促进社会群体的健康与和谐发展服务。加强医务人员道德培养,有利于提升医疗群体的社会声誉、维护医患信任、保障良好的医疗秩序,在公正原则指导下合理分配有限的医疗资源,有利于实现人们的平等权利,减少社会矛盾,为社会的良性发展提供有力保障。

二、学习和研究医学伦理学的方法

1. 坚持以问题为导向的方法　医学伦理学的研究对象既包括医学道德现象,也包括在医疗实践中形成的各种医学道德关系,医学伦理学的根本任务在于一方面系统探究医学道德行为事实如何与医学道德行为应该如何的规律,从而制定优良的医学道德规范,另一方面则要探究如何使医学道德主体遵守优良道德规范,从而实现优良道德。因此,学习医学伦理学最重要的是要善于观察和分析医学实践中的各种现象,通过对该现象事实部分和关涉价值判断部分的辨析,发现其中主要的伦理问题,运用医学伦理学的基本理论、原则和具体规范结合医疗实践的实际情况对其进行伦理分析,从而给出相对"最合理"、"最适宜"的解决办法。这要求在学习的过程中必须扎实掌握医学伦理学的理论基础,运用历史的、辩证的方法,系统了解医学伦理学各种理论的起源、主要内容和实质,同时注意了解医学的发展动态,这样才能针对现实中的各种医德问题做出科学的说明和清晰的分析。

2. 坚持理性思辨的逻辑方法　医学伦理学的学科性质是应用规范伦理学,而应用规范伦理学又是伦理学即道德哲学的一个分支,因此哲学的理性思辨等逻辑方法是学习和研究医学伦理学必须掌握的方法。能否牢固掌握、灵活运用分析、综合、归纳、演绎、推理等逻辑思维方法,直接决定了能否就纷繁复杂的医学道德现象进行由此及彼、由表及里的分析和去粗取精、去伪存真的辨析,从而从正确的前提出发,发现现象背后的本质和医德关系的发展规律。因此,在平时的学习过程中,要特别注意理性思辨能力的训练,在扎实掌握各种理论的基础上勤于思考,通过对话和讨论激发思想的火花。

3. 坚持典型案例分析的方法　当代医学的技术化、市场化、社会化使得医学道德生活愈发多样化、道德难题愈加复杂化。不同的道德难题往往有着与其他情况不同的、独特的伦理境遇,伦理境遇不同,道德判断也往往不尽一致。因此,学习典型案例,通过对具体医学境遇的描述,了解不同道德判断和道德推理的正确和失误,有助于系统地掌握医学伦理学的规范和体系;同时,灵活、生动等特点,也使得案例分析的方法能有效激发学生的学习兴趣,提高其对道德问题的敏感性。此外,道德判断本身总是带有很强的感情色彩,案例分析法能有效弥补理性思辨的不足,在培养道德情感等方面发挥着不可替代的作用。由于一个个案例都是鲜活的真实故事,因此具有更强的感染力和说服力,掌握这一方法,对实现优良医学道德的内化,培养崇高的医学道德情操具有不可估量的重要作用。

【思考题】

1. 医学道德的特点有哪些?
2. 生命伦理学的主要内容包括哪几个层面?
3. 学习和研究医学伦理学的方法有哪些?

(宫福清)

第二章 医学伦理学的历史发展

【案例与讨论】

"人民医学家"——裘法祖

裘法祖(1914年12月6日—2008年6月14日),浙江杭州人,中共党员,著名外科专家、教授、博士生导师、中国科学院院士。

1936年,裘法祖赴德国求学于慕尼黑大学医学院,1942年获得医学博士学位后被慕尼黑市的一家医院聘用。"二战"期间,面对纳粹士兵的威胁,他不顾个人安危,将纳粹集中营40名犹太人带进了医院给予悉心治疗和照料。因拯救德国"二战"大轰炸受害者、救助集中营犹太人以及对德中医学交流的突出贡献,裘法祖被授予德国"联邦大十字勋章",成为德国这项传统荣誉制度史上第一位获得勋章的亚洲人。

1946年10月裘法祖回国,在上海同济大学医学院附属中美医院(现同济医院)任外科学教授、矫形外科主任历时40年。

他被誉为中国"外科之父",开创了20多种被称作"裘派"新的手术方法,突出的有局部麻醉下甲状腺大部切除术、胃大部切除术、门静脉高压症的外科治疗等,其刀法以精准见长,被医学界称为"裘氏刀法"。

他主张对青年医师要"大胆放手、具体指导、严格要求",强调外科医生要"会做、会写、会讲"是谓"三会"。他亲手为祖国培养了大批优秀外科人才,不少已成为国内知名学者。

他总是说,"做人要知足,做事要知不足,做学问要不知足","德不近佛者不可以为医,才不近仙者不可以为医"。他对自己做人总结出四点:一身正气、两袖清风、三餐温饱、四大皆空。

2001年他获得了中国医学基金会"医德风范终身奖"。2004年,在他从医65周年暨90寿辰之际,湖北省政府授予他"人民医学家"的荣誉称号。

讨论:

1. 作为一个医生,裘法祖面对法西斯的疯狂,毅然决然地救助了纳粹集中营中的40名犹太人,这体现了他什么样的精神品质?
2. "裘氏刀法"给了我们什么样的医学启示?
3. 解析裘法祖医生"德不近佛者不可以为医,才不近仙者不可以为医"这句话的医学伦理学价值?

医学科学和医疗实践的特殊性要求社会的伦理道德必须贯穿其中,因此伴随着医学科学和医疗实践活动的出现就产生了医学道德思想与规范要求,后来逐渐发展成为一门交叉性的边缘学科——医学伦理学。这一学科早期表现为医生规范自己道德行为的"医德学",后来发展成为对所有医务人员共同要求的职业道德即"医学伦理学",现在又拓展为一门涉及更多社会领域和学科知识的、外延更加广泛的"生命伦理学"综合学科。在中西方的医学和医疗实践的历史上都有着十分丰富的医学伦理思想,研究学习这些医学伦理思想有助于医学科学技术的发展、医疗卫生事业的进步以及医务人员道德修养水平的提高。

第一节 中国医学伦理学的历史发展

在世界文明发展的历史上,中国文化以其丰富的伦理道德思想而著称,这种文化的特点也必然影响到医学和医疗实践,历史上许多医学大家在其行医实践中不仅锤炼了自己高超的医学技术,而且修养了自己高尚的医学道德,他们有许多关于医学道德思想的论述。与中国文化一样,中国的医学道德思想从古代、近代一直到现代连续不断,这是一笔十分宝贵的道德资源,需要我们去认真地发掘研究,学习并利用好以提高我们的道德境界。

一、中国古代的医学伦理思想

人类治疗疾病的现实需要与社会实践产生了医学,由于医学实践的对象是患者,这就涉及医生与患者、医生与患者家庭以及医生与社会的关系等,因此医生逐渐认识到,医疗实践效果的高低不仅仅是单纯的医学技术问题,还涉及医学道德问题。这就使他们在医学实践中重视医学道德问题,加强医学道德修养,提高医学道德水平。

(一) 中国古代医学伦理思想发展

1. 医学道德的萌芽阶段 早在5000年前中国文明的源头时代,人类为了求得生存与发展就已经出现了原始的治病与疗伤活动。那时没有社会分工,在氏族、部落中,那些富有恻隐之心、聪明善良、具有很高威信的人,就主动尝试着帮助、照顾伤病者减少痛苦、恢复健康,并在这个过程中逐步认识一些植物的药理作用和人体的生理机能。因此从原始医药学产生之时就说明,选择这一职业的人是具有同情心、不为名利、具有牺牲精神的有道德的人。据《淮南子·修务训》记载,传说中医药学的祖先神农"尝百草之滋味,水泉之甘苦,令民知所避就,当此之时,一日而遇七十毒",就表明这种仁爱救人的医学道德是随着医药学的产生而产生的。

严格说来,由于那时人的认知能力低下,原始的医药学活动还不能称之为科学,早期的医药学实践常常与占卜、祈祷等巫术活动(中国医学史认为,"医"与"巫"同源,甚至医学就产生于巫术,这从早期医字的写法"毉"可以得到说明)结合在一起,这时,医学道德的观念还是零散的、朴素的与自发的。

2. 传统医学道德的形成与发展 春秋战国时期是中国文化的"轴心期文明"时代,产生了中国思想领域的诸子百家并逐步出现了百家争鸣的局面。这时中国传统的中医药学理论开始形成,与之相适应,中国的医学道德理论也逐渐形成。

在诸子百家中,儒家"仁"的思想与人文关怀意识影响很大,逐渐形成了中医药学独有的"医乃仁术"的道德思想。成书于战国时代的《黄帝内经》一书是这一时期中国医学伦理思想的代表作和传统医学伦理思想形成的标志,书中有许多关于医学道德思想的论述,如《灵枢·师传篇》中专门论述了为医之道:"上以治民,下以治身,使百姓无病,上下和亲,德泽下流,子孙无忧,传于后世,无有终时。"第一次强调了医学要"以人为本"的思想,因为"天覆地载,万物悉备,莫贵于人",要求医者要以"济群生"为根本的道德要求。

东汉杰出医学家张仲景在发展了中医药学理论体系的同时,也进一步丰富了我国传统的医学道德理论,其所著《伤寒杂病论》的序言就是一篇很有价值的医学道德文献。序言反映了当时社会战乱不断,疾病流行,给人民带来沉重灾难,他痛感当时的"居世之士,曾不留神医药,精究方术",他们"竞逐荣势,企踵权豪,孜孜汲汲,唯名利是务,崇饰其末,忽弃其本,华其外而悴其内。"因而他"勤求古训,博采众方",联系实际,编著此书,以达到"上以疗君亲之疾,下以救贫贱之厄,中以保身长全"的济世救人目的,张仲景的精辟论述为后世留下了宝贵的精神遗产。

此外,战国秦汉之际还有如扁鹊、淳于意、郭玉、华佗等著名医学家,他们不但医术高超,而且有良好的医学道德,留下了许多医林佳话,为后世所称道。

隋唐时期,我国封建社会进入鼎盛时期,中医药学理论和实践进一步系统完善。唐代著名医学家孙思邈把中国的医学道德理论进行了系统整理并作了全面论述,在他的《大医精诚》与《大医习业》文献中全面系统地论述了从医目的、医生品德、治学态度、医疗作风及医患关系、同道关系等医学道德问题。他认为"医人不得恃己所长,专心经略财物,但作救苦之心。"他特别强调了医生的"精诚"品德,"精"就是医术精湛;"诚"就是品德高尚、诚实本分、谦虚谨慎。孙思邈本人注意身体力行,在历史上被称为精诚大医。

明清时期,中医药学和医学道德理论与实践都在继承前人思想的基础上,在许多方面得到了丰富和发展,如宋代的寇宗奭《本草衍义》中的"医有八要",张杲《医说》中的《医药之难》《医不贪色》篇;明代龚廷贤《万病回春》中的《医家十要》、徐春甫的《古今医统》中的《慎疾慎医》、《医业不精反为夭折》等，陈实功《外科正宗》中的《医家五戒十要》；清代喻昌《医门法律》中《六不失》等都对医生的行业品德与规范提出了具体要求。

综上所述，随着中医药学的发展，传统医学道德也在不断进步，许多医药学家都进行了不同层面的论述与要求，这些都成为我们今天学习与借鉴的优秀道德资源。

(二) 中国古代医学伦理思想的优良传统与局限性

1. 中国古代医学伦理思想的优良传统

(1) 济世救人，不为名利：祖国医学认为"医乃仁术"，医生以救活人的性命为自己的天职。纵观中国古代医学史，济世救人的医学目的、救百姓于疾病灾难之中的高度社会责任感，是历代名医刻苦钻研医术，加强医学道德修养的内在动力。

(2) 不分亲疏贵贱，一心赴救：基于济世救人的医学目的，医生对患者应不分亲疏贵贱，一心赴救。孙思邈说："若有疾厄来求救者，无论贵贱贫富，长幼妍媸，怨亲善友，华夷愚智，皆如至亲之想。"

(3) 省病诊疾，至意深心：疾病治疗是一个复杂的诊断、择方、用药的过程，患者请医生看病，就把整个生命都交给了医生，因此医生绝不能有半点粗心大意、敷衍马虎。医界历来就有"临病胜临敌"，"用药如用兵"，"用药如用刑"之说，《黄帝内经》中《征四失论》指出，医家所以不能十全者，首先是"精神不专，意志不理"的缘故。

(4) 谦虚谨慎，尊师重道：历代有成就的医学家都视谦虚谨慎，尊师重道为美德。孙思邈为人谦逊，一贯反对那种"炫耀声名，訾毁诸医，自矜己德"的医生，明代陈实功对于医家之间应取的道德作了精辟的论述，他在《外科正宗》中写道："凡乡井同道之士，不可生轻侮傲慢之心，切要谦和谨慎，年尊者恭敬之，有学者师事之，骄傲者逊让之，不及者荐拔之。"

(5) 博极医源，精勤不倦：历代医家都认为从医必须刻苦学习，涉猎广博的知识。《黄帝内经》提出医生要"上知天文，下知地理，中知人事"，孙思邈说："凡欲为大医，必须谙熟《素问》、《甲乙》、《黄帝针经》……又需妙解阴阳禄命、诸家相法，及灼龟五兆、《周易》六壬，并须精熟，如此乃得为大医。"他自己毕生嗜医成癖，竭力攻读医学，直到"白首之年，未尝释卷"。

2. 中国古代医学伦理思想的局限性 在继承祖国医学道德优良传统的同时，也应看到它还存在着诸多的局限性，特别是一些封建迷信思想、佛教观念以及儒家的某些伦理要求等，阻碍了医学和医学道德的进步。如因果报应思想；佛教不杀生的理念以及儒家的"身体发肤，受之父母"的思想限制了中医解剖学的进步，在现代，应剔除这些与社会进步和医学科学发展不相适应的医学道德观念。

二、中国近现代医学伦理思想

中国近现代医学伦理思想是伴随着中国人民反帝反封建的革命斗争与实践、伴随着西方医学、医院和西方医学伦理学的传入、伴随着中国传统社会的现代化转型、伴随着中国近现代医疗实践活动而逐渐形成与发展起来的。

1926年，《中国医学》刊载了由中华医学会制定的《医学伦理学法典》，其中对医生的职责是人道主义而非谋取经济利益作了明确规定，这表明此时中国的医学伦理思想与国际上的医学伦理思想是一致的。

1933年6月，上海国光印书局出版了中国近代医学伦理学先驱者——宋国宾(1893—1956)的著作《医业伦理学》，这是我国第一部医学伦理学的专门著作，该书的出版表明我国的医学伦理学已由传统的医学道德学进入现代医学伦理学发展阶段。

【知识链接】

宋国宾是我国20世纪三四十年代知名的医学教授、爱国学者，曾任上海医师公会主席，中华医学会业务保障委员会主席等职，并主持《医药评论》杂志社的工作。《医业伦理学》除"自序"、"引言"外，由四篇十六章组成，包括第一篇"医师之人格"、第二篇"医师与患者"、第三篇"医学与同道"和第四篇"医学与社会"。他十分重视医生的人格，把它作为全书的开篇同时也是医生最重要的素质,提出"良医当勤其所学,忠其所事,出其热忱,修其仪表","医师不仅丰富其学术才能已也,尤当敦其品格,检其细行,以期取信于患者,垂誉于久远。"此外他还非常重视对医学生和医务人员的医学道德教育,以振兴医生道德,并拟定了《震旦大学医学院毕业誓言》、《上海市医师公会医师信条》等医生道德行为准则。

中国共产党成立后,在领导中国新民主主义革命的实践过程中,继承与发展了中国传统的医学道德思想,并结合西方近现代的医学道德思想,把我国的医学伦理学发展到一个新阶段。1931年11月20日,中国共产党创办的第一所军医学校在瑞金朱坊村宣告成立(1932年3月,军医学校改名为中国工农红军卫生学校),建校伊始,毛泽东就为学校确立了"培养政治坚定、技术优良的红色医生"的办学方针。伴随着中国革命的不断发展,中国共产党领导的卫生事业也逐渐壮大起来,到延安时期形成了较为完善的医疗卫生管理体系,毛泽东主席亲自制定了"面向工农兵,团结中西医,预防为主"的卫生工作方针,制定了医学道德准则。1939年11月12日,白求恩在医治伤员时被感染,逝于河北唐县。12月1日,毛泽东亲笔为延安各界追悼白求恩大会写了挽词:"学习白求恩同志的国际精神,学习他的牺牲精神、责任心与工作热忱。"12月21日,毛泽东为八路军政治部、卫生部于1940年出版的《诺尔曼·白求恩纪念册》撰写《学习白求恩》一文(建国后编入《毛泽东选集》第二卷时,题目改为《纪念白求恩》),高度赞扬了白求恩的共产主义、国际主义精神,号召每一个共产党员向他学习。1941年5月,毛泽东为延安中国医大书写了著名的题词:"救死扶伤,实行革命的人道主义。"毛泽东把人道主义的医学伦理原则和伟大的无产阶级革命事业联系在一起,成为后来我国卫生界一个十分重要的医学道德准则。

新中国建立以后特别是改革开放以后,我国的医学伦理学作为一门学科得到了快速发展,学科的理论体系不断完善,学科的教育手段不断更新、学科的实践功能不断增强,并走进与融入了世界医学伦理学的发展进程之中。

首先是不断加强医学伦理学学科理论的研究与学科体系的建设。1981年,全国首次医学伦理学学术会议在上海召开,拉开了我国医学伦理学理论研究新的一幕。1983年由人民卫生出版社出版了我国建国后第一本《医德学概论》,1988年10月,全国第五次医学伦理学讨论会及中华医学会医学伦理学分会成立大会在西安召开,这是一个全国性的学会,是中国医学伦理学发展的新起点。同年,在西安医科大学创办了《中国医学伦理学》杂志,这是我国第一本医学伦理学研究期刊,许多省市随后也相继成立了本省市的医学伦理学学会组织。在这一过程中,学术界翻译了许多国外学者的相关著作,如比彻姆与丘卓斯的《生物医学伦理学原则》、恩格尔哈特的《生命伦理学基础》、波特的《生命伦理学》、维奇的《医学伦理学》、彭斯的《医学伦理学经典案例》、斯蒂文·S.库格林等著《公共健康伦理学案例研究》等,使我国医学伦理学研究水平不断提高。

其次是卫生部以及相关机构不断制定医学伦理规范。1988年,卫生部颁发了《医务人员医学道德规范及实施办法》、2004年卫生部印发《人类辅助生殖技术和人类精子库伦理原则》、2007年卫生部印发《涉及人的生物医学研究伦理审查办法(试行)》等。2011年6月26日中国医师协会公布了《中国医师宣言》,郑重承诺6条医学守则:平等仁爱、患者至上、真诚守信、精进审慎、廉洁公正、终生学习。这些医学伦理规范的制定有效指导了医学伦理学的学科发展,提高了医务人员的道德水平并促进了医学科学与医疗卫生事业的进步。

第三是不断探讨医学伦理学教育方法,增强医学伦理学教育的实效性,提高医学生与医务人员的医学道德的敏感性以及对医学道德问题的分析、判断与抉择能力。我国的高等医药院校都开设了医学伦理学或生命伦理教学课程,中华医学会医学伦理学分会也经常召开有关医学伦理或生命伦理教育的学术研讨会,在医师资格或助理医师资格考试中,都有关于医学伦理或生命伦理的相关内容。近些年来,国际国内的许多学者在生命伦理学教育的重要性、教育的内容与方法、教育效果的评估等方面都进行了积极探索。

第四是中国的医学伦理学不断走向并融入世界医学伦理学发展进程之中。当代生命科学发展的全球化态势以及它所带来的生命伦理问题的共同性使各个国家的医学伦理学尤其是生命伦理学日益融合,我国也积极支持一些国际性道德规范的出台,并结合中国的具体国情加以实践,如2005年中国医师协会正式加入由美国内科学基金和欧洲内科医学联盟共同发起和倡议的《新世纪的医师职业精神——医师宣言》，这种与世界接轨的方式，也促进了中国医学伦理学的发展。

三、中国医学伦理学的未来发展

改革开放以来，我国医学伦理学的学科理论与学科实践建设都取得了长足的进步，在此基础上我们需要构建具有中国特色的医学伦理学。医学伦理学的学科建设必须以马克思主义理论为指导，立足于中国特色社会主义现代化建设实践，吸收中华传统医学伦理思想的精华并借鉴国外优秀的医学伦理思想。

医学伦理学的学科建设从来都不是孤立意义上的学科本身，尤其是不能仅仅依靠纯粹从事医学伦理学教学与研究的人员，它必须要借助于社会相关组织与相关人员之间形成的"合力"，中国医学伦理学的学科建设应该是医学伦理学的"原则（或规则）建设"、医院伦理委员会的"制度建设"与医务人员的"美德建设"的"三位一体"。

首先，建立起一套可操作的行之有效的原则或规则系统用以指导医患双方、医学科技工作者、国家卫生政策的制定者、医院管理人员以及其他相关人员的伦理道德行为。这是国外许多国家医学伦理学学科建设以及学科实践所走过的一条十分有效的路径。"生命伦理学的方法论必定是规范方法论，包括由判断、规则、原则和宇宙观组成的一个多元的整体"，"无论何时，都要呼唤有节制的自我利益或专业的操作规范，最有效的办法就是呼唤美德。但是如果美德无法获得传统与观念上的支持，正如许多现代社会中发生的一样，更好的选择似乎是诉诸原则。一项好的决策，几乎不可能出现仅用一条原则就能管理大部分道德和技术挑战的情况。通常使用一组原则作为技术上的指导，管理特定的程序、应用或制作"。

其次，进行制度层面的医院伦理委员会建设，使医院伦理委员会真正发挥道德教育、伦理监督与审查以及建设和谐医患关系等方面的功能，医院伦理委员会能够从制度层面上强有力的推进医学伦理学学科建设。

最后，加强医务人员美德教育，提高医务人员的医学人文素养能力与水平，真正使医务人员具有浓郁的医学人文关怀情愫，这对于一个现代医务人员有效地胜任医务工作十分必要。哲学家周国平在谈到《柳叶刀译丛》这套书时说："这些著作的作者基本上是医学专家或医生，我觉得这个事实本身就很说明问题。倘若没有深厚的人文传统底蕴，就不能设想在医学从业者中会涌现出这么多用广阔的人文眼光反省现代医学的人来。因此，对现代医学非人性倾向的反省本身即证明了人文传统的源远流长，这与西方思想界对于现代性的整体反省的情形是一样的。"医生必须考虑患者自身的价值观念，医生的伦理观需要从家长制作风转变成与患者和家属的合作的态度。医学伦理学的学科建设需要转化为医务人员的身体力行，这种身体力行的状况及其所取得的良好医疗与社会效果才是这门学科建设与发展的最终目的与归宿，也是这门学科发展水平的客观标志。

第二节 西方医学伦理学的历史发展

与世界文明的多样性一样，世界医学的起源也是多端的，学者祝世纳认为医学的起源是"一水五泉"，即人类有五个医学的发源地——古中国、古印度、古巴比伦、古埃及、古希腊。这五种医学其研究对象是同一的，基本性质和任务是相同的，但是，其社会基础和文化母体却各有自己的特色，使孕育中的医学从一开始就各有自己的风格。只是由于古印度、古巴比伦、古埃及先后遭到波斯、马其顿、希腊等国的入侵、占领或吞并，因而，其医学连同其整个文明都衰落下去，古希腊和古中国的医学经过几千年的兴衰演变成为今天世界主要的两大医学体系——西医和中医。本节所研究的国外医学伦理学主要指源自于古希腊并一直发展到今天的西方医学伦理学。

一、西方古代医学伦理思想

西方文化源自于古希腊，西方医学也是这样。古希腊人在摆脱了原始的神秘的蒙昧时代以后开始进入人类文明时代，产生了古希腊的医学与医学道德理论。

希波克拉底被公认为是"西医之父"，也是西方最早的医学道德理论的创始者。完整体现希波克拉底医学伦理思想的是《希波克拉底誓言》(全文见附录),其中辑录了许多关于医学和人生方面的至理名言,至今仍给人以启示。《希波克拉底誓言》不仅是他自己从医实践的总结与对自己的要求,同时也是在他收徒时供宣誓使用,旨在表明从医者必须具备的道德品质、伦理要求和行为规范等,以对从医者起到激励、自勉以及制约的作用。

1948年世界医学会在希波克拉底誓言的基础上制定了《日内瓦宣言》,明确指出医务人员首先要关心患者的健康,保守患者的秘密,对同事如兄弟,坚持医业光荣而崇高的传统的职业道德准则等等,至今《日内瓦宣言》已进行五次修正,可见希波克拉底的医学道德思想对西方医学和医学道德理论的发展有着重大的影响。

二、西方近现代医学伦理思想

古希腊罗马以后,西方社会的历史进入到黑暗的中世纪。此时的基督教在西方占据绝对统治地位,包括医学和医学道德在内所有的科学都成为解释基督教神学的工具,科学成为教会的恭顺的"婢女"(恩格斯语)。它不得超越宗教信仰所规定的界限,因此根本不是科学。医学活动成为上帝展示慈悲的神事,医学道德变成了神德。这就使当时的医学伦理思想被神学笼罩着,但是,如果抛开神学这层外衣我们还是能够发现一些优秀的医学道德思想,因为在当时的社会上医学活动是作为神事的一部分,要求从事医学与护理工作的神职人员,应该像敬重上帝一样,忠于自己的职守,毫无怨言、不图名利、尽心尽意等等。显然这些都传承了古老的医学道德传统,因为这是医学职业活动本身的客观要求。

14~15世纪,西方"文艺复兴"运动兴起,近代科学取代了封建神学的统治,在此基础上,医学科学发展到了实验医学阶段,人道取代了神道,医学科学和医学道德理论迅速发展起来。随着大批近代医院的建立,原来的个体行医方式逐步转变为以集体行医为主的方式,原个体的、整体诊病的治疗活动被分割成许多科室分别进行。医学成为一种社会化的事业,医生与医院之间、医生与医生之间、医生与患者之间建立了多层次关系,促使医院的管理和医学道德的内容扩展和深化,许多国家性甚至国际性的、成文的医学道德守则陆续出现。特别值得提出的是18世纪德国柏林大学教授胡弗兰德提出的《医学道德十二箴》,对医务人员在会诊、查房、医治患者的过程中应遵循的行为规范、道德原则提出系统全面地论述。在十二个道德要求中,他明确提出医生的职责是"救死扶伤,治病救人",患者是医生的服务对象,医生应及时检查和解除患者的痛苦。1791年英国帕茨瓦尔专为曼彻斯特医院起草了《医院及医务人员行动守则》,1874年美国医学会成立并制定了医学道德守则,所有这些都使实验医学阶段的医学道德理论日益成熟与完善。

第二次世界大战之后,人们都在反思战争对人类生命的摧残,反思细菌武器和原子弹对人的生命、对人类社会的威胁。第三次科技浪潮的兴起,使得大量高新医学技术广泛应用于医学实践,引发了许多新生命伦理问题。随着人们生活水平的提高,疾病谱、死因谱以及医学模式都在发生改变,这就使人们要重新思考与界定疾病、健康、医学、医学目的、人的生命、生命的质量与价值等等问题,这就促使医学伦理学发展到一个新阶段——生命伦理学阶段。

三、中西方医学伦理思想之比较

由于共同的职业特点和职业要求,中西方医学与医学道德的发展存在着许多共同之处,但同时受中西方文化和社会历史进程的影响,又具有一定的区别。

(一) 中西方医学道德的共性

在医学目的的追求上,中国医学道德要求医者要有"仁爱"之心,"医乃仁术";西方医学道德中讲究人道精神,把"为病家谋幸福"作为医生的最高目的。

在医生与金钱的关系上,中国医学道德强调从医应不图钱财,不求名利;古罗马的盖伦提出医生应该轻利,医者的目标不是赚取金钱。

在医生与患者的关系上,中国医学道德要求医生对患者应不分亲疏贵贱,一心赴救;西方医学道德要求医生"无论至于何处,遇男或女,贵人及奴婢"都要一视同仁。

在医疗态度上,中国医学道德要求医生在诊治疾病时,应至意深心,丝毫不得敷衍马虎;西方医学道德要求医生应品行端正,"愿尽余之能力与判断力所及,遵守为病家谋利益之信条"。

在医生与老师及同道的关系上,中国医学道德把谦虚谨慎、尊师重道视为医生的美德;西方医学道德中认为"凡授我艺者敬之如父母",同道之间互相帮助。

在医学职业的学习上,中国医学道德认为医生应博极医源,精勤不倦,甚至不怕牺牲,刻苦钻研,掌握精湛技术;西方医学道德中要求医生宣誓"愿以此纯洁的神圣之精神,终身执行我职务",努力为患者服务。

(二)中西方医学道德的差异

在医学道德的作用机制上,中国医学道德长期是以道德说教的形式来约束医生的行为,强调社会舆论监督与医务人员个体的自觉遵守;西方医学道德中除传统的医学道德观念教育外,较早地借以戒律的规范形式对医生的行为予以约束,为医生职业的制度化、法律化管理奠定了基础。

在医学道德的创新与发展上,中国医学中偏重经验和实践摸索,缺乏实验和理论创新,因此医学道德中特别重视尊老敬老,甚至发展到愚忠愚孝的程度,盲目迷信一些祖传医术和偏方药方,影响甚至阻碍中医药学的发展创新;在近代西方实验医学的实践中,西方医学道德不仅强调尊师重道,而且鼓励创新,敢于破除迷信,在学术面前人人平等。

在一些现代医学道德观念的接受上,中国医学伦理学深受佛教的生命"轮回"以及传统文化中"身体发肤,受之父母"思想的影响,不容易接受尸体解剖、人体器官捐献等现代医学道德观念,这在一定程度上阻碍了中医科学的发展;西方的实验医学受自然科学和形神二元论生命观的影响,它们较早地接受了尸体解剖、人体器官捐献以及安乐死等观念。

在医疗模式的运用上,中国医学重视整体诊疗,重视医药治疗和对患者亲情关怀的统一,这些都有助于患者康复;西方的实验医学重视生理治疗而相对忽视精神关怀。

分析比较中西方医学道德的异同,其目的是取长补短、相互促进、共同发展。事实上,随着人类全球化进程的加快、现代生命科学技术的进步等,中西方在医学道德领域面临着许多共同的道德问题尤其是生命伦理问题,这就使中西方医学伦理思想在某些领域在某些问题上出现了趋同的发展倾向。

第三节 生命伦理学的兴起和发展

20世纪以来,生命科学技术有了广泛而深入地发展,它在推动医学科学技术的进步、有效地治疗疾病与恢复健康以及提高人的生命的质量等方面都取得了巨大成就,但同时也产生了许多与生命科学技术应用相关的社会问题、伦理道德问题以及法律问题等,分析解决这些问题除了需要生命科学技术的知识与能力以外,还要运用社会学、伦理学、法学、心理学等知识与智慧,于是作为一门新兴的边缘学科——生命伦理学应运而生,并得到了迅速的发展,以至于成为一门全球化背景下的"显学"。生命伦理学所研究的问题以及研究问题的思维视角等都不同于传统的伦理学理论,这就逐渐形成了生命伦理学所特有的基本原则和独特的内容构成。生命伦理学不仅作为理论形态存在着(作为理论形态的生命伦理学是一个庞大的学科群),它还走进并指导医疗实践和人们的生命现实。

一、生命伦理学的产生与发展

生命伦理学作为应用伦理学的一个重要分支,其产生有着复杂的背景因素。首先是社会背景。生命伦理学产生于20世纪六七十年代的美国,与第二次世界大战末期以及以后出现的三大事件密切相关。一是1945年广岛的原子弹爆炸。制造原子弹的本意是想早日结束世界大战,以减少旷日持久的战争给世界人民带来的灾难。但令科学家没有预料到的是原子弹会有那么大的杀伤力,而且引起的基因突变会世世代代遗传下去,数十万人的死亡,许多受害人的家庭携带着突变基因挣扎着活下去,使许多当年建议制造原子弹的科学家改变了态度,投入了反对战争维护和平的运动。二是1945年在德国纽伦堡对纳粹战犯的审判。接受审判的战犯中有一部分是科学家和医生,他们利用集中营的受害者,在根本没有取得受害者本人同意的情况下对他们进行惨无人道的人体实验,给他们造成极大的身心伤害,有的受试者甚至付出了生命的代价。

三是环境污染。1962年美国海洋生物学家蕾切尔·卡逊出版了《寂静的春天》,这是一本引发了全世界环境保护事业的书,书中描述人类可能将面临一个没有鸟、蜜蜂和蝴蝶的世界。这本不寻常的书在世界范围内引起人们对野生动物的关注,唤起了人们的环境意识,这本书同时引发了公众对环境问题的注意,促使环境保护问题提到了各国政府面前,各种环境保护组织纷纷成立,从而促使联合国于1972年6月12日在斯德哥尔摩召开了"人类环境大会",并由各国签署了"人类环境宣言",开始了世界范围内的环境保护运动。这三大社会事件促使人们思考,科学技术犹如一柄双刃剑,如何更好地研究并利用科学技术,使科学技术为人类服务而不是给人类造成灾难,促使人们思考在技术研制与使用过程中必须遵守基本的道德规范。

其次是生物医学技术的发展。生物医学技术的进步使人们不但能更有效地诊断、治疗和预防疾病,而且有可能操纵基因、精子或卵子、受精卵、胚胎乃至人脑和人的行为。但是,技术的力量可以被正确使用,也可能被滥用,而且这种力量的影响可能涉及这一代,也可能涉及下一代。当这一代人的利益与子孙后代的利益发生冲突时怎么取舍?由于先进技术的发展和应用,人的生老病死不再是自然而然的事情,而是变成了人工安排或者人工操作,这些技术的产生与发展必然提出新的伦理诉求,促进了生命伦理学的产生。

第三是医疗卫生事业面临的新问题与新困境。第二次世界大战以后,人类的医疗技术水平和医疗卫生事业有了长足进步,人们的健康有了更高水平的技术保障,但是也出现了许多现实问题,其中一个重要问题是医疗费用的大幅攀升。这就使各国都在改革旧的医疗体制,构建适合本国特点的医疗卫生体制,这些改革提出了许多伦理问题,例如在改革过程中政府的责任是什么?国家的卫生政策如何能够做到公正、公平?怎样平衡国家、医疗机构与患者的利益关系?怎样构建互相信任的医患关系?如何处理医疗纠纷等等,分析解决这些医疗改革中的新问题需要新的伦理智慧。

第四是传统医学伦理观念的现代转型。与任何社会观念一样,一种医学伦理观念形成以后就具有相对稳定性,但是,随着技术与社会的发展,这些已有的伦理观念或者阻碍科学技术的进步,或者已经无力解释新的伦理问题,如传统的"身体发肤,受之父母,不敢毁伤"的伦理观念阻碍了人体试验与尸体解剖的发展,单纯的"生命神圣论"解释不了"生命的质量"与"生命的价值"问题,传统的"心脏死亡"标准解释不了"脑死亡"的问题等。为此,或者赋予旧的伦理观念以新的道德内容,或者用新的伦理观念取代旧的伦理观念等,这些都促使人们的伦理观念由传统向现代转变。

最先于美国兴起的生命伦理学迅速走向了世界,不管是北美地区还是欧洲、亚洲、大洋洲,不管是发达国家还是发展中国家都出现了生命伦理学的学科热潮。不仅如此,生命伦理学以其强烈的实践性介入到医疗过程和人们的生命现实过程,并起到了积极的指导作用。为此联合国教科文组织以及世界医学会等都不断制定一系列的指导原则,如《世界人类基因组与人权宣言》(1997年联合国教科文组织通过)、《禁止人的克隆生殖国际公约》(2001年联合国大会通过)、《国际涉及人类的生物医学研究伦理准则》(2002年国际医学科学组织理事会与世界卫生组织通过)、《世界生命伦理与人权宣言》(2005年联合国教科文生命伦理学委员会通过)、《赫尔辛基宣言——涉及人类受试者的医学研究的伦理原则》(2008年世界医学会重新修订,首次通过是在1964年)、《人体细胞、组织和器官移植指导原则(草案)》(2008年世界卫生组织通过)等。

我国医学界与伦理学界关注生命伦理问题是在改革开放前后。1979年,邱仁宗教授在广州医学辩证法讲习会上做了《七十年代医学哲学综述》的报告,第一次将生命伦理的概念展现在中国医学与哲学工作者面前,此后,生命伦理在我国逐渐发展起来。1987年,邱仁宗出版了汉语言文化圈内的第一部系统阐述生命伦理的著作——《生命伦理学》。2006年,第八届国际生命伦理大会在北京召开,来自49个国家和我国港澳台以及大陆的代表达601人,参与人数之多为历届大会之最,中国的生命伦理学也在全世界面前进行了一次正式亮相。在这次大会上,我国大陆的参会代表为大会提供了优质论文,从中反映出了生命伦理学在我国的长足进展,国际生命伦理学协会前任会长、哈佛大学教授怀柯勒说:"你们树立了一个后继的大会难以逾越的标准。"

二、生命伦理学的一般原则及其应用

(一)生命伦理学的一般原则

生命伦理学研究的领域极其广阔,它把人的生老病死的全部过程都纳入自己的研究视域,所有的关于人的生命与健康的问题都会涉及,有时还会涉及动物的生命以及自然界的生态问题。这些问题在医疗现实中的表现千差万别,面对这些问题,生命伦理学不可能给出一个统一的解决方案,只能是提出一般性的指导原则。生命伦理学发挥作用的现实样态一定是把生命伦理学的基本理论与原则应用于现实的道德问题,通过分析与比较最后做出一个最为合理的道德抉择,这就凸显出生命伦理学基本原则的重要价值。其中特别重要的是 2005 年联合国教科文生命伦理学委员会通过的《世界生命伦理与人权宣言》,该《宣言》中的第 3 条至第 17 条是作为"生命伦理委员会所有成员都需要了解的一般原则",这些重要原则是:

1. 人的尊严和人权 应充分尊重人的尊严、人权和基本自由;个人的利益和福祉高于单纯的科学利益或社会利益。

2. 受益与损害 在应用和推进科学知识、医学实践及相关技术时应尽可能使患者、参与研究者和其他受到影响的个人直接或间接受益,并最大限度地减少可能对他们带来的损害。

3. 自主权和个人责任 应当尊重人们在负责并尊重他人自主权的前提下自己做出决定的自主权。对没有能力行使自主权的人应采取特殊措施保护他们的权益。

4. 同意 ①只有在当事人事先、自愿地做出知情同意后才能实施任何预防性、诊断性或治疗性的医学措施。必要时,应征得特许,当事人可以在任何时候、以任何理由收回其同意的决定而不会因此给自己带来任何不利和受到损害。②只有事先征得当事人自愿、明确和知情同意后才能进行相关的科学研究。向当事人提供的信息应当是充分、易懂的,特别是宣言第 27 条阐述的原则和规定以及符合国际人权法的国内伦理和法律准则,否则这条原则的贯彻不能有例外。③如果是以某个群体或某个社区为对象的研究,则尚需征得所涉群体或社区的合法代表的同意。但是在任何情况下,社区集体同意或社区领导或其他主管部门的同意都不能取代个人的知情同意。

5. 没有能力表示同意的人 对于没有能力表示同意的人应当根据国内法给予特殊的保护:①研究和医疗的准许应当符合当事人的最大利益,并遵守国内法。但应尽最大可能让当事人参与做出同意决定和收回同意决定的过程。②在获得准许并符合法律规定的保护条件前提下,只有在当事人的健康能直接受益,而且没有其他当事人有能力表示同意的替代方案可以获得相同效果的情况下,才可开展相关的研究。对当事人的健康没有直接益处的研究只能作为特例处理,在符合法律规定的条件以及保护人权的前提下,如果预期该项研究有助于其他同类人的健康才可进行,并尽量谨慎,使当事人承受最小的风险和最轻的负担。如果当事人拒绝参与研究,应当给予尊重。

6. 尊重人的脆弱性和人格 在应用和推进科学知识、医疗实践及相关技术时应当考虑到人的脆弱性。对具有特殊脆弱性的个人和群体应当加以保护,对他们的人格应当给予尊重。

7. 隐私与保密 应当尊重当事人的隐私和对他们个人的信息加以保密。应根据国际法,尤其是国际人权法,尽最大可能使这类信息只用于收集或同意提供该信息的初始目的,不能为了其他目的而使用或披露这类信息。

8. 平等、公正和公平 尊严和权利面前人人平等的基本原则应得到尊重,以确保所有人得到公正和公平的对待。

9. 不歧视和不诋毁 不得以任何理由侵犯人的尊严、人权和基本自由,歧视和诋毁个人或群体。

10. 尊重文化多样性和多元化 文化多样性和多元化应当受到应有的重视。但不得以此为由侵犯人的尊严、人权和基本自由,也不得因此而违反本宣言阐述的各项原则或者限制各项原则的适用范围。

11. 互助与合作 应当鼓励人与人之间的互助和为此而开展的国际合作。

12. 社会责任和健康 ①各国政府的一项根本目标是促进其民众的健康和社会发展,这是社会各界的共识。②鉴于享有最高可能水准的健康是所有人,不分种族、宗教、政治信仰、经济和社会地位的一项基本权利,科学技术的发展应当有助于提供高质量的医疗服务和必要的药品,尤其是为了妇女和儿童的健康,因为生活离不开健康,必须将健康视为社会和人类的福祉;提供充分的营养和水;改善生活条件和环境;消除基于任何理由对人的忽视和排斥;减少贫困,降低文盲率。

13. 利益共享 ①科学研究及其应用所带来的利益应与全社会和在国际社会内共享,特别是要与发展中国家共享。为了实行这一原则,可以采取下述任何一种形式来共享利益:对参与研究的个人和群体给予特殊的、持续的帮助,并向他们表示感谢;提供高质量的医疗服务;提供科研开发的新的诊断方法、治疗方法以及设备和药品;支持卫生事业;利用科学技术知识;研究方面的能力建设设施;符合本宣言阐述之原则的其他任何形式。②不应当将利益作为鼓励参与研究的不恰当手段。

14. 保护后代 应当充分重视生命科学对后代的影响,包括对他们遗传基因的影响。

15. 保护环境、生物圈和生物多样性 应当对人类与其他形式的生命的相互关系给予应有的关注,重视合理获得和利用生物和遗传资源,尊重传统知识以及重视人类在保护环境、生物圈和生物多样性方面的作用。

【知识链接】

美国是生命伦理学的发源地,美国学者比彻姆和丘卓斯在《生物医学伦理学原则》一书中提出了生命伦理学的"四大原则",即尊重自主原则、不伤害原则、有利原则(行善原则)和公正原则,在国际生命伦理学领域有着广泛的影响。这四项原则起初是作为不同文化社会中进行人体试验和临床研究的普遍伦理学标准,随着在医学研究中的不断应用和发展,这些原则后来被称为"乔治城原则",并成为临床伦理学和医学伦理学教育中应用最普遍的框架。在今日美国,人们称它为"公共道德"的典范,不仅如此,大部分国际或国家的医学纲领,都借鉴这些原则。此外,在现实的应用过程中还会形成一些更为具体的指导原则,如知情同意原则、医疗最优化原则、医疗保密原则、生命价值原则等。

(二) 生命伦理学一般原则的应用

任何道德选择的背后都有着重要的道德原则做支撑,一般来说,在同一个道德规范体系中的道德理论与道德原则、道德规范存在着内在的一致性。可是在复杂的道德生活实践中,难免会出现道德原则之间的交叉冲突,即对于同一个道德事件存在两种或两种以上的行为选择方案,而每一种行为选择方案的背后都有着某一道德原则做支撑。同一事件出现多种行为选择和多种道德评价,其原因在于支持其行为的道德原则的相互交叉冲突、相互矛盾,这就要求我们进行具体情景下的权衡比较,做出一种基于当下道德情境下的最佳道德选择。

第一,对道德原则的运用应分清主次序列。事实上,各个道德原则的价值层面与价值要求不同,它们不是处于同一序列的水平上,在应用这些道德原则分析处理某一具体的道德问题时,要对各个道德原则进行排序。一般情况下,医学道德原则的主次序列首先是行善原则、生命价值原则,其次是尊重自主原则、公平公益原则、有利与不伤害原则、医疗最优化原则、医疗保密原则等,运用这些已经排序了的道德原则按照先后次序对道德问题进行分析。

第二,注意道德原则应用中的双重效应性。双重效应性主要是针对生命价值原则与不伤害原则在医疗实践中的具体应用而提出来的,它适用于这样一类情况:一个医疗行为的目的是好的,而且也可以带来明显的良好效应,这是行为的直接效应;同时这一医疗行为也会伴随着一些不可避免的伤害和副作用,这是行为的间接效应,但不是此行为的目的,在这种情况下经过理性的分析比较还是应该实施这项医疗行为。双重效应原则必须满足以下条件:一是医疗行为的目的必须是指向第一效应,即行为者的动机必须是趋善、向善、至善;二是作为行为的受益者从行为的第一效应中得到的益处必须大于第二效应。否则,这种医疗行为就不能实施。

生命伦理学的所有原则都是抽象的、一般的理论,而医疗现实是活生生的、具体的,生命伦理学在现实中的种种困惑、生命伦理学的理论和实践的巨大魅力以及生命伦理学学科发展的内在动力也恰恰在于运用这些原则分析解决现实的生命伦理问题的过程中。

【思考题】

1. 中西方优秀医学道德思想对当代有哪些启示?
2. 生命伦理学的全球化与中国化将引起怎样的现实思考?

(刘云章)

第二章 医学伦理学的基本理论

【案例与讨论】

Tarasoff 被杀案

Moore 是美国伯克利大学心理咨询中心的心理咨询师,Poddar 是他的求询者。在咨询过程中,Poddar 告诉 Moore 他准备杀死自己的女友 Tarasoff,并告诉 Moore 女友到巴西度假去了。Moore 和其他咨询师讨论了这一情况,决定对 Poddar 作进一步的评估,结果发现 Poddar 情况很危险,需要住院观察。

Moore 报告了学校的安全部门,安全部门的官员去询问了 Poddar,在 Poddar 向他们证明自己很理智,并保证与女友保持距离后,安全部门的官员没有采取进一步的措施。Poddar 也不再来求询了,Moore 报告了他的督导,他的督导告诉他,对这个患者不要再采取其他行动了。在 Poddar 女友去巴西度假回来后不久,Poddar 杀死了她。

讨论:
1. 医生为什么要对患者负有保密义务?
2. 这位医生做得对还是不对,如何评价这位医生?

医学伦理学在其发展的过程中形成了一系列基础理论,这些理论既是对医学伦理问题认识深化的成果,也是进一步认识、分析、解决有关医学伦理问题的理性前提,本章将主要阐述生命论、人道论、美德论、义务论和后果论等基础理论。其中,前两个理论是医学伦理学所特有的,是对医学伦理有关具体问题的理论概括;而后三个理论是伦理学理论在医学领域中的应用,对于建构医学伦理学理论体系意义重大,如对于本章案例的分析,从一定意义上要运用这些医学伦理学理论。

第一节 生 命 论

一、生命神圣论

(一) 生命神圣论的内容

生命神圣论(sanctity of life)是一种认为人的生命具有极高道德价值的医学伦理观。这种生命观认为人的生命是至高无上、神圣不可侵犯的,是极其重要的。因此,人类应该珍重、救治、完善自身生命。在日常生活中,人们认为应该"不惜一切代价地抢救患者",便是生命神圣的体现和要求。

生命神圣思想源于人类社会早期。当时生产力水平低下,人类对于抵御自然灾难和自身疾病的能力极其有限,面对着短暂而有限的人生,人们自然会形成"人的生命极为宝贵,应该珍重人的生命"的医学道德观念,如《黄帝内经·素问》指出:"天覆地载,万物悉备,莫贵于人";《备急千金要方》认为:"人命至重,有贵千金,一方济之,德逾于此。"

早期的生命神圣论带有一定的宗教和神秘色彩。《圣经·旧约全书》在"创世记"中指出:神创造天地,神在五天中创造了天地、空气、植物、光、动物等万物,在第六天按照自己的形象造人,并由人掌管万物;我国古代也有"盘古开天辟地"的神话传说。总之,这些宗教和神话认为,人是一种诸如神灵、上帝、真主、佛祖、上天等超自然力量作用下的产物,因而,当人的生命受到伤病侵扰时,应该按照这些超自然力量的要求对生命加以保护和救治。

（二）生命神圣论的伦理意义

1. 有利于人类的生存与发展　生命神圣论认为，人与世界万物相比具有至高无上性，所以"圣人深虑天下，莫贵于生"（《吕氏春秋·重己》），"死王乃不如生鼠"，"死王乐为生鼠"。"生命就是人的最高的宝物"，"人牺牲生命来祭神，只是因为神的眼睛像人的一样，也是把生命看作最高的、最有价值的、最神圣的宝物"。生命神圣思想必然促使人们珍重人的生命，从而大大有利于人类的生存与发展。

2. 促使医学的诞生，并促进其发展　生命神圣论是医术、医学与医疗职业诞生的基础。正是人们认识到生命极为宝贵，因此当人的生命受到伤害，受到疾病折磨的时候，就需要一种技术、一门学问、一种职业为这些人提供帮助，从而诞生了医术、医学和医生职业。而且，生命神圣思想激励医学家进一步深入探索人类生命的奥秘，继续发现诊治疾病的新方法，建立和完善维护人类健康的医药卫生制度，从而也会大大促进医学的发展和医术的进步。

（三）生命神圣论的伦理局限

人的生命固然是宝贵的、至高无上的和极其重要的，但是人的生命总是有限的，当生命因自然衰老或由于疾病处于晚期，死亡已经不可避免，抢救就失去了意义。实际上，生命往往在并未得到"不惜一切代价"抢救的时候，就已经结束。"不惜一切代价"，仅仅表达了人们的一种良好的愿望而已。由于现实的医疗资源具有相对有限性，事实上一般不可能不惜一切代价地去挽救一个人的生命。所以，从某种意义上看，生命的神圣性是有条件的，必须辩证地认识生命神圣性，否则，在现实中将会导致大量医学伦理难题，陷入进退两难的境地。

生命神圣论强调"人的生命神圣不可侵犯"，只要是生命，即使是"潜在的人"——无论成熟与否，无论是有严重缺陷的胎儿还是胚胎或受精卵，其生命都是神圣的，都应该无条件地活下去。因此，决不能采取避孕、绝育、人工流产等措施，不能实施对生育的控制，同时生命神圣论自然偏重人口数量，但人口数量的膨胀带来了能源危机、环境污染、生态失衡等一系列问题，坚持生命神圣论，强调生命的至上性，不可能控制人口数量。此外，当生命晚期患者极其痛苦，医生又难以控制患者的痛苦，患者要求结束生命从而结束痛苦的时候，坚持生命神圣论不可能做出"停止抢救"的决策。

总之，现实诊疗实践中存在很多诸如此类的医学伦理难题，这些伦理难题实际上是在机械地坚持生命神圣论的情况下产生的，也不可能在生命神圣论指导下予以破解，只有突破这种传统的理论，才能解决这些难题。为此，人们提出并形成了生命质量论和生命价值论。

二、生命质量论和生命价值论

（一）生命质量论

1. 生命质量论的含义　所谓生命质量论（quality of life），是指根据人的生命自然素质之优劣，而采取有区别的医疗对待之医学伦理观。

20世纪中叶以来，在医学界人们广泛使用一个新的概念——生命质量，这与维持或结束生命的医学决定有关。所谓生命质量，是指生命包括体力和智力在内的自然素质状况，人们通常使用"健康程度、治愈希望、预期寿命、智力状况"等来体现。在生命神圣论指导下，当医生面对大量需要救治的患者，而因卫生资源相对短缺又不可能满足其需要的时候，生命质量论就成为人们对这些质量不同的生命进行有区别救治的生命理论。可见，在医疗卫生资源相对短缺情况下，生命质量论实属一种"无奈"的现实选择。

2. "生命质量"的类型　人们提出过三种不同的生命质量类型，生命质量论对此持有不同对待的态度。

（1）主要质量：指个体生命的体力或智力状态。生命质量论认为，严重的先天心脏畸形和无脑儿，其主要生命质量已经非常之低，已经没有必要进行生命的维持。

（2）根本质量：指一个人与他人在社会及道德上相互作用的意义与目的。生命质量论认为，诸如极度痛苦的晚期肿瘤患者，不可逆转的昏迷患者已经失去了与他人在社会及道德上的关系，失去了生命的意义和目的，已经没有必要进行生命的维持。

(3) 操作质量：指利用智商或诊断学的标准来测定智力和生理状况。有的生命质量论者认为，智商高于140的人是高生命质量的天才，智商在70以下的人属于智力缺陷者，智商在30以下者是智力缺陷较为严重的人，智商在20以下的就不算是人。这样，对于智商极低的生命有可能予以舍弃。

（二）生命价值论

1. 生命价值论的含义 所谓生命价值论（value of life），是指根据生命价值的大小而采取不同医疗对待的医学伦理观。价值是客体对主体具有某种效用的属性，这种效用表现为达成主体目的、实现主体欲望和满足主体需要等。显然，人的生命同样具有这种效用性。生命价值就是生命对人自身、他人和社会具有某种效用的属性，这种效用表现为一个人的生命有利于自身、他人和社会能够达成目的、实现欲望和满足需要等。

2. "生命价值"的类型 根据不同的标准可以对生命价值进行不同的分类。

（1）内在价值和外在价值：这是根据生命价值的不同主体而对生命价值类型的划分。内在价值是生命具有的对生命体自身有用的属性，是生命具有的对生命体自身的效用，即一个人的生命对于这个人来说首先具有内在价值，一个人的生命是他一切价值的载体，"皮之不存，毛将焉附？"外在价值是生命具有的对他人、社会有用的属性，是生命具有的对他人、社会的效用，即一个人的生命还具有外在价值，对于他人和社会具有价值。例如，一个人的生命对于这个人的家庭来说意义重大，拥有生命的这个人是一个家庭的成员。同样，一个人的生命对于社会来说意义重大，拥有生命的这个人是社会大家庭的一个成员，社会就是由一个个有生命的成员组成。

（2）现实的生命价值和潜在的生命价值：这是根据生命价值是否已经体现出来而对生命价值类型的划分。现实价值是指生命已经显现出来的对自身、他人和社会具有效用；潜在价值是指生命目前尚未显现，将来才能显现出来的对自身、他人和社会具有效用。

（3）正生命价值、负生命价值和零生命价值：这是根据生命价值的性质而对生命价值类型的划分。正生命价值，是指生命有利于自身、他人和社会效用的实现，即对自身、他人和社会有积极效用；负生命价值，是指生命有害于自身、他人和社会效用的实现，即对自身、他人和社会有消极效用；无生命价值，是指生命无利无害于自身、他人和社会效用的实现，即对自身、他人和社会既没有积极效用又没有消极效用。

> **【知识链接】**
>
> 人的生命价值量到底有多大？有人提出生命价值量的计算公式，即一个人的生命价值=人类普遍享有的生命价值常数×（该人对社会的贡献-该人对社会造成的负担）。在英国，有人计算出，1973年一个英国人值17 000英镑，就是根据一个人一生创造的财富和一生消耗的资源来计算的，但显然这是荒谬的。因为一个人对社会、对他人的贡献并非仅仅是财富。尽管如此，但有一点是确定的，人的生命价值是变化的且有差异的，其生命价值量与他对自身、他人和社会的积极效用正相关，与其消极效用负相关。

（三）生命质量论和生命价值论的伦理意义

生命质量论和生命价值论在生命神圣论的基础上，认为在当今社会与医学背景下，人们可以根据人类生命质量的高低和生命价值的大小，采取不同的对待，不是片面地认识人类的生命，而是把人类生命的神圣、质量和价值有机地结合在一起，是对生命神圣论的继承和发展，是对人类生命的伦理理论之完善，是人类对自身认识的一种飞跃。

生命质量论和生命价值论认为，人的生命之所以是神圣的，是因为生命具有宝贵的质量，能够创造社会价值。一方面，因为生命具有宝贵的质量，具有一定质量的生命既是大自然的造化，又是生命神圣的物质基础；另一方面，因为生命具有价值，个体生命是组成社会的细胞，没有一个个个体的人，就不会有社会的存在，而社会又是每一个人存在的条件；每一个拥有生命的人都为社会创造财富，都具有社会价值，同时，失去质量和价值的生命并不神圣。这就突破了过去孤立地从个体生命的角度去理解生命神圣，而进一步从社会的角度,从社会对生命的质量观念,从生命对社会和对他人的效用上,去认识生命的道德意义,而且现实中,生命神圣论带来诸多医学伦理难题。实践已经证明,机械地坚持生命神圣论不可能找到解决难题的有效途径,而生命质量论和生命价值论的提出,为解决这些难题提供了伦理依据。

第二节 人 道 论

一、人道论的内容

(一) 人道论的含义

人道论(theory of humanity),又被称为人道主义,是一种认为人具有最高价值,从而应该善待每一个人的思想体系。它具有两个基本的含义:一方面指人本身具有最高价值,另一方面指应该善待每一个人。

人道主义作为一种思想体系,其根本观点认为人本身具有最高的价值。人道论认为,一方面,人对于人具有最高价值。每个人的一切都是社会给予的,社会对于每个人具有最高价值,而人类社会又不过是由每个人组成的。所以,归根到底,每个人对于每个人具有最高价值。另一方面,是因为人本身是人类社会及其发展等一切事物的目的,社会等一切事物只不过是为每个人服务的手段而已,因此,人是万物的价值尺度,是评价社会及其发展等一切事物的价值标准而超越一切事物的价值之上。

既然人本身具有最高价值,那么对于任何人,不管他怎样,即使由于危害社会和他人而成为坏人,固然应该受到相应的惩罚,但因为首先他是人,因其具有最高价值而应该善待他。

(二) 广义和狭义的人道论

在人道主义的思想史上,狭义的人道主义是由资产阶级思想家首先提出和完成的。最初的人道主义是一种价值尺度,是14世纪到16世纪文艺复兴时期提出的。文艺复兴最早从文学、艺术领域开始,如达·芬奇的画、但丁的诗、薄伽丘的小说等,用以表达对人的歌颂。人们重提古希腊哲学家普洛泰戈拉的名言"人是万物的尺度",强调"人的高贵超过了天使的高贵","神所拥有的一切,我都要拥有"等观点,从而赞美人的尊严、尊重人的价值、强调人的世俗幸福,把人与人的爱、尊重及人的自由、幸福,看作是人生理想与目标。

18世纪法国的启蒙思想家把人道主义的价值观进一步系统化和理论化,从世界观和方法论上作了论述,提出人的"自由"、"平等"、"博爱"、"天赋人权"、"人是理性动物"等思想,在政治、经济和意识形态等各个方面直接抨击封建专制制度,并为即将建立的资本主义制度描绘蓝图,成为资产阶级革命的前奏。

广义的人道主义则指一切维护人的尊严,尊重人的权利,重视人的价值,实现人的全面发展的"以人为本"思想。可以说,这种思想和理念贯穿于人类社会的自始至终。中国古代孔子的"仁者爱人"、墨子的"兼爱"、中世纪基督教的人道主义、革命的人道主义、社会主义人道主义等,都属于广义的人道主义,医学人道主义属于广义的人道主义范畴。

二、医学人道论的核心思想

(一) 医学人道论的含义

医学人道论,又称医学人道主义,是指认为人具有最高价值,医务人员应该尊重、同情、关心、救助患者的思想。既然人具有最高价值,因而当他受到伤病折磨时,就应该受到人道对待。

医学人道论中的"尊重",是指医务人员应该尊重患者的人格和权利。首先,患者是人,具有独立的不可侵犯的地位和身份,医务人员应该尊重其作为人的尊严,尊重其人格。其次,在当今文明社会,每一个人都被赋予了很多权利,作为患者,同样享有很多权利,这是生活在今天这个世界的民众理应获得的。例如,患者享有医疗保健权、知情同意权、自主权、隐私权、医疗监督权、费用解释权、损失补偿赔偿权、医疗资料获取权等。

医学人道论中的"同情",是指医务人员应该在感情上设身处地对待患者的伤病痛苦。患者因伤病受到折磨,肉体和精神十分痛苦,医务人员应该与患者在感情上共鸣。正如清代名医喻昌在《医门法律》中指出的一样:"医,仁术也。仁人君子必笃于情,笃于情,则视人犹己,问其所苦,自无不到之处。"

医学人道论中的"关心",是指医务人员由于尊重、同情患者的疾苦而应该时刻注意他们的一切,就是应该把患者的疾苦记在心间、挂在身上。

医学人道论中的"救助",是指医务人员应该对患者的伤病采取切实有效的诊疗措施,使患者得到救治和帮助,使对患者的尊重、同情和关心切实落到实处。

(二) 医学人道论的伦理价值

1. 体现了医学的道德价值 对人类生命的尊重、同情、关心、救助的人道精神,促使医疗职业的出现,促使医学科学的诞生,同时,也促进医学科学的发展。医学的这种道德价值是由人的基本需求和医学的目的两个基本因素决定的。首先,生存是人的基本需求。人有各种各样的需求,但其最基本的需求是生存,是生命的持续,生命是人的一切的基础。维持生命固然需要衣、食、住、行等很多条件,但还有一个基本的条件就是当身体受到伤病威胁的时候,排除这些威胁。这种求生的需要——求生欲,无疑是人的基本的需要,医学人道有利于人基本生存需求的满足。其次,维护生命是医学的基本目的。医学能够满足人类在伤病威胁时维护生命的需要,尽管人类对医学目的认识随着社会与医学的发展在不断进行调整,但医学的一个基本目的——防病治病、救死扶伤是永远不会过时的,医学的目的决定着医学必须人道地对待伤病患者。

2. 规定了医务人员的基本道德要求 医务人员的其他道德要求都是在医学人道主义的基础上确立的。历代医家都把治病救人视为自己的天职,明代名医龚廷贤在《万病回春》中指出:"以余论之,医乃生死所寄,责任匪轻……当以太上好生之德为心。"医学只有贯彻和执行医学人道主义,才能谈得上进一步贯彻和执行其他道德要求。

3. 代表了人类的共同价值 医学人道论促使医学满足人类维护生命的共同道德要求,代表了人类的一个共同价值。医学人道主义发展到今天,具有广泛的国际基础,人道原则已经成为国际医界的道德公理和职业公德。

三、医学人道论的历史发展

医学人道思想源远流长,从某种意义上说,它伴随着医学、医术的出现而产生,并将持续到人类社会的未来。医学人道论经历了古代、近代和现代的三个历史时期。

(一) 古代的医学人道思想

一般认为,古代的医学人道思想是奴隶社会和封建社会时期经验医学中的人道思想,表现出如下特点:

1. 具有朴素性 这一时期的医学人道表现为对病患的直观的、朴素的同情、关心和救助,是面对受伤病折磨患者的淳朴反应。例如唐代名医孙思邈在《备急千金要方·大医精诚》指出:"先发大慈恻隐之心,誓愿普救含灵之苦。"清代名医贾伯雄认为:"我欲有疾,望医之相救者何如?我之父母妻子有疾,望医之相救者何如?异地以观,则利心自淡矣!"

2. 水平有限 当时的医学发展水平不高,医术能力有限,在医疗实践中甚至会发生医生的人道愿望与"非人道"医疗行为之间的道德冲突。例如由于尚未有麻醉法,截肢术竟通过棒击患者头部使其昏迷,或者用捆绑手脚的手段,真是"惨无人道"。

3. 带有宗教迷信色彩 受人类认识水平的限制,这一时期的医学人道思想往往把医德视为神的启示、上帝的立法。例如《希波克拉底誓言》提到:"我对着医神阿波罗、阿斯克来皮亚斯健康之神、一切治疗之神以及所有的神明和女神宣誓"。《迈蒙尼提斯祷文》指出:"神乎,汝既命予善视世人之生死,则予谨以身许职。予今为予之职业祷告上天。"孙思邈在《千金翼方》中认为:"人为阳善,人自报之,人为阴善,鬼神报之;人为阳恶,人自治之,人为阴恶,鬼神治之。"试图通过鬼神因果报应劝诫医者人道行医。

(二) 近现代的医学人道思想

近现代的医学人道是指17世纪到第二次世界大战期间的医学人道思想。期间,以科学实验为基础

的生物医学得以确立,人道主义正式纳入医学领域,表现出如下特点:

1. 摆脱神学,崇尚科学 近代自然科学的兴起,使医学逐渐由经验转变为科学,解剖学、生理学、病理学、卫生学等学科的建立,使医学人道建立在科学基础之上。同时,反对宗教神学,使医学面向自然,面向人类自身,体现医学"以人为本"的人道思想。

2. 实行医学人道的范围和程度得到了扩展 与古代医学人道相比,近现代医学人道实行的范围和程度有了很大的扩展。如麻醉、消毒、输血、堕胎、伤病员护理法的诞生及其在临床上的应用,就使医学有了有效的人道手段和措施。

(三) 当代的医学人道思想

"二战"之后,医学国际化的步伐加快,医学人道思想得到了进一步的发展,表现出如下特点:

1. 医学人道的国际化明显 当代社会,医学的国际化非常明显,医学人道具有广泛的国际基础,成为国际医界的职业伦理共识和职业道德公理,形成强大的医学人道国际舆论,诸多国际医学组织的诞生及其医学伦理宣言等文件的诞生,对医学人道的国际化起到了促进作用。

2. 医学人道精神落实得更加具体细致 当代的医学人道并没有停留在理论的高度或仅仅是原则的倡导,而是落实到具体的医学科研与临床实践中,其可操作性大大增强。例如《赫尔辛基宣言》确定了人道地对待医学研究中人类受试者的具体伦理准则,《夏威夷宣言》做出了人道地对待精神患者的具体规定等。

第三节 美 德 论

一、美德论的内容

(一) 美德论

美德论(theory of virtue),又被称为德性论或品德论。它以品德、美德和行为者为中心,关注人应该具有什么样的品德或品格,有道德的人是什么样的,以及怎样才能成为有道德的人。

柏拉图第一次系统、完整而明确地提出并论证了古希腊社会的四主德:"智慧、公正、节制、勇敢";天主教神学家把古希腊的四主德视为"自然美德",又加上"爱、信、望"三个"神学美德",成为所谓的"七德";中国儒家提出:"智、仁、勇"三达德,具体美德有:"温、良、恭、俭、让"或"恭、宽、信、敏、惠",妇女应该具有的美德是:"德、容、言、功"等。

(二) 医学美德论

医德学,即传统医学伦理学以医学美德论为理论基础。它以医德品质、医学美德和医务人员为中心,研究与探讨医务人员应该具有什么样的品德或品格,有道德的医务人员是什么样的,以及医务人员怎样才能成为这样的人。"大医精诚"、"神医大道"、"妙手回春"、"杏林春暖"、"誉满杏林"等都反映了医学美德思想。

二、医德品质的含义与结构

(一) 医德品质的含义

所谓医德品质,是指医务人员在长期的医学伦理行为中形成和表现出来的稳定的心理状态。准确把握医德品质的内涵,需要注意以下几点。

1. 医德品质与医德规范之间的关系 医德品质是医务人员在长期遵守医德规范的行为中,形成和表现出来的心理自我;而医德规范反映了社会的医德要求。尽管医德品质是个体医务人员的事情,但它却是在遵循社会医德规范的条件下形成的。

2. 医德品质与医德行为之间的关系 医德品质是在医务人员整体医德行为中表现出来的稳定心理,医德品质和医德行为都是医务人员个体的事情,但医德品质是静态的医德概括,而医德行为却是动态的医德体现。

(二) 医德品质的结构

1. 医德认识 医德认识是医务人员对医德的认知所得,包括对社会医德要求的所得和对个人医德品质的所得。医德认识有感性和理性之分:感性认识直接来自医学伦理实践;理性认识来自对医学伦理知识的学习,医德认识是社会医德要求转化为医务人员医德品质的首要成分。

一般说来,一个医生具有一定的道德认识,才可能具有相应的医德品质。一个医生的道德品质与他的道德认识呈正相关:个人道德认识越高,品德便越高;个人道德认识越低,品德便越低。然而,为什么现实生活中会有医德认识比较高的人,医德品德却不高;医德品德比较高的人,道德认识却不高?这种"悖论"之成因在于:个人医德认识并不是构成医德品质的唯一因素,而仅仅是其中一个因素;除了个人医德认识外,构成医德品质的还有医德情感和医德意志两个因素,正是由于其他两个因素导致了这个"悖论"的发生。

2. 医德情感 医德情感是医务人员具有或所得的,引发医学伦理行为的心理体验。这些医德情感包括先天具有的和后天习得的两大类。

医学伦理行为是由行为目的、行为手段和行为原动力构成的。所谓行为原动力,就是引发行为的根本原因,也就是引发行为目的与手段的根本动因。医务人员先天具有的医德情感就是医学伦理行为的原动力,主要包括四类八种:爱人之心(同情心和报恩心)和自爱心(求生欲和自尊心),它们引发的是善的医学道德行为,是善的、道德的医德情感;恨人之心(妒忌心和复仇心)和自恨心(内疚感和自卑心),引发的是恶的医学道德行为,是恶的、不道德的医德情感。医务人员上述医德情感是先天具有的,但却受具体医德实践的影响,医务人员可以增强或减弱这些医德情感。

医务人员后天习得的医德情感是基于医学道德规范的存在,而引发于医务人员高尚道德的情感。其中,有医务人员对社会医德要求的情感和对医学伦理行为的医德情感。每个医务人员都有做一个医德高尚医务人员的需要,而要做一个医德高尚的医务人员,就需遵循优良医学道德,由此产生的遵循医德规范的需要就是医德欲望;准备付诸实践的医德欲望就是医德愿望;必须经过长期努力才能实现的医德愿望就是医德理想。而对于自己的医德需要、医德欲望、医德愿望和医德理想是否得到满足的心理体验,便是所谓的医德良心。

3. 医德意志 医德意志是医务人员在医学伦理行为中克服困难,从行为的思想确定到实际实现的整个心理过程。

医学伦理行为过程包括两个阶段:第一是医学伦理行为动机的确定,在这个阶段形成医学伦理行为决定,从而形成医学伦理行为动机;第二是执行医学伦理行为决定,使医学伦理行为付诸实践,即医学伦理行为的实际执行过程。显然,在整个医学伦理行为过程中,无疑都需要医务人员医德意志之努力,需要克服有关困难,需要医德意志发挥作用。

"形成医学伦理行为决定"阶段需要克服的困难主要是解决行为动机的冲突。这些冲突表现为:一方面,对不同医学伦理行为目的选择的冲突。每个医务人员都有多种医德需要、欲望、愿望和理想,也就有许多医学伦理行为目的,不同的医学伦理行为目的不能同时实现,就会发生冲突;另一方面,不同医学伦理行为手段选择的冲突。同一医学伦理行为目的可以通过不同的医学伦理行为手段实现,所以又可能发生医学伦理行为手段选择的冲突。

"执行医学伦理行为决定"阶段所要克服的困难主要表现为:一方面,是外部的困难,如治疗措施的复杂、医疗设备条件的限制、患者对诊治痛苦的耐受能力有限等;另一方面,是内部的困难,如医生个人的医术水平、行为习惯、身体条件等。

三、医德品质的内容

1. 仁慈 即仁爱慈善,就是医务人员应具有人道精神的医德品质。医务人员是仁慈的化身,仁慈是医务人员的人格特征;仁慈最能体现医学人道思想和道德要求,是医务人员长期一贯遵守医学人道原则所形成的医德品质。

儒家提出"仁者爱人",要求"己欲立而立人,己欲达而达人。"(《论语·雍也》)"己所不欲,勿施于人。"(《论语·卫灵公》)当人们受到伤病威胁和折磨的时候,医生正好可以实现儒家"仁者爱人"的理想。孔子引用当时南方流行的一句话,"人而无恒,不可作巫医。"(《论语·子路》),表达了这样的思想,一个人如果没有恒心厚德,没有"仁慈"的品德,不能做医生。医学与医术,最能体现"仁"之思想,实现"仁"之宗旨,故曰"医乃仁术"。古希腊名医希波克拉底指出,医师应该始终遵守为病家谋幸福之信条,并检点一切堕落及害人行为。我国卫生部颁布的《医务人员医德规范及实施办法》中也明确指出:"救死扶伤,实行社会主义的人道主义,时刻为患者着想,千方百计为患者解除病痛。"

2. 诚挚 就是医务人员应具有的坚持真理,忠诚于医学科学,诚心诚意对待患者的医德品质。

首先,医学本是活人性命之术,要求医务人员要有诚挚的医德品质。在人类医学史上,有许多医家忠诚于医学科学,坚持真理,修正错误。清代王清任敢于突破传统道德反对尸体解剖的禁区,不避污秽,观察坟场弃尸及义冢中破腹漏脏之儿,完成了著名的《医林改错》。血液学、免疫学之父,免疫化学的先驱埃尔利希,经过606次试验,才发明了神奇的"六零六"。

其次,医务人员要诚心诚意地对待患者。医学、医术及医患关系的特殊性,要求医务人员必须对脆弱的患者以诚相待,"医者父母心",就像父母对待自己的孩子一样,真心实意,不存二心。

3. 严谨 就是医务人员应具有的严肃谨慎对待医学与医术的医德品质。

医学是一门关于治病救人的极其严肃的学问,"失之毫厘差之千里",这就要求医务人员必须严肃谨慎地对待医学与医术。古人讲得好,"医学贵精,不精则害人匪细。"(明·徐春甫《古今医统》)"用药如用兵"(《孙子兵法》),"用药如用刑"(清·年希尧《本草类方》)。今天的医学已经发展成为一门极其复杂、严密的科学体系,其研究对象是既具有自然属性的生物体,又具有社会属性和意识属性的复杂实体,所患疾病千差万别,发病原因、症状、体征、治疗方法多种多样,这就更要求医务人员必须具有严谨的医德品质。医务人员治病救人,要"如履薄冰,如临深渊"。

4. 公正 就是医务人员应具有的公平合理地协调医学伦理关系的医德品质。具体地讲,主要是具有按照社会医德要求合情合理地对待服务对象、人己关系、公私关系的品德。

公正医德品质所涉及的首先是对待服务对象应一视同仁,不因年龄、性别、地位、贫富、美丑等而厚此薄彼;其次把患者的利益放在首先考虑的位置;再次合理分配相对短缺的卫生资源等。《备急千金药方·大医精诚》指出:"若有疾厄来求救者,不得问其贵贱贫富,长幼妍媸,怨亲善友,华夷愚智,普同一等,皆如至亲之想。"我国近代著名的中医临床家施今墨(1881—1969)认为:"医者,医病者也,对富贵者阿谀取媚,对贫贱者横眉轻慢,小人之举也。"《胡佛兰德医德十二箴》提出:"在患者面前,该考虑的仅仅是他的病情,而不是患者的地位和钱财。应该掂量一下有钱人的一撮金钱和穷人感激的泪水,你要的是哪一个?"

5. 节操 就是医务人员应具有的扬善抑恶,坚定遵循医德要求的医德品质。

在医学史上,涌现出许多"富贵不能淫、贫富不能移、威武不能屈"的具有节操的医德典范。如三国时期的名医华佗,不为权贵所屈服,一心为民除疾,宁死不屈;宋代名医何澄,医不贪色;明代名医严乐善,见利思义,坚决制止利用医学害人。

节操是医务人员行医尤其受到其他干扰时,坚定遵循医德要求的品质。今天,医务人员从事医疗职业成为参与社会的手段,经常会面对着各种利益冲突,特别是受到利益诱惑甚至权势威胁的时候,更加需要具有坚持节操的医德品质。

第四节 义 务 论

一、义务论概述

义务论(deontology)是关于道德义务与责任的伦理学理论,又被称为非结果论或道义论。它以道德义务与责任为中心,研究与探讨人应该做什么,不应该做什么,即人应该遵守怎样的道德规范,并对人的行为动机和意向进行研究,以保证人的行为合乎道德。

义务论是古老的伦理学理论之一,中外公认的义务论大师当属中国的儒家和德国古典哲学大师康德。孟子认为:"父子有亲,君臣有义,夫妇有别,长幼有序,朋友有信。"(《孟子·滕文公章句上》)在此基础上,儒家提出了中国的基本道德义务与规范体系,并在中国漫长的封建社会中占有统治地位。例如,汉代董仲舒概括的"三纲五常"道德规范体系:三纲为"君为臣纲,父为子纲,夫为妻纲",五常为"仁、义、礼、智、信"。

德国古典哲学大师康德,根据绝对的道德真理首先必须具有逻辑的前后一贯性,其次一定要具有普遍性,而提出了道德义务来源于先验的善良意志,主张按照既定的道德义务去行为,并指出义务是绝对的,至高无上的。为此,提出了"为义务而义务"、"人是目的而不仅仅是手段"的绝对道德准则。

【知识链接】

苏格拉底是古希腊著名的哲学家,一生追求智慧,信守法律与正义。由于直言不讳,苏格拉底得罪政客美雷图斯、吕康和安涅托斯,他们以"不信神"和"误导青年"的罪名将苏格拉底告上法庭。苏格拉底在法庭上慷慨陈词,据理力争,不畏强权。大多数参加表决的公民不能容忍他的强硬态度,加之某些与他为敌的政客的蛊惑,公民大会最终判处他死刑。

当时还有规定,虽然判了死刑,但是可以逃跑,也不追究。当时苏格拉底身边的朋友和学生都建议他逃跑,但是苏格拉底不愿意逃跑,却选择了接受议会的死刑。苏格拉底慷慨赴死,他认为既然我一生都坚持这件事情,那么当这个城邦决定我要死的话,我不会逃跑。因为我不能违背一个公民的身份,我要遵守这个法律,即使这个法律的判决并不正确,我也要遵循到底,因为这是依法判决的。

苏格拉底认为,判决的不公正并不等于法律本身的不义,一个人不能违背一个公民的身份,一定要矢志不渝地遵守法律,这是一种绝对的、无论如何不能违背的道义。即使逃跑可以保全自己的生命,而且逃跑也是合法的这个案例反映了典型的道义论思想。

二、医学义务论

(一) 医学义务论的含义

医学义务论同样是医学伦理学古老而永恒的理论之一,是义务论在医学领域中的贯彻。自古至今,人们提出了大量的医德规范,作为医务人员的义务与责任,例如,希波克拉底的"誓言"、孙思邈的"大医精诚"、陈实功的"医家五戒十要"、新中国的"医务人员医德规范及其实施办法"、世界医学会"医学伦理学日内瓦协议法"等,不胜枚举。

医学义务论以医德义务与责任为中心,研究与探讨医务人员应该做什么,不应该做什么,即医务人员应该遵守怎样的医德规范,并对医务人员的行为动机、意向和目的进行研究,以保证医务人员的行为合乎道德。显然,医学伦理行为是义务论所涉及的重要内容,义务论重视的是医学伦理行为的动机和目的,而不是行为的效果和结果。

(二) 医学伦理行为的结构

医学伦理行为是医务人员有意识地为了什么所进行的活动,是医务人员受利害意识支配的医疗行为。"动机与效果"、"目的与手段"以及"行为结果与行为过程"是医学伦理行为的三种结构。一方面,医学伦理行为包括主观因素和客观因素:动机是其主观因素,即所谓的意识中、思想中、观念中的医学行为;而效果则是其客观因素,即所谓的医学行为之实际,是医学行为的客观的、实际的方面。另一方面,医学伦理行为包括目的和手段:目的是医务人员有意识地为了达到的行为结果;手段则是医务人员为了达到行为结果而在行为过程中所采取的方式和方法。

可见,医学伦理行为的"结果与过程"是基于行为客体性的行为结构,是行为的自然结构。医学伦理行为的"目的与手段"则是基于行为主体的行为结构,是行为的主体性结构,是基于医学伦理行为"结果与过程"的更为复杂的结构;目的是为了达到的行为结果,手段是行为过程中所采取的方式和方法。医学伦理行为的"动机与效果"则是行为的主客观结构,是基于医学伦理行为"目的与手段"的最为复杂的结构:动机是对医学伦理行为目的和行为手段的思想、意识和观念;效果是医学伦理行为动机所引发的实际出现的、客观的医学伦理行为目的与手段。

这样看来,一方面,医学伦理行为效果与行为结果不同:医学伦理行为效果是行为动机的实际结果,不仅包括实际存在的行为结果,而且包括实际存在的整个行为过程。另一方面,医学伦理动机与目的不同:医学伦理行为动机是对行为目的和手段的思想,因而不仅包括预想的行为目的,而且包括预想的将在行为过程中将采取的方式和方法,即预想的手段。

(三) 医德义务的特点

与医学法律义务相比,医德义务具有如下特点:

1. 医德义务依靠非权力强制力量维系 医疗卫生法律义务是一种权力强制义务,由国家行政、司法等强制力量来维系;医德义务的形成与维系,依靠医界行规、医界乃至整个社会的舆论、习俗和信念等非权力力量来维系。

2. 医德义务的履行不以获取权利为前提 法律行为主体履行义务往往与行使权利相对应,但医德行为主体履行医德义务,为了完善自己的医德品质,不以获取道德权利为前提,而且往往以或多或少的自我牺牲为前提。

3. 医德义务涉及的范围广泛 法律义务涉及的仅仅是在医疗领域中具有较大效用的行为,往往是对医界的底线要求;而医德义务涉及的是医疗领域中所有具有社会效用的行为,涉及的范围要比法律义务的范围广泛。

第五节 后 果 论

一、后果论的内容

(一) 后果论的含义

后果论(consequentialism)是伦理学的重要理论,又被称为效用论或价值论,是以道德行为后果作为确定道德规范依据的伦理学理论。它认为确定道德规范的目的是调整人们之间的利益关系,以使道德行为取得好的行为价值和效用。价值和效用是后果论的核心概念。

1. 价值和效用 所谓价值,就是客体的事实属性对于主体需要的一种效用性,简言之,价值是客体对主体需要的效用。也就是说,价值是客体所具有的满足主体需要的一种属性。客体有利于满足主体需要的属性,是正价值;客体不利于满足主体需要的属性,是负价值;客体具有的无利于或无害于满足主体需要的属性,是无价值。

效用(utility),是经济学中常用的概念之一,后广泛应用于哲学、价值科学和伦理学之中。"效用"是客体所具有的一种能够满足主体需要、欲望和目的的属性。客体对于主体的好坏、非好非坏,无疑都是客体对于主体需要的某种作用,亦即所谓的效用。效用显然属于作用范畴,是对需要的作用。关于效用的学说,称为效用主义(utilitarianism),在伦理学上又被译为功利主义。显然,道德和伦理就是一种价值,具有满足"保障社会的存在和发展,增进每一个人的利益"之效用。

2. 后果论的类型 根据道德效用的主体不同,后果论发展到今天主要包括利己主义、功利主义和公益论。

(1) 利己主义:根据行为是否以自己利益为直接目的而确定道德规范的后果论。利己主义又有极端利己主义和合理利己主义等种类。前者认为确立的道德规范必须直接有利于实现自身利益,而不考虑他人利益,即使伤害他人利益也在所不惜;后者是追求个人利益而不损害他人利益。

(2) 功利主义:根据行为是否以相关者的最大利益为直接目的而确立道德规范的后果论。功利主义的著名原则是"最大多数人的最大幸福"。功利主义认为所确立的道德规范必须直接有利于实现最大多数人的最大利益。

(3) 公益论:根据行为是否以社会公共利益为直接目的而确立道德规范的后果论。随着人类的不断社会化,不同群体、国家乃至整个世界有着共同的、长远的利益,这些公益与每个人的利益息息相关。公益思想自古就有,当今世界人类共同面临的环境污染、资源短缺、人口猛增、贫富差距等一系列现实问题,使人们的公益意识空前强烈。公益论认为,确立的道德规范必须直接有利于人类的共同利益。

（二）医学后果论

医学后果论是医学伦理学的重要理论，是以医学伦理行为后果作为确定医德规范的最终依据的医学伦理学理论。它认为，确定医学道德规范的目的是调整人们之间的利益关系。医学道德所规范的就是人们之间的利益关系，以使医学伦理行为取得好的行为结果。

医学后果论同样是医学伦理学古老而永恒的理论之一。希波克拉底提出的"有利于患者"、"不伤害患者"原则，具有医学道德终极目的意义，成为医学行为和医德规范的出发点。医学史上的大量医学道德规范，如保密、仁爱、忠诚医术、和蔼端庄等，最终依据无非就是希氏所揭示的两个基本原则。

随着医学的社会化，医界面对着服务对象及其他"相关者"的利益调节问题，同样需要考虑相关者的利益，需要功利主义（功利论）的指导。例如，当代生命伦理学提出"公正原则"，就是要求在救治患者的同时，考虑相关者，如其他患者是否更需要救治。

医学发展到今天，已经成为社会公益事业。整个人类，不同的民族、国家、群体，都有着共同的长远利益，同样需要考虑社会公益，需要公益论的指导。随着人们对生殖技术、基因技术等医学高技术会影响到人类公共、长远及子孙后代的健康认识的加深，公益论越来越引起人们的关注和推崇。

二、医学后果论中的利益内容

（一）患方的利益

1. 患者的利益 在人类医学史上，"患者利益至上"是古老的医学伦理传统，患者的利益是医务人员首先考虑的，这是由医学的救死扶伤、防病治病等基本宗旨决定的，也是医界的古老传统。《希波克拉底誓言》指出："我决尽我之所能与判断为患者利益着想而救助之，永不存一切邪恶之念。"孙思邈在《备急千金要方·大医精诚》中指出：医师对患者"一心扑救，无作功夫形迹之心"。《胡弗兰德医德十二箴》认为："医师不是为了自己，而是为了别人，这是职业的性质决定的。""应尽可能地减少患者的医疗费用，当你挽救他的生命而又拿走了他维持生活的费用，那有什么意思呢？"《世界医学会日内瓦宣言》明确指出："我的患者的健康将是我首先考虑的。"

这里"患者的利益"，主要是指患者痛苦的消除、疾病的救治等健康利益，同时，还包括患者与此相联系的物质利益和经济利益等。患者罹患疾病而就医，痛苦的消除、疾病的救治等健康利益是其最大的利益诉求。同时，在现代医疗体制中，患者接受医疗卫生服务需要支付医疗卫生费用，或者需要购买医疗保险然后由其作为"第三方"支付医疗费用，因此，最大限度降低经济负担当然也是患者的重要利益。

2. 相关者的利益 随着医学的不断社会化，医界所面对的不仅仅是一个患者，而且包括其他患者；不仅仅是患者本人，而且还包括患者的亲属。医学后果论要求确立医学道德规范时，不仅仅要把患者的健康、物质和经济利益放在首位，而且还要考虑其他服务对象，甚至患者亲属的利益。

3. 医学公益 医学中的公益是群体、社会的利益及人类的长远利益。随着医学科学的发展和新的医学模式的确立，医学已经发展成为一项社会性事业。医学活动与某一群体、全社会乃至全人类的利益密切相关，不仅与当前利益密切相关，而且与长远利益相关；不仅与当代人的利益密切相关，而且与子孙后代的利益密切相关。医界的公益领域主要有：控制人口数量，提高人口素质，保护环境，保护资源，保护性别比例协调，维持人类种系的延续及其纯洁性等。

（二）医界利益

传统医学伦理学侧重维护患方利益，回避医界的利益。实际上，医界的利益也是医学后果论应该考虑的。

当医学科学研究和医疗卫生实践成为医务人员的一种职业的时候，医界的利益就是回避不了的问题。因为，医学职业已成为医学科研人员与医疗卫生工作者赖以生存的条件。在市场经济条件下，尽管我国卫生事业是政府实行一定福利政策的社会公益事业，但医疗卫生事业必须面对市场，适应市场经济发展的需要。医疗卫生单位同样也是市场主体，其提供的服务同样参与社会的交换，市场机制同样在该领域内部以及与社会之间发挥社会资源的配置作用。只不过，这些市场主体是得到国家和社会的特殊对待,这些资源配置更多受到国家和社会的特殊干预而已。

医界的利益也必须得到维护,只有如此才能保证医疗卫生事业的健康发展,患者的利益才能最终得到维护和保证。

三、美德论、义务论及后果论之间的关系

医学美德论是有关医德品质的理论体系;医学义务论是关于医界道德义务与责任的理论;医学后果论是以医学伦理行为后果作为确立医德规范最终依据的理论。人们往往过分强调绝对地从某一理论出发,阐述其医学伦理思想,建构其医学伦理学体系。实际上,三个理论都是医学伦理学的有机组成部分。

医学美德论揭示了医界应该具有的良好医德品质,使医务人员养成良好的美德,是医学伦理学的归宿。但良好医德品质养成的前提,是社会确立了优良的医德规范。因此,医学美德论不能独立成为医学伦理学的完整体系。医学伦理学必须提出医德规范的理论——医学义务论。

医学义务论通过"义务与责任"的形式,提出医界的医德规范体系,这些规范反映了人类对道德生活的认识,为人们解决医德难题提供了依据和标准。医学义务论的意义在于非常明确地提出医务人员遵循的医德规范,使其医学行为能够有"矩"可循,大大提高了医学伦理行为的效率。但义务论提出的这些道德规范本身从哪里来?道德规范的合理性如何得到辩护?这一系列的问题,使我们认识到医学义务论也与医学美德论一样,不能独立成为医学伦理学的完整体系,必须有确定、论证、辩护医学义务,即医德规范的理论——医学后果论。

医学后果论把医学伦理行为的效用作为制定医德规范的依据。医学道德规范是社会制定的,其目的在于规范医学伦理行为,使医学伦理行为产生好的后果。所以,根据医学后果论论证和辩护医学义务,提出医德规范体系;医务人员一贯地遵循医学道德规范,以至于形成心理自我,就是医学美德论的内容——医德品质。

【思考题】
1. 生命神圣论、生命质量论和生命价值论的理论内容有哪些?能否将这三个关于"生命"的伦理学理论有机地统一起来?
2. 医学人道论的理论内容有哪些?历史上医学人道思想对我们今天弘扬医学人道精神有什么启示?
3. 医德品质的结构怎样?你认为现代医务人员应该养成哪些医德品质?
4. 医德义务有哪些特征?
5. 医学后果论中涉及的利益有哪些?
6. 美德论、义务论和后果论之间的关系如何?

(曹永福)

第四章 医学道德规范体系

【案例与讨论】

案例1：丈夫拒签字致孕妇死亡案

2007年11月21日,怀孕9个月的李某某因呼吸困难,在同居男子肖某某的陪同下赴北京某医院检查,医生检查发现孕妇及胎儿均生命垂危,建议进行剖宫产手术,但由于肖某某多次拒绝在手术单上签字,在抢救了3小时后,医生宣布孕妇抢救无效死亡。

案例2：产妇病危家属拒绝签字手术,医生联合签名施救

2008年1月11日,在浙江德清县人民医院,产妇周某某大出血,生命垂危,需要切除子宫挽救生命,但患者丈夫拒绝签字同意手术。不过,这一次,这家医院做出了与北京某医院不同的决定,由两名主治医生联合签字手术,产妇顺利产下一名男婴,母子平安。

讨论：
1. 如何评价两个案例中医生的行为？
2. 应该如何对待患者或其家属的拒绝治疗？

医学道德规范是医务人员的行业准则。在医学伦理思想史上,人们提出了诸多医德规范,有的被医学行业组织或医疗卫生单位采纳和吸收,形成了医学道德规范体系,包括医学道德原则、规则,体现在某些医学道德范畴之中。

第一节 医学道德规范

一、医学道德规范的含义与类型

(一) 医学道德规范的含义

医学道德规范(codes of medical morality)是社会制定或认可的关于医界具有社会效用的行为应该如何的非权力规范。

经历传统医德学阶段和近现代医学伦理学阶段,当今的医学伦理学包含医学美德伦理、医学规则伦理和生命伦理。医德学阶段的医学道德规范主要是医生个体自律形成的职业美德,近现代医学伦理学阶段的医学道德规范主要是医学行业组织自律形成的职业戒条,当代生命伦理学认为,生命科技和临床实践引发伦理问题,不仅需要医务人员个人道德自律或医疗行业自律,而且需要从整个社会的立场来确定医学道德规范,既应该维护患方的利益,又应该维护医方权益,促进医学发展。因此,当今医学道德规范确立的主体是整个社会,只有站在社会的高度,来协调医学伦理关系,确立的医学道德规范才更加公平合理,这些道德规范当然也包括医学行业组织和医务人员个体适应社会要求,通过行业自律和个人自律确立或提出的医学职业道德和医学职业精神。

医学道德规范是对整个医界的一种道德要求,从广义上不仅包括医疗人员,而且包括预防人员、医学科研人员、医学教学人员、卫生管理人员和卫生后勤人员等其他医务人员;不仅包括医务人员个人,而且包括卫生单位和各级政府卫生主管部门等医学行为主体。

(二) 医学道德规范的类型

根据医学道德规范所具有的普遍性、一般性和特殊性、多样性关系,医学道德规范可以分为共同医学道德与特定医学道德以及医学道德原则与医学道德规则。

1. 共同医学道德与特定医学道德 共同医学道德是指在整个人类社会与整个医学领域中，医界应该遵循的医学道德规范，如"人道行医"、"有利于患者"、"重生"、"仁爱患者"等，是一切社会所有的医务人员都应该遵循的道德规范；特定医学道德是指在不同社会和不同医学领域中，医界应该遵循的医学道德规范。特定医学道德根据不同的标准，又可以进行不同的分类：按照医学发展的不同历史时期，可以分为经验医学、实验医学和理论医学等不同时期的医学道德规范；按照社会发展的不同历史时期，可以分为古代、近代和现代的医学道德规范；按照研究内容、对象和方法可分为基础医学、临床医学和预防医学医学道德规范；针对一些特殊的医学领域，如安乐死、生殖技术、器官移植、临终关怀、人体实验、基因技术等形成的特定医学道德规范等。

2. 医学道德原则和医学道德规则 医学道德原则是某一医学领域中带有根本性的道德规范，是该领域中产生和决定具体医学道德规则的道德规范；医学道德规则是某一医学领域中非根本的道德规范，是该领域中被医学道德原则所产生和决定的具体医学道德规范。例如，"医学人道主义"是医学领域中的医学道德原则，而对患者的"尊重"、"同情"、"关心"、"救助"则是由"医学人道主义"所产生和决定的，是医学道德规则。

共同医学道德与特定医学道德以及医学道德原则与医学道德规则是相互交叉的，即医学道德原则可以分为共同医学道德原则和特定医学道德原则；医学道德规则可以分为共同医学道德规则和特定医学道德规则。共同医学道德规范，可以分为共同医学道德原则和共同医学道德规则；特定医学道德规范，可以分为特定医学道德原则和特定医学道德规则。

二、国际、国内主要的医学道德规范

(一) 国际主要医学道德规范文件

1. 世界医学协会制定和颁布医学道德规范文件 世界医学协会(World Medical Association, WMA)是由各国医学协会自由加入组成的非政府间国际组织，是代表全体医务工作者的机构，成立于1947年9月，目前已有100个国家医学协会成员，是一个非政治性组织，旨在确保医务人员的独立性，为医务人员的医疗行为制定最高伦理标准，各成员有一个共同的理想——对患者负责。自成立以来，制定和颁布了系列医学道德规范文件，诸如《世界医学协会日内瓦宣言》(*WMA Declaration of Geneva*)、《世界医学协会医学伦理国际守则》(*WMA International Code of Medical Ethics*)、《世界医学协会赫尔辛基宣言》(*WMA Declaration of Helsinki-Ethical Principles for Medical Research Involving Human Subjects*)、《世界医学协会东京宣言》(*WMA Declaration of Tokyo—Guidelines for Physicians Concerning Torture and other Cruel, Inhuman or Degrading Treatment or Punishment in Relation to Detention and Imprisonment*)等，另外还编辑了《医学伦理手册》(*Medical Ethics Manual*)。在这一系列文件中，《日内瓦宣言》和《医学伦理国际守则》的影响尤为广泛。

《日内瓦宣言》是世界医学协会在1948年举行的日内瓦第2届大会上采纳，并在如下大会上作了修订：1968年澳大利亚悉尼第22届大会，1983年意大利威尼斯第35次大会，1994瑞典斯德哥尔摩第46次大会。

《日内瓦宣言》是世界医学协会发布的第一个重要的医学伦理文件，出于第二次世界大战后人类对于德国纳粹政权医师非人道人体试验的深刻反省。该文件尊重了希波克拉底的道德传统，认为希波克拉底誓词所提出的基本道德原则仍应加以尊重，主要表现为：①沿用医生宣誓的"誓词"传统；②强调"把患者的健康利益放在首位"、"为患者保密"以及"对老师的尊重"等道德原则。除了继承希波克拉底誓言的上述道德传统外，还强调"医生的良心、尊严和荣誉"以及"对患者一视同仁"和"医学人道主义"等。目前，日内瓦宣言确定的道德原则已经成为国际医学界的职业公德、职业精神和一面道德旗帜。

【知识链接】

世界医学协会日内瓦宣言

在我被确认为医学专业一员的时候,我庄严地宣誓:将我的一生奉献于为人道主义服务。

我将给予我的老师他应得的尊敬和荣耀。

我凭着我的良心和尊严来执业。

患者的健康将是我的首要考虑。

我将尊重患者所交付于我的秘密,即使患者已经离世。

我将极尽所能来保持医学的荣誉和高贵的传统。

我的同道都是我的兄弟姐妹。

我不允许年龄、疾病或残疾、信条、性别、国籍、人种血统、种族、性取向、社会地位或任何其他因素的考虑,来干扰我的职责与患者之间的关系。

我对人类生命保持最高的尊重。

我将绝不会使用医学知识践踏人权和公民自由,即使在威胁之下,也是如此。

我发自内心地和以我的荣誉做出如此庄严承诺。

《医学伦理的国际守则》是世界医学协会在1949年10月召开的伦敦第3届大会上采纳,并在如下大会上作了修订:1968年澳大利亚悉尼第22届大会,1983年意大利威尼斯第35次大会,2006年南非比林斯堡第57次大会。不同于《日内瓦宣言》的"誓词"形式,该文件以"规范和守则"的形式,分别对"医师的基本职责"、"医师对患者的职责"和"医师对同事的责任"进行了规定,涉及"尊重人类生命和患者的人性尊严"、"保持专业判断的卓越"、"负有同情心"、"患者利益至上"、"保守医密"、"尊重同事"和"不偏袒护短"等诸多方面,对各种职责的规定更加具体和具有针对性和操作性。

2.《新世纪的医师职业精神——医师宣言》《新世纪的医师职业精神——医师宣言》(Medical Professionalism in the New Millennium: a Physicians' Charter)是由美国内科学基金、ACP基金和欧洲内科医学联盟共同发起和倡议,首次发表于2002年《美国内科医学年刊》和《柳叶刀》杂志。《医师宣言》为当代医师提出了21世纪医学职业伦理三项基本原则以及十项职业责任,即患者利益至上原则、患者自主原则和社会公平原则三项原则以及提高业务能力的责任、对患者诚实的责任、为患者保密的责任、跟患者维持适当关系的责任、提高医疗品质的责任、促进医疗享有的责任、公平分配有限医疗资源的责任、对科学和技术知识负有责任、通过解决利益冲突而维护信任的责任和对职责负有责任等十项责任。

到目前为止,已有包括美国、英国、法国、德国、加拿大等国在内的36个国家和地区的120个国际医学组织认可和签署了该宣言,中国医师协会于2005年正式签署该宣言,加入推行《医师宣言》的活动。中国医师协会认为,《医师宣言》所提出的三项基本原则和十条职业责任完全符合世界各国医师职业道德要求;在医患矛盾突出的今天,实施《医师宣言》不仅是医师行业自律的体现,而且也有助于医师良好社会形象的树立。

(二) 国内主要的医学道德规范

1. 卫生部确立的医德规范 医德规范是《医务人员医德规范及其实施办法》的重要内容,该文件是中华人民共和国卫生部1988年12月15日颁布的,具体内容如下:

救死扶伤,实行社会主义的人道主义,时刻为患者着想,千方百计为患者解除病痛。

尊重患者的人格与权利,对待患者,不分民族、性别、职业、地位、财产状况,都应一视同仁。

文明礼貌服务。举止端庄,语言文明,态度和蔼,同情、关心和体贴患者。

廉洁奉公。自觉遵纪守法,不以医谋私。

为患者保守医密,实行保护性医疗,不泄露患者隐私与秘密。

互学互尊,团结协作。正确处理同行间的关系。

严谨求实,奋发进取,钻研医术,精益求精。不断更新知识,提高技术水平。

以上医德规范可以高度概括为："救死扶伤,人道待人;尊重患者,一视同仁;文明礼貌,关心体贴;谨言慎行,保守医密;互学互尊,团结协作;严谨求实,奋发进取;廉洁奉公,遵纪守法。"其中第1~4条是善待患者的医德规范,第5条是协调医医关系的医德规范,第6~7条是自律性的医德规范。

2. 中国医师协会医师宣言 中国医师协会(Chinese Medical Doctor Association,CMDA)是以注册的执业医师和执业助理医师及单位会员自愿组成的全国性、行业性、非营利性的社会团体,成立于2002年1月。

中国医师协会是依据《中华人民共和国执业医师法》注册具有独立法人资格的社会团体。其宗旨是发挥行业"服务、协调、自律、维权、监督、管理"职能,致力于加强医师队伍建设和管理;维护医师合法权益;弘扬以人为本、救死扶伤的人道主义职业道德;提高医师医疗水平和服务质量,为我国人民的健康和社会主义建设服务。

道德建设委员会是中国医师协会的重要组成部分。该委员会自成立以来,在各位委员的积极支持下,在加强医师行业道德建设和职业精神教育方面做了大量工作,为协会发展提出了重要的指导意见。受协会委托,道德建设委员会起草了《中国医师宣言》,并于2011年6月由协会发布。

第二节 医学伦理原则

一、医德基本原则

1981年6月,在上海举行了第一次全国医学道德学术讨论会,会议的主要成果是向全国医药院校倡议开设医学伦理学课程,同时确立了"救死扶伤,防病治病,实行社会主义人道主义,全心全意为人民服务"的医德基本原则。这一原则提出后,学界对此进行完善,最终表述为："救死扶伤,防病治病,实行社会主义医学人道主义,全心全意为人民健康服务。"其要点分析如下。

(一) 医德价值目标

医德价值目标是医务人员实施医德手段所要达到的有益结果,规定着医务人员的服务方向和服务宗旨,即为什么人服务?服务什么?医德基本原则确定的医德价值目标是"为人民健康服务"。

1. 对"人民"的正确理解 "人民"是个历史范畴,在不同的历史时期有着不同的内容。"人民"通常是指在历史上一定时期内起进步作用的阶级和阶层的人群。在我国社会主义建设时期,一切赞成、拥护和参加社会主义建设的阶级、阶层和社会集团,都属于人民的范围。

2. 对"健康"的正确理解 我们应突破对健康的传统理解,接受健康的现代内涵,即健康不仅仅是没有疾病,而是指生理、心理、社会的良好适应状态。随着人们生活水平的提高,人们对心理和社会适应的需求会更加突出。

3. 对"为人民健康服务"的正确理解 "为人民健康服务"是"为人民服务"的具体化要求,体现着医疗卫生价值取向的行业特点。这一价值取向规定了广大医务工作者的职业责任,为医务工作者专业知识才能的施展指明了方向。现代社会分工明确,各个行业都有自己的价值目标,"我为人人,人人为我"。每个行业只有各司其职,才能实现社会的良性运转,才能有效地增进全社会每个人的利益。

(二) 医德手段

医德手段是医务人员为实现医德价值目标所采取的方式和方法。医德基本原则确定的医德手段是"救死扶伤,防病治病"。

医务工作者通过什么方式和方法实现"为人民健康服务"的价值目标呢?是"救死扶伤,防病治病",这是"为人民健康服务"独特的、唯一的职业道德手段,是医学职业道德手段区别于其他职业道德手段的重要内容。

(三) 医德要求

医德基本原则确定了根本性的医德要求:"实行社会主义医学人道主义"和"全心全意"。

1. 最基本的道德要求 "实行社会主义医学人道主义"是"为人民健康服务"的最基本的医德要求,

是医学专业的职业公德。人民是国家的主人,所有患者都应得到与"人"的身份相匹配的医疗对待。

2. 最高的道德要求 "全心全意"是"为人民健康服务"的最高医德要求和最高医德境界的表现。具体说来,"全心全意"就是指在救死扶伤和防病治病的过程中,在任何地点、任何时间和任何条件下,医务人员都能竭尽所能无微不至地为患者服务。

"全心全意"的医德要求是理想性与现实性的辩证统一。所谓"理想性"是指"全心全意"是崇高的医德目标,医务人员应该把它确立为自己医德追求的最高境界,它可以催人奋进,使医德升华。"全心全意"反映了患者的期待,迫切需要医生全身心地投入到医疗卫生工作中,同时医生的换位思考也会督促自己竭尽所能。所谓"现实性"是指"全心全意"具有现实存在的政治、经济、思想、文化等方面的客观基础和有利条件,通过努力,可以做到,医疗卫生战线上许多模范人物的生动事例,就是有力的说明。

二、具体医学伦理原则

(一)尊重原则

尊重原则(respect)要求承认患者享有为人的尊严和权利,对那些具有自主性的患者,凡是涉及其利益的医疗行动,都应事先获得患者的许可才能进行。尊重原则具体表现在通过知情同意尊重患者的自主性,尊重患者的人格和尊严,尊重患者隐私和保密等具体内容。

1. 患者的自主决定与知情同意 尊重原则要求医务人员通过知情同意尊重患者的自主性,正确对待患者的拒绝,即正确对待知情不同意。

(1)尊重患者的自主性:尊重原则首先要求尊重患者的自主性(autonomy),又称自主准则。谁最终决定患者疾病的诊治措施和方案?传统观念认为医生是医学方面的专家,而患者对医药和疾病知识知之甚少,甚至一无所知,因而医生是决定者,体现这种观点和做法的就是医师的父权主义(paternalism),又叫医师的特殊干涉权,即医师就像父亲对待自己的孩子一样对待自己的患者。

尽管生物医学技术的进步大大增加了医生的技术和知识,但人们发现医生的同情心却不一定随之增加。随着医学伦理关系的多样化,使医生面对着传统条件下不曾遭遇的利益矛盾和冲突,尤其是医患之间的利益矛盾直接冲击着传统的父权主义观念,加之个别医务人员滥用医师的特殊干涉权引发的医疗不正之风,促使人们改变这种观念。

随着人们自主意识的增强,人们逐渐推崇"患者最终决定医疗方案和措施"理念——尊重的患者自主权。20世纪国际上兴起的患者权利运动,大大扩大了"患者的自主权"的影响。在今天,医生尊重患者的自主权、医生遵循自主原则,已经成为一种常规。而只有在非常特殊的情形下,如患者失去行为能力、现场又没有家属而需紧急抢救,医生才可以行使特殊干涉权。

尊重患者的自主性并不是绝对的,它以不违背法律、法规和社会公共利益、社会公共道德为前提。如果患者的自主权与上述前提发生矛盾,我们不必尊重患者的自主权,而应该拒绝患者的"非分选择",如医生有权拒绝传染病患者提出的行动自由要求等。

(2)知情同意是实现尊重患者自主性的途径:在现实医疗实践中,尊重患者的自主性是复杂的。在医患关系中,由于医方懂得医学知识,知晓患者得了什么病以及如何治疗;而患方则对其一知半解,甚至是一无所知。这时,尊重患者的自主性,意味着最终的诊疗方案决定权反而属于患者,这是否降低了医生的积极性和主动性?

其实尊重患者的自主性,并没有降低医务人员的积极性和主动性,相反,给医务人员提出了更高的要求。医患之间技术信息的不对称性,决定着医务人员既要尊重患者的自主性,又不应该无所作为,这就要求医务人员为患者的自主选择提供充分条件,即医生通过"知情同意"(informed consent)来实现对患者自主性的尊重。医生实现对患者及其家属的知情同意,需要做到如下几点:①向患者详细解释病情;②告诉患者治疗或不治疗会出现的情况;③告诉患者各种可能的治疗方案;④提出医务人员自己认为的最佳治疗方案;⑤告诉患者要实施的治疗方案中的注意事项和如何配合治疗。

知情同意包括"知情"和"同意"两个要素,两者各自有着具体的要求。"知情"的具体要求:一方面,信息告知要充分;另一方面,患者及其家属要对信息有适当的理解,医生要尽可能用患者及其家属能够理解的语言和方式提供必要的信息,可以评估患者对所提供信息是否理解和理解到什么程度。"同意"的具体要求:一方面,患者及其家属具有胜任同意的能力,即能够选定行为目的和行为手段的能力;另一方面,患者及其家属是自由的同意,即做决定时不受他人不正当的影响,如欺骗、胁迫、恐吓和诱导等。

2. 尊重患者的尊严与人格 尊重原则要求医务人员尊重患者的人格和尊严。人本身具有最高价值。德国古典哲学的创始人、著名哲学家康德(Immanuel Kant,1724—1804)指出:"人,实则一切有理性者,所以存在,是由于自身是个目的,并不是只提供这个或那个意志任意利用的工具;因此,无论人的行为是对自己的或是对其他有理性者的,在他的一切行为上,总要把人认为是目的。"人是目的,因而也就是万物的价值尺度,是评价社会及其发展等万事万物的价值标准而超越于一切事物的价值之上;人是最高的价值或尊严。"一个有价值的东西能被其他东西所代替,这是等价;与此相反,超越于一切价值之上,没等价物可代替,才是尊严。"

患者是人,具有独立的不可侵犯的地位和身份,医生应该尊重其作为人的尊严,尊重其人格。"人格"(personality)与"尊严"(dignity)是紧密相连的两个概念。"人格"这个词源于拉丁语 Persona,Persona 最初指演员所戴的面具,后来指演员本人:一个真实的自我。现代意义的人格是指一个人的尊严、价值和道德品质的总和,是一个人在一定的社会中的地位和作用的统一,即一个人被社会所应该确立的自我。尊严是对个人或社会集团的社会价值和道德价值的认识和自我肯定,承认人的生命价值的存在是最基本的尊严。

患者的人格尊严理应受到尊重,具体表现在:①患者在接受诊疗的过程中享有尊严,其人格应受到尊重,不应因为患病而受到任何歧视。患者只是身体上有疾病的人,除了健康,他(她)与一般人没有任何差别,因而应享有一般人享有的一切权利,不能受到嘲讽、侮辱、漫骂。②患者的身体应该受到尊重。在诊疗的过程中,患者的身体、尤其是生理缺陷不得作为笑料,更不能将这些信息予以传播。③患者的风俗习惯应该受到尊重。在诊疗过程中,要充分考虑少数民族、特殊族群患者的风俗习惯、禁忌。④患者不应受到怠慢。医生不能高高在上,对患者不屑一顾、爱答不理、敷衍了事。

3. 尊重患者的隐私与保密 尊重原则要求医务人员注意患者的隐私,对于患者的隐私要对外界保密。患者的隐私(privacy)是指患者与公共利益、群体利益无关,患者不愿他人知道或他人不便知道的个人信息,患者不愿他人干涉或他人不便干涉的个人私事,以及患者不愿他人侵入或他人不便侵入的个人领域。

下列事项作为患者的隐私应特别注意:①身体秘密,指身体隐秘部位,包括生殖器官、身高、体重、健康状况、身体缺陷等;②私人空间,即个人住宅及周围居住环境、私人专用箱包、日记等;③个人事实,指个人生活经历、疾病和病史、生活习惯、性格爱好、社会关系、学历、婚恋状况、家庭住址、电话、收入情况等;④私人生活,指一切与社会无关的个人生活,如日常生活、社交、性生活等。

医疗实践告诉我们,职业上的便利,使医生容易获悉患者许多的隐私,患者为了便于医生对自己疾病的诊治,甚至会主动告诉医生自己的很多隐私,泄露患者的隐私会使患者及其家属感到羞怯、不安,并担心受到歧视。

因此,医生只有在诊疗确有必要的情况下,方可进入患者的隐私领域;医生不应该无故将由于诊疗需要而获知的这些隐私泄露给医生以外的人,即遵循保密准则,执业伦理要求医生对于患者的隐私应该予以保密(keeping confidentiality)。

(二) 有利原则

有利原则(beneficence),即医疗行善,要求医生对只能实施对患者有益的诊疗行为。救死扶伤、防病治病、维护健康、提高生命质量等是医学的神圣使命,是医生的职业义务,是医疗卫生事业的基本宗旨。医学科学和医学职业的这种性质,决定着"有利于患者"是其应有的品格和对其基本的要求,这种要求促使医学科学和医学职业产生,也促进其发展。

有利原则不仅体现为有利于患者本人,还包括有利于患者家属及社会公益。首先,有利原则要求对患者"本人"有利。一方面,医生要为患者除疾消痛,施行患者最为需要、对患者最为有利的行为;另一方面,医生要减少患者的代价,要考虑患者的经济负担、诊疗手段的毒副作用等。其次,有利原则还要求医生在考虑"对患者本人有利"的同时,还要考虑"对患者家属有利"及"对社会公益有利"。例如,对患者施行救治的时候,是仅仅考虑"对患者本人有利",不惜一切代价抢救,还是同时考虑其现实的社会保障能力、家庭的承受能力、社会公共利益、人类的长远利益呢？这是因为相对于人们的医学需求,医疗条件有限,这时需要我们更加理性地认识有利原则。有利原则包括准确、有效、择优等具体要求。

1. 准确准则 要求医务人员应该积极充分地利用现有技术条件,严肃、审慎地做出符合病情实际的判断。准确准则是针对诊断环节的道德要求。

首先,医务人员应该最大限度地避免误诊。从某种意义上,尽管误诊现象是不可避免的,要求诊断的绝对准确对医生来说是不切实际的,但尽量减少或消除造成误诊的因素,则可以使诊断接近于病情实际。

其次,应该在诊疗全过程中把握准确准则。不能孤立地、单纯追求准确的诊断,认识到准确的诊断仅仅是治疗的前提,而不是医疗工作的全部,也并不意味着在任何情况下都要一味地追求诊断的准确,因为准确在很多情况下只能是一种相对性的要求。否则,如果偏离了为治疗服务的目的,单纯追求诊断的精确度,可能会出现患者受了罪,花了钱,查清了病,却失掉了治疗机会的情况。

再次,积极充分地利用现有诊断条件。医生既不可盲目地作"撒网式"的检查,更不应该受利益驱动而让患者接受不必要的检查,由于顾虑承担医疗责任而让患者接受准确诊断需要之外的检查,当然也不可简单地囿于褊狭的范围。"积极充分"在于一个度,要看其是否符合准确诊断病情,应该结合患者的病情、对所诊断方法的耐受程度、经济状况等方面综合考虑、慎重选择。

2. 有效准则 要求医务人员在充分考虑病情实际的前提下,所采取的治疗措施能够切实地恢复、维护和改善患者的健康。可见,有效准则是针对治疗环节的道德要求。

首先,要求确定恰当的治疗目标。医务人员确定治疗目标既不可过低,又不可不切合实际,而是要结合医学发展水平和医疗现实条件等客观条件。其次,要求医务人员采用适宜的治疗手段,即跟达到的治疗目标进行比较,所选择的治疗手段在患者的耐受性、对患者机体的损伤、给患者造成的经济负担等方面是相称的,即患者为了达到这种治疗目标不至于付出过高的代价。

3. 择优准则 要求医务人员在选择诊疗方案时,应力求选择各种受益与代价比例适宜,从而能取得最佳效果的诊疗方案。可见,择优准则是针对诊断和治疗全过程的要求。

尽管"最佳效果"是相对的,但在临床现实中,我们仍可以对诊疗方案是否最佳进行评价,我们至少可以从以下四个方面进行考察,即疗效、安全性、痛苦程度和经济性。明代名医陈实功指出:"遇贫难者,当量力微赠,方为仁术,不然有药而无伙食者,命亦难保也。"德国医生胡佛兰德认为:"应尽可能地减少患者的医疗费用。当你挽救他生命的同时,而又拿走了他维持生活的费用,那有什么意思呢？"

(三) 无伤原则

无伤原则(no-maleficence),又叫不伤害原则,要求医务人员在诊疗工作中不应有意给患者以伤害,首先考虑到的应是对患者的伤害和最大限度地降低对患者的伤害。无伤原则要求的并非是患者在接受诊疗的过程中客观上没有受到伤害,因为许多甚至绝大多数现代医学行为都对服务对象存在着不同程度的伤害。比如手术的创伤、药物的毒副作用、辅助检查导致的痛苦与不适等,伤害已经是不可避免的。不伤害原则主要体现在双重效应、首先不伤害、伤害的最小化和需要对受益与伤害进行权衡和评估等方面。

1. 不要有意伤害患者 在诊疗过程中,尽管有时患者受到伤害是不可避免的,但无伤原则要求医务人员不要有意地伤害患者,即不能有伤害患者的动机和意图,人们通常用"双重效应"来阐释这一点。所谓双重效应(double effect),是指某一行动有两个后果:一个是正面的,这是直接的、有益的效应,另一后果是负面的,这是间接的、非有益的、不可避免的,但是可以预见的效应;如果不是有意的话,在某些条件下可以容忍一个行动带来的间接的坏效应。

> 【知识链接】
>
> 双重效应是为了在有意获取某种必要的益处而无法避免一种间接的伤害时所作的伦理辩护。由这种伦理辩护引申出一个叫做"必要害"的概念。所谓"必要害",是指为了达到某一有益的目标,而必须要承受某种伤害。这种伤害是为了达到那种有益的目标而不得不付出的一种代价,因此是一种"必要的伤害",简称"必要害",如上述手术的创伤、药物的副作用、辅助检查的不适等都属于"必要害"。

2. 首先不伤害 是指医生在诊疗时,在考虑这些措施有利于患者之前,应该首先想到它们对患者可能造成的伤害。这实际上是对医生遵循"有利原则"与"无伤原则"的顺序要求,即从时间上医师首先考虑诊疗措施可能给患者带来伤害,并力求避免,然后才考虑维护或增进患者的利益。既然在有的时候诊疗对患者的伤害是不可避免的,强调医师首先考虑诊疗措施可能对患者的伤害就具有了重要的意义。医生处方首先考虑禁忌证和药物副作用,就是"首先不伤害"的体现。

3. 伤害最小化 既然诊疗行为无法避免对患者造成伤害,无伤原则就要求医务人员应该设法降低这种伤害,以至最低程度。一般说来,各种诊疗行为都会有一定程度的副作用,有些副作用在当前医疗水平下难以避免,我们称之为"必要害",无伤原则并不在于消除所有医疗伤害,因为这也是不现实的,医师遵守无伤原则,只能退而求其次,尽力降低对患者伤害的程度,使难以避免的伤害最小化。

4. 受益与伤害的权衡 权衡患者的受益与伤害是临床诊疗择优准则的一个重要方面。医生在决定采用某一种诊疗方案之前,应该对采用这种方案患者的可能受益与其可能对患者带来的伤害进行权衡与比较,只有当受益大于伤害,并且这种伤害在一种可以被接受的范围内,这种方案的实施才是合乎伦理的。

(四) 公正原则

公正原则(justice),要求医务人员使每个患者在就医时都能够得到公正的对待,平等享有诊疗机会及卫生资源等。

1. "公正"与"公正的基本问题" "公正"是平等的利害相交换的善的行为,是等利(害)交换的善行;"不公正"是不平等的利害相交换的恶行,是不等利(害)交换的恶行。可见,"等利害交换"是衡量一切行为是否公正的总原则:凡是等利(害)交换的行为便是公正的;凡是公正的行为便是等利害交换的。

无疑,"公正"是善的、是道德的、是应该的,然而,"不公正"的行为是否就是不道德的呢? 不公正的行为不一定是恶的。的确,存在着"恶"的不等利(害)交换的行为,即存在着"恶"的不公正行为,但还存在着"善"的不等利(害)交换行为,即"仁爱"和"宽恕":"仁爱"是无私奉献,是积极的无偿给予;"宽恕"是放弃债权,是消极的无偿给予。

2. 公正的根本问题 在人们所进行的等利(害)交换的所有行为中,什么是最根本、最重要和最主要的呢? 显然是权利与义务的交换,所以,"权利与义务"是公正的根本问题。那么,社会如何分配权利与义务才是公正的呢? 包括"社会在分配给某个人的权利和义务"与"社会在不同的人中分配权利和义务"两种情形。

(1) 社会在分配给某个人的权利和义务时,应该遵循如下原则才是公正的:一个人所享有的权利应该等于他所赋有的义务;而一个人所行使的权利则应该少于、至多等于他所履行的义务。这里的"义务"就是他的贡献。

(2) 社会在不同的人中分配权利和义务时,应该遵循如下原则才是公正的:基本权利应该完全平等;而非基本权利应该比例平等。

3. 医疗卫生领域中的公正原则 在医疗卫生领域中,公正原则的"完全平等原则"和"比例平等原则"表现为:"基本医疗卫生权利完全平等"和"非基本医疗卫生权利合理差等"。

(1) 基本医疗卫生权利完全平等:无疑,健康权是一种人权。在人们享有的众多人权中,健康权无疑是更为基本的,健康是一个人生存和发展的基础,因而,健康公平是起点公平、机会公平的重要标志。健康作为每个民众的基本人权,不应受个人所处环境、条件、社会地位等不同而有所差别。所以健康权应该完全平等。然而不难理解,人类的健康需求是无限的,满足人们的各种医疗需求是不可能的,那么,相对于人们无限的卫生保健需求,作为"基本权利"的健康权应该是什么领域呢? 或者说,在医疗卫生保健领域中的"人权"是指什么呢?

健康人权,即医疗卫生保健权完全平等的应该是"基本卫生保健"(primary health care, PHC),过去译为"初级卫生保健",是指最基本的、人人都能够得到的、体现社会平等权利的、社会公众和政府都能负担得起的卫生保健服务。健康公平,即健康人权的实现需要政府和全社会的共同努力。而临床医生在具体的诊疗工作中,应该认识到:基本卫生保健是患者的健康人权,对待患者一视同仁,不能厚此薄彼。无疑,广大医生公平地对待每一个患者是实现健康人权人人平等的重要环节。

(2) 非基本医疗卫生权利合理差等:毋庸置疑,卫生资源具有相对短缺性,由此决定着人人享有所"期望"的卫生保健是不可能的。对于非基本卫生保健领域,不可能做到人人完全平等,而只能采取比例平等原则,我们称之为"合理差等"原则。

目前,实现合理差等原则的具体标准有医学标准、社会价值标准、家庭角色标准、科研价值标准、余年寿命标准以及需要迫切程度、先来后到、费用支付能力、随机标准等。

第三节 医学伦理学的基本范畴

一、权利与义务

(一) 权利与义务的含义

1. 权利与义务的含义 权利与义务是法律、伦理、政治和管理等学科关注的核心范畴。所谓权利(right)是被某种力量所保护的必须且应该得到的利益;所谓义务(obligation)是被某种力量所保护的必须且应该付出的利益。其"必须性"是指这种力量迫使人们不得不服从它;其"应该性"是指这种力量为人们所承认和同意。如果这种力量是道德,那么所保护的就是道德权利和义务,如果这种力量是法律、政治和行政,那么所保护的就是法律、政治和行政权力和义务。

2. 权利与义务的类型 权利和义务往往分为"实然的权利义务"与"应然的权利义务"、"道德权利义务"与"法定权利义务"以及"基本权利义务"与"非基本权利义务"等。

(1) 根据权利义务的客观存在性可以分为实然的权利义务和应然的权利义务:实然的权利义务是指由某种客观存在力量确定的权利义务,是人们实际上真正能够行使和履行的权利义务;应然的患者权利义务是指尚未被法律、政策、道德等所确定的权利义务,是人们应该享有而实际上尚未享有、应该负有而尚未负有的权利义务。应然的患者权利义务,是被正确的理性指令确立的,是被符合人的本性的正确的优良的行为原则赋予的,必定是公正的。显然,随着社会的发展和进步,"应然的患者权利义务"不断地被法律、政策、道德所承认、赋予和保障,而变成"实然的患者权利义务","应然的患者权利义务"不断地被认识,"实然的患者权利义务"越来越丰富和多样。社会应该以"应然的患者权利义务"为标准,来制定或认可实然的患者权利义务,从而最终是实然的权利义务与应然的权利义务重合一致。

(2) 根据权利与义务被赋予、被规定的形式之性质分为道德权利义务与法定权利义务:道德权利义务是被道德所承认、所赋予;法定权利义务是被法所承认、所赋予人们的权利义务,这里的法是广义的,包括法律、政策、纪律等。对于同一价值体系,"道德权利义务"与"法定权利义务"是全部与部分之间的关系;所有具有社会利害效用的行为无不为道德所规范;而只有具有较大社会利害效用的行为才由法来规范。对于不同价值体系,"道德权利义务"与"法定权利义务"则是交叉关系:除了既是道德又是法定的权利义务外,还有没有被法所承认的道德权利义务,以及被某种价值体系认为是"不道德"的法定权利义务。

(3) 根据权利与义务自身内容的性质分为基本权利义务与非基本权利义务:基本权利义务,是人们生存和发展的必要的、起码的、最低的权利,是满足人们政治、经济、思想等方面的基本的、起码的、最低的权利。也就是人们通常所说的人权。非基本权利义务是人们生存和发展的比较高级的权利,是满足人的政治、经济、思想等方面的比较高级需要的权利。

在不同的文化、民族、地区、政党、时期,人们对于"基本权利"、"人权"标准的认识,或者说对"基本权利"、"人权"包括内容的认识可能是不同的,它是历史的、具体的和现实的;但有一点同时也是肯定的:人类一直在追求一些共同的"人权"价值和"基本权利"价值,而且"人权"、"基本权利"的内容也在不断丰富,水平亦在不断提高。

(二) 患者的权利与义务之间的关系

1. "患者的权利"是基于其为社会的一个成员而不仅仅是基于他是一个患者 患者享有某些权利是基于患者是社会的一个成员而被承认、规定和赋予的,而不仅仅是基于他是一个患者。因此,一方面,一个患者的权利是作为一个社会的成员所享有的权利,应该与他作为一个社会的成员所负有的义务相对应,是因他(她)作为一个社会的成员而负有义务而享有的,而不是由于他作为一个患者负有义务而享有的;另一方面,患者权利与其他社会主体的义务必然相关,患者权利的实现需要其他社会主体履行相应义务。

2. "患者的义务"则更多是基于他是一个患者而不是基于他是一个普通的社会成员 患者赋有某些义务更多是基于患者是一个患者而被规定的,而不是基于他是一个普通的社会成员。因此,一方面,一个普通的社会成员如果没有患病进入医患关系中去,就不会被赋有作为患者的义务。另一方面,患者患病进入医患关系中,就应该保持和恢复健康的义务、积极配合诊疗的义务,而随着医疗保障制度的建立和完善,医药费用的负担一定会降低。同时,患者在接受诊治的过程中,有意无意地在支持医学科学的发展和医学教育,这些义务与他因是一个普通的社会成员而享有的患者权利并不必然相关和对等,并不是因为他享有该患者的权利而负有这些义务。

3. 患者的权利更多属于人的基本权利范畴,是基于其"组成社会"的基本贡献而理应获得的 现代的文明社会都赋予每一个成员很多权利,社会应该通过创造条件满足其社会成员的健康权及相关权利,其伦理学基础是每一个人是该社会的一个股东、一个成员、一个分子,为我们社会的构成做出了最基本的贡献,患者的权利是基于"其为一个社会成员"的基本贡献而理应获得的。

4. 患者的权利是人的基本权利,而患者的义务并非是人的基本义务 基于一个普通社会成员而享有的权利是一个人的基本权利,所以,患者的权利属于"基本权利"、"人权"范畴,与作为普通社会成员应负有的义务对等才是公正的,而与其他社会主体的义务相关,由其他社会成员履行相应义务而实现。而基于一个患者而负有的义务并不是基于他是一个普通社会成员,所以,患者的义务并非人的基本义务。

(三) 患者权利与义务之间关系的平衡

由于患者享有某些权利是基于其为一个普通社会成员拥有的基本权利,患者的权利更多是民众的基本权利;而患者的义务是基于其为一个患者的特殊身份。所以,"患者的权利优先"是平衡患者权利与义务之间关系的原则。

1. 优先考虑患者的权利 优先考虑患者的权利是在处理患者的权利与义务之间的关系,当行为决策发生困难的时候,患者的权利被赋予更高的位置。这里是一个"至上性"问题,是指患者的权利相对于患者的义务的优越性。在协调患者的权利与义务关系的过程中,存在很多伦理难题,优先考虑患者的权利成为解决这些难题的根本伦理原则。例如,在患者的"生命健康权"、"诊疗权"与患者的"承担医药费用"义务发生冲突的时候,我们应该优先考虑生命健康权和诊疗权。一方面,我们不能因为患者无法承担医药费用,而将患者拒之门外;另一方面,我们可以通过建立医疗保障制度分解民众的疾病风险,使患者能够实现因病就医的权利。同样,当患者的"医疗权"与患者的"配合治疗的义务"发生冲突、患者的"隐私权"与患者的"支持医学发展的义务"产生矛盾的时候,也应该优先考虑患者的权利,对患者进行积极救治,尊重患者的隐私权。

2. 在尊重患者的某些权利中化解其中的难题 在处理患者的权利与义务关系时,行为决策难题的发生是不可避免的,这些决策困难似乎将永远存在于医患关系之中。从一定意义上讲,在医患关系中,在协调患者的权利与义务时,行为方案冲突是必然的,我们肯定患者权利的"首要性"和"至上性"并没有消除这种难题和冲突,它们并没有因此而消失。那么,我们可以在尊重患者的某些权利中,来化解这些难题和冲突。例如,我们可以通过尊重患者知情同意的权利来化解在处理患者"支持医学科学发展的义务"与"隐私权"之间关系时,所遇到的难题和冲突。

二、情感与良心

(一) 情感与良心的含义

所谓医德情感(emotion),是医务人员先天具有或后天所得的,引发医学伦理行为的心理体验(具体内容见第三章第三节美德论·医德情感)。同情心和报恩心等爱人之心以及求生欲和自尊心等自爱心尽管是先天具有的，是不以人的意志为转移的，即任何人都有这些情感，但医务人员却可以因具体医德实践而增强或减弱这些医德情感。医德需要、医德欲望、医德愿望和医德理想是完全是后天习得的医德情感。医务人员对这些先天具有的、而被后天增强或减弱的医德情感，以及后天习得的医德情感的一种心理体验，便形成所谓的医德良心。

所谓良心（conscience），就是一种道德价值意识，而且是一种自我道德价值意识。一个医务人员认识到不善待患者是不道德的，这是一种道德价值意识，但我们不能说这是他的良心发现，说他有良心。只有当他知道自己不善待患者的行为是不道德的，并且谴责、痛恨自己的时候，我们才能说他有良心。

因此，所谓医德良心就是医务人员的职业责任感和自我内心评价。这种心理活动如果是对自己的医学伦理行为所具有的正道德价值的肯定性评价，叫做良心满足；如果是对自己的医学伦理行为所具有的负道德价值的否定性评价，便叫做良心谴责。良心尽管是知、情、意三种心理因素的统一体，应该认识到，其基本因素是一种情感体验。

（二）医德良心的形成

医务人员为什么会有良心？直接说来，在于每一个医务人员都或多或少地都有道德需要——遵守医学道德规范，从而做一个合乎医德的医务人员、做一个好的医务人员。那么，为什么医务人员有做一个好医务人员的医德需要呢？这就是良心的最终根源。医务人员的良心最终源于社会和别人因他品德的好坏所给予他的赏罚。每个医务人员无疑是非常看重这种"赏罚"的，而且往往以这种赏罚者自居，评价自己的医学伦理行为。逐渐地，外在的"赏罚者"就成为医务人员的另一个自我，这另一个自我对于自我——医学伦理行为者的自我——的道德评价，就是医德良心。在每一个医务人员的内心世界里，作为自我医学伦理行为评判者的另一个自我的形成，就是医德良心的形成。

（三）医德良心的作用

如上所述，既然良心直接起源于做一个好人的道德需要，目的是为了做一个有道德的人，良心就有利于医务人员遵守医德规范。因为，一个医务人员只有遵守医德规范，才能实现有良心的目的，满足作一个好人的需要，成为一个有道德的人。

一个有良心的医务人员，如果看到自己的行为符合医德规范，便会因自己做一个好人的道德需要和目的得到满足和实现而感到快乐，沉浸在良心满足的喜悦之中；相反，如果看到自己的行为不符合医德规范，便会因做一个好人的道德需要和目的就没有得到满足和实现而感到内疚，便会遭受良心谴责的痛苦折磨。这种快乐和痛苦不仅是良心需要和目的是否满足和实现的心理体验，而且能够引发合乎道德的医学行为。那么，良心是怎样在整个医学行为过程中，促使医务人员遵守医德规范呢？

1. 在医学行为前，良心具有选择和检查作用　良心选择检查医务人员自己的医学行为动机，驱使医务人员出于满足做一个好人的道德需要而形成合乎医德规范的动机，检查已经形成的医学行为动机是否合乎医德规范，并驱使医务人员将这种动机付诸实践。

2. 在医学行为中，良心具有监督和调整作用　良心监督医务人员自己的行为是否符合医德规范，而当自己的医学行为背离医德规范的时候，良心就因行为难以满足做一个好人的道德需要，而促使医务人员调整自己的行为，使之合乎道德。

医学工作的特殊性，决定着医务人员的良心就具有特殊的意义。医学工作治病救人、救死扶伤，而医学专业性强，医患双方信息的不对称性，医方掌握医学知识和技术，而患方往往因缺乏医学知识，对医务人员具有极大的依赖性。并且，医疗过程往往在患者不了解或不太了解，甚至因失去知觉根本无法了解的情况下进行的。因而，医学行为正确与否、意义大小，是由医务人员单方决定的，患者一般是很少可以申述自己的意见，更难以对医务人员的医疗行为进行监督。这时，医务人员的良心在行为中的作用就显得更为重要。

3. 在医学行为后，良心具有总结和反省作用　在医学行为后，良心会按照医德规范对自己的医学行为进行总结和反省，如果自己的行为合乎医德规范，就会因有利于满足和实现做一个好人的道德需要和目的，而感到快乐、欣慰，促使医务人员继续遵守医德规范；如果自己的行为违背医德规范，就会因不利于满足和实现作一个好人的道德需要和目的,而感到痛苦和内疚,促使医务人员改过迁善、归依道德。

三、审慎与保密

(一) 审慎与保密的含义

所谓医疗审慎(prudence),是指医务人员在医疗护理活动中,决策时周密细致,执行时小心谨慎,评价时严肃认真。

医学是一门关于治病救人的极其复杂、严密的学科,要求医务人员必须审慎地对待医疗护理技术操作,否则失之毫厘谬以千里。古人讲得好,"医学贵精,不精则害人匪细。"(明·徐春甫《古今医统》)"用药如用兵"(《孙子兵法》),"用药如用刑"(《明·本草类方》)。因此,医务人员治病救人,要如履薄冰、如临深渊,而且由于患者既是具有自然属性生物体,又是具有社会属性和意识心理属性的复杂实体,还要求医务人员能够审慎地与患有不良疾病的患者进行信息沟通,必要时候注意保守医密。

所谓保密(confidentiality),即保守医密,是指医务人员不应该泄露工作中可能造成不良后果的信息。确定哪些信息需要保密,可以分析是否满足"是否与医学工作有关"和"是否可能造成不良后果"两个条件,前者决定这种信息是"医"密、还是他种特殊秘密,后者决定这种信息是医"密"、还是一般医疗信息。

(二) 保密的内容

1. 对外界保密的信息

(1) "患者"的隐私(见"尊重原则"):患者对于自己的隐私拥有隐私隐瞒权、隐私利用权、隐私维护权和隐私支配权等。其中隐私隐瞒权又称保密权,要求医务人员对患者的隐私保密。

(2) 法律法规等有关规定:《传染病防治法》及《传染病防治法实施办法》、《急性传染病管理条例》、《艾滋病检测管理的若干规定》、《性病防治管理办法》、《婚姻法》、《母婴保健法》等对患者的疾病信息都有保密的相应规定。国家卫生部和保密局联合颁布《卫生工作中国家秘密及其密级具体范围的规定》,其中分别规定了绝密、机密、秘密级的医学信息以及保密要求。这些规定既是法律要求,同时也是对医界的道德要求。

2. 对患者保密的信息 主要包括某些不良疾病信息、胎儿性别、医院及医务人员的有关信息等。

(1) 某些不良病情及不良预后:对于不良病情及预后,应该不直接告诉患者,目的在于防止使患者遭受重大心理打击、使患者失望、绝望、丧失信心,这也是保护性医疗制度的要求。

(2) 胎儿性别:除了医学目的外,坚决禁止进行胎儿性别鉴别,防止因重男轻女等观念而人工流产,导致人为性别比例的失调,影响国家计划生育政策的实施。

(3) 医院及医务人员的有关信息:医院及医务人员的有些信息无疑应该告知患者及其家属,但其有关信息却需要对患者保密。例如,医院的医务人员曾经发生的医疗差错信息;对有侵害倾向的患者,不应该告诉他们经治医生的有关信息,以免使经治医生遭受不必要侵害。

(三) 保密中的难题及其解决原则

1. 保守医密中医学伦理难题 医务人员在遵循保密要求时会遇到某些伦理难题,例如,①尊重患者知情权与保守医密的矛盾:现代医疗制度特别强调尊重患者的知情权,这就与对患者保密的医德要求产生矛盾;②当为患者保密会给他人带来生命健康危险及给社会带来危害时,患者利益与他人、社会利益发生矛盾。

2. 解决伦理难题的原则

(1) 遵守有关法律规定:法律、法规和制度具有权威性、强制性,是医务人员保守医密时首先应当遵循的原则。例如,对于某些医学情报,国家保密法已加以规范;我国传染病防治法及其实施办法、急性传染病管理条例、艾滋病监测管理的若干规定、性病防治管理办法规定,当医务人员发现患者患有某种传染病、发现某种疫情时,必须按规定向有关部门报告,任何单位和个人未经县级以上政府卫生行政部门批准,不得将就诊的淋病、梅毒、麻风病、艾滋病和艾滋病病原携带者及其家属的姓名、住址和个人病史公开。

(2) 维护公益：个人的任何权利都不是绝对的，都必须以不损害、危害社会公共利益为前提，保守医密也不例外。当个人的医密权与社会公共利益、他人利益相矛盾时，适当地限制、劝其放弃医密权以维护公益，是符合医德的。

(3) 遵循一定程序：保守医密，在医学实践中是非常具体的，应当努力确定其遵循的程序。比如，对于某些疾病及不良预后，保守医密，并不意味着永远不告诉患者，保守医密是要求在一定条件下保密，要求医务人员把握恰当的时机、选择恰当的场合、采取合适的方式告知患者。

(4) 知情同意：医密权是患者的权利，但是特殊情况下要公布其病情或其他情况，需告知患者并征得其同意。

四、名誉与幸福

(一) 名誉与幸福的含义

所谓名誉(fame)，是医务人员相互之间、社会对医务人员的医学伦理行为的道德价值意识或评价，简言之，就是非自我道德评价或外在道德评价。每个医务人员因名誉而在自己身上形成的心理体验，就是名誉心：这种心理活动如果是对医学伦理行为所具有正道德价值的肯定性评价，便叫做荣誉；如果是对其具有负道德价值的否定性评价，便叫做舆论谴责。

所谓幸福(happiness)，是医务人员由于医德价值目标和理想的实现而得到满足的一种心理体验。医德幸福是一种主观和客观的统一体：就幸福的形式来说，它是主观的心理体验；就幸福的内在本性来说，它具有不以人的意志而转移的客观本性。

(二) 名誉的形成和发挥的作用

人人都希望医务人员遵守道德规范而医德高尚，这种希望一经产生，就会去判断、评价医务人员：如果医务人员的行为符合医德规范，便会给医务人员以积极的医德评价——荣誉；如果看到医务人员的行为不符合医德规范，便会给医务人员以消极的医学道德评价——舆论谴责。

每个人不仅因为希望医务人员医德高尚而给以名誉，而且医务人员因为名誉攸关利害而无不具有极为深重的名誉心，因此，名誉有利于医务人员遵守医德规范。因为一个医务人员只有遵守医德规范，才能得到他人给予的名誉，才能满足自己的名誉心。

一个医务人员如果遵守医学道德规范，他人就会因满足和实现了自己希望医务人员医德高尚的道德需要和目的，而给予他以好名誉，医务人员就会得到荣誉，也会因自己的极为深重的名誉心才能得到满足而体验到巨大的快乐；相反，一个医务人员如果违背医德规范，他人就会因没有满足和实现自己希望其医德高尚的道德需要和目的，而给予他以坏的名誉，医务人员就会得到舆论谴责，也会因自己的极为深重的名誉心得不到满足而体验到巨大的痛苦。这样，名誉就通过其正反方面——荣誉和舆论谴责——给医务人员以巨大的快乐和痛苦，而促使其遵守医德规范，阻止其违背医德规范。"众人所指，无病而死"、"众口铄金"、"唾沫星子淹死人"等讲的就是这个意思。

(三) 幸福的规律和实现

1. 幸福的规律 幸福在事实、价值和实现等方面具有如下规律。

(1) 幸福在体验方面的规律：医德幸福层次越低级，医务人员心理体验便越强烈而短暂，相反，医德幸福层次越高级，医务人员心理体验便越淡泊而持久。

(2) 幸福在顺序方面的规律：医务人员实现幸福的需要越低级便越优先，越高级便越后置，医务人员高级需要是低级需要得到相对满足的结果。

(3) 幸福在价值方面的规律：医务人员医德幸福越强烈、越持久、越迫近、越确定、越纯粹、越有利于患者，其价值便越大。

(4) 幸福在实现方面的规律：欲(欲望)、才(才能)、力(努力)、命(运气)、德(品德)是医务人员实现幸福的充分而必要条件。"欲"是医德幸福实现的动力因素，负相关要素：欲望越大，医德幸福便越难实现;"才、力、命和德"是医德幸福实现的非动力因素、正相关要素;医务人员的才越高、力越大、命越好、德越优,医德幸福便越易实现;欲与才力命德一致,医德幸福便会完美实现。

2. 医德幸福实现的原则 如上所述,医德幸福是一种主观和客观的统一体,医务人员要实现幸福必须依据幸福的客观本性,遵循一系列规范。

(1) 追求幸福的认知原则:医务人员对医德幸福的认识应该与幸福的客观本性相符。只有相符,医务人员在对医德幸福的正确认知下,对幸福的选择和追求才可能是正确的,他才能求得他可能得到的最有价值的幸福。

(2) 追求幸福的选择原则:医务人员对医德幸福的选择应该与自己的才、力、命、德一致。如上所述,幸福的实现律已经揭示:欲、才、力、命和德是医务人员实现幸福的充分而必要因素。一个医务人员对医德幸福的欲望、选择与他的才、力、命、德相适应而一致,他才能求得他所欲求所选择的幸福,才能求得他可能得到的最有价值的幸福。

(3) 追求幸福的行为原则:医务人员追求幸福的努力应该与自己的医德修养相结合。一个医务人员要得到医德幸福,必须有正确的医学伦理行为,即必须使追求医德幸福的努力和自己医德修养相结合。因为幸福的实现律揭示:医务人员要实现所选择的幸福,必须与才、力、命和德四个要素相一致,而才和命是非行动要素,医务人员往往不能通过医学伦理行为予以改变,只有力和德是行动要素,医务人员可以通过医学伦理行为予以改变;努力本身就是行动,德性是行动的结果。

【思考题】
1. 分析医德基本原则的内容和要点。
2. 在临床实践中如何遵循有利和无伤原则?
3. 在医疗卫生领域,如何实现公正?
4. 患者的权利与义务之间存在怎样的关系?在临床实践中如何平衡两者之间关系?
5. 医德良心形成和作用机制怎样?
6. 在临床实践中有哪些保密的内容?如何化解保密中的医学伦理难题?
7. 医德名誉与医德幸福之间的关系如何?如何实现医德幸福?

(曹永福)

第五章 医疗人际关系伦理道德

【案例与讨论】

案例1

小张是甲卫生院的一位主治医师，2006年6月15日因病到乙医院住院，住院后由该院李医师负责。6月25日，小张因觉得自己的病情不见好转，就找李医师了解病情及治疗方案，在了解情况后，建议李医师能否调整一下治疗方案。李医师听后十分不悦，认为这是对自己诊治水平的怀疑和不信任，没有考虑小张的建议。26日下午，小张要求出院到别处治疗，李医师更加生气，但鉴于患者的要求还是不情愿地为小张办理了出院手续。

讨论：

试对该案例中的医患关系模式进行分析，并提出自己的建议。

案例2

2006年6月，《生命时报》就"医患交流"问题进行了一项调查。调查结果显示：在"医生最害怕患者提出的问题"中，前三位分别是：①"这个药不会有副作用吧？"占17.9%；②"为什么都是一种病，我住了这么久，他住了三天就出院了？为什么他花了五千，我花了一万？"占15.37%；③"能换个经验丰富的大夫吗？"占14.66%。在"患者最不喜欢听医生说哪些话"中，占前三位的分别是：①"跟你说了你也不懂"占18.26%；②"想不想治？想治就回去准备钱吧"占17.40%；③"我推荐的药你不吃，后果自负"占14.93%。同时，不少医生、患者纷纷留言，不仅讲述了他们的亲身经历，而且说出了各自的心里话。有的患者诚恳地表示，希望医患之间能够"多一分理解、信任，少一份抱怨、挑剔"；有的患者则直言，希望医生对自己讲话"不要像领导教训下属那样"；还有的医生表示，希望患者能够体谅一下自己的辛苦。

讨论：

试分析这一"医患交流"问题调查结果给我们什么样的伦理启示？

正如著名的医学史家西格里斯认为："医学的目的是社会的，它的目的不仅仅是治疗疾病，使其个体康复；更是使人调整以适应它的环境，以作为一个有用的社会成员。每一种医学行动始终涉及两类当事人：医生和患者，或者更广泛地说，医学团体和社会，医学无非是这两群人之间多方面的关系。"由此，我们可以根据医学活动中主体与客体的不同，可将医疗活动中的人际关系分为医患关系、医际关系、医社关系，医疗人际关系的道德要求及其规范是医学伦理学的重要内容。

第一节 医患关系伦理

医患关系是医疗实践活动中最基本、最重要的人际关系，是医疗活动中诸多关系中的核心关系。要想深入研究和改善医患关系，就必须首先弄清医患关系的内涵、实质与模式，分析医患关系影响因素，加强医患沟通，有助于减少医患冲突，构建和谐的医患关系。

一、医患关系概述

(一) 医患关系的含义

医患关系(doctor-patient relationship)是医疗实践活动中医、患双方相互影响、相互作用的结果，是求医行为与行医行为的互动。医患关系中的"患"，未必就是患有疾病的人，也应包括正常的健康者，因为有求医行为的人或者说到医院的求医者未必就是身患疾病的人,如参加正常体检者、进行产前诊断的孕妇、接受预防疫苗接种的儿童、婚前检查者等,都不是真正的患者。"患者"这个词指一个求医的人或正被施予医疗照顾的人。医患关系有狭义和广义之分。所谓狭义的医患关系是特指医生与患者之间相互关系。广义的医患关系指以医生为主的群体(医疗者一方)与以患者为中心的群体(就医者一方)在治疗或缓解患者疾病过程中所建立的相互关系。在此,"医"既包括医生,也包括护理、医技人员、管理和后勤人员等医疗群体;"患"既包括患者,还包括与患者有关联的亲属、监护人、单位组织等群体。尤其是患者失去或不具备行为判断力时(如昏迷休克的患者、婴儿等),与患者有关的人往往直接代表患者的利益。

(二)医患关系的实质

关于医患关系的实质,学者们从不同的视角提出了不同的观点。法学界有学者认为,在现代医患关系中,由于医、患双方在法律地位上是平等的,医患关系的达成是基于双方的自愿同意;因此,医患关系具有民事法律关系中平等、自愿的特征,属于一种民事合同关系。经济学者认为,随着医疗卫生服务的市场化,医疗费用越来越高,患者个人负担的比例越来越大,医疗费用的支出直接与患者个人利益挂钩,医患关系已成为一种经济关系。目前主流的观点认为,医患关系属于一种信托关系。2003年2月28日,卫生部王陇德副部长在全国卫生系统纪检监察暨纠风工作会议上的讲话中指出:"医患关系实质上是一种信托关系,这种信托关系来自医患关系的特点:医生和患者在医学知识和能力上存在不对称,在治疗中患者基于对医生的信任向医生敞开身体、心灵、家庭等私人问题,将健康生死交托给医生。医生要靠自己的专业知识和技能,考虑患者的最佳利益,尽可能医治患者的疾病、减少患者的痛苦,给患者更多的人文关怀和帮助。医生治病的成功也要得到患者的信任、支持和配合。"

以上诸多观点从不同侧面反映了医患关系的性质,但从总体上看尚缺乏对医患关系系统的、综合性的分析。我们认为,要全面地揭示医患关系的实质,就必须从法律、伦理、经济等方面进行多方位的分析,最终将医患关系定位为:以诚信为基础的具有法律强制性的信托关系,体现医患双方的价值追求。

首先,"诚信"是医患关系的基石。患者的求医行为隐含着对医方的希望和信任,他们把自己的生命和健康交于了医方,托医方去诊治。而医方的特殊职业性质和职业信誉,要求其必须接受患者的托付,并以救死扶伤的人道主义精神尽可能地实现患方的希望和托付,这也是医方的义务和责任。这一实质,说明医患关系不同于一般的法律合同关系、单纯的契约关系,它要以医、患间的真诚信任为基础,而不是完全依靠法律的外在约束。但是,在市场经济条件下,个别单位、个别人员受市场经济消极因素的影响,把医患之间的这种诚信关系加以扭曲,看成单纯的商品供应者与消费者的经济关系或单纯的合同关系,片面追求自身的经济利益,导致医患之间关系紧张和不信任。然而,这也从另一个侧面揭示了医患关系的信托性质,说明忽视或背离信托性质的医患关系只能是一种矛盾的、不和谐的关系。

其次,以"诚信"为基石的医患关系具有法律强制性的特质。基于医疗卫生行业是关乎人民生命和健康的神圣职业,为了确保公民的生命和健康,国家对医务人员的救治义务做出了法律上的强制性规定。如《医疗机构管理条例》第31条规定:"医疗机构对危重患者应当立即抢救。对限于设备或者技术条件不能诊治的患者,应当及时转诊。"《中华人民共和国执业医师法》第24条规定:"对急危患者,医师应当采取紧急措施进行诊治;不得拒绝急救处置"。这些规定说明医患关系的达成和存续还具有一定的法律强制性。同时,对医务人员来说,诚信不仅仅是道德的要求,还具有法律的义务。如《中华人民共和国执业医师法》第22条规定:医师在执业活动中应"树立敬业精神,遵守职业道德,履行医师职责,尽职尽责为患者服务"。因此,"诚信"作为医患关系的基石还具有法律的协同。

再次,医患关系作为一种信托关系体现了医患之间的价值趋同。医患双方在共同利益的基础上形成了统一的医学道德原则和规范,以此来约束和制约不同个体的医疗行为,确保医疗集体的共同信誉,赢得患者的信任。一方面,医务人员通过为患者提供医疗服务,获得应有的经济利益,同时用自己掌握的技术解除患者的病痛而实现其自身的价值,获得精神利益;另一方面,患者通过支付医疗费用而满足了解除病痛、身心康复重返工作岗位,而获得健康利益,并进而在工作中继续实现自身的价值。医患双方的利益关系是社会整体利益的反映,体现了社会整体利益的一致性,即消除疾病、维持人类的健康发展。

(三) 医患关系的历史发展

在不同的历史时期,由于社会经济条件、医学技术水平等因素的不同,形成了具有不同特征的医患关系。

1. 古代医患关系 在古代,由于医学尚处于萌芽时期,它被包含于自然哲学之中,其基本特征是整体性,医生对患者的病痛要全面考虑,整体负责。这种朴素的整体医学观,使医患关系出现三个特点:

(1) 直接性:古代医疗技术条件十分简陋,医者只能通过"望、闻、问、切"、"视、触、叩、诊"等直接与患者相接触的形式了解病情,从而表现出直接性的特点。

(2) 稳定性:古代医学尚不存在独立的医学学科和医学建制,一个医生往往是"百科全书"式的人物,要对患者的任何疾病负责,患者往往把自己的生命和健康寄托于某一个接诊的医生,这样就形成了"一医一患"的稳定性、单一性关系。

(3) 主动性:大多数医生把"医乃仁术,活人之术"作为行医的信条,在医疗活动中主动地接近、关心和了解患者作为自己的行医准则。这些特征有助于增进医患之间的情感交流,加强医患沟通。但是,这只是当时医学背景下的一种无奈选择,而非出于理性的自觉。

2. 近代医患关系 近代以来,尤其在欧洲文艺复兴运动之后,医学诞生革命,从经验医学走向实验医学,形成了生物医学模式的医学观,这使得医患关系出现了物化、分解与分离趋势。

(1) 物化趋势:由于实验医学的应用,医师给患者诊疗时,对化验、影像等医疗设备产生很大的依赖性,医患双方缺乏交流,感情淡化,使医患者关系在某种程度上被物化了。

(2) 分解趋势:由于近代医学的分科越来越细,医生分工日益专科化,患者的健康和生命需要由多个医生、护士和其他人员共同承担。另一方面,随着医院和病房的出现,患者集中于医院治疗,表面上医患双方生活于同一空间,交往似乎密切了,但实际上,古代"一医一患"的医患关系被"多医多患"的关系所替代,稳定的医患关系就分解成多个部分,导致了医者责任的分解,医患双方的情感联系相对减弱。

(3) 分离趋势:由于还原论的研究方法及生物医学模式的影响,人体被分解为相互独立的器官、组织、细胞,医务人员只关注引起疾病的特异性生物因素,在治疗中只注重生病器官局部形态和功能的恢复,很少去关心患者,不顾及心理、社会因素对患者疾病的影响,陷入了只见疾病不见患病的人之怪圈,作为整体的、社会的人消失了,疾病和患者被分离。

3. 现代医患关系 随着科学技术的进步和社会文明的发展,人们对健康的要求有了新的变化,同时疾病谱和死亡谱及病因也出现了新的特点,这些变化促使了近代生物医学模式向现代生物心理社会医学模式的转变,使现代医患关系的发展表现出新的特征。

(1) 更加强调尊重患者的生命质量和价值:当今社会对人的认识和理解越来越深刻,人的权利意识和参与意识不断增强,人类社会历史总的趋势是越来越尊重人。体现在医疗关系中,就是要尊重人的生命和医疗权利,尊重人的尊严。人的生命不仅仅指其生物学生命,更重要的是社会生命。依据新的医学模式,应把患者看作是一个完整的人,既重视生理治疗也重视心理治疗。

(2) 更加强调医、患双方的权利:在古代和近代医患关系中,只讲医者对患者的道德义务,不讲或少讲医、患双方的权利。在当今社会,医疗活动已不仅是医者向患者实施道德义务,而是患者应该享受和保证的一种法律和道德权利。患者在享有自身权利的同时,也应履行其道德和法律义务。医者在履行自身道德、法律义务的同时,也享有道德、法律上的职业权利。这种双向作用的医患关系,有利于加强医患监督,提高医疗质量,并最终确保医患双方的利益。

(3) 更加凸显医者的社会责任:日益加剧的人口老龄化、各种传染病、工业化污染、自然灾害等对我国广大民众的健康福祉造成了严重的挑战。如果医务人员仍囿于传统个体健康的狭隘观点而缺乏群体、社会、人类的"大健康观",将自己的责任定位于患者个体,势必影响公众的社会利益及后代人和整个人类的长远利益。因此,医务人员必须改变以往医生与患者之间的线性关系,在对具体患者负责的同时,也要考虑其他患者及公众的利益,既要承担起对患者的责任也要负起对社会的责任,建立新型的非线性医患关系。

二、医患关系的理论模式

医患双方在诊疗护理实施过程中彼此的地位、作用,形成了多种医患关系模式(physician-patient relationship model)。对此,国内外学者皆有不同的理论阐述,最具有代表性的是美国学者萨斯(SZASZ TS)和荷伦德(HOLLENDER MH)的观点,他们于1956年在题为《医生-患者关系的基本模式》一文中,提出了医患关系的三种模型:主动-被动型、指导-合作型、共同参与型。

1. 主动-被动型　这是一种具有悠久历史的医患关系模式。在这一模式中,医生是主动的,患者是被动的,是一种不对等的医患关系。它的特点是患者到医院就诊,请求医生给予诊疗,往往将自己处于被动地位,而医生掌握诊疗技术,接受患者的请求,给患者以诊治,往往以主导者自居。患者不能发挥积极主动作用,不能发表自己的看法,也不能对医生的责任进行有效的监督,还可能引起不应有的事故和差错,故西方学者把这一模式称之为"父权主义模型"。这种模式,在强调民主的今天,已受到越来越多的批评。但是,对于休克昏迷患者、精神病患者或难以表述主观意见的患者,则是适用的。

2. 指导-合作型　这是现实医患关系中的一种常见模式,患者被看做有意识、有思想的人,在医患双方关系中有一定的主动性,医者注意调动患者的主动性,医患关系比较融洽,但这种主动性是有条件的,是以主动配合、执行医生的意志为前提的。主动配合的具体表现是:主动述说病情,反映诊治中的情况,配合检查和治疗。但对医生诊治措施,患者并没有多大发言权,医者仍具有权威性,仍居于主导地位,这一模式无疑比主动—被动型医患关系前进了一步。它有利于提高诊疗效果,有利于及时纠正医疗差错,在协调医患关系中能够起到一定作用,但仍不够完善和理想。

3. 共同参与型　这是现代医患关系的一种发展模式。此类型与以上两种类型的区别是:患者在医疗过程中不是处于被动地位,而是主动与医生合作,主动参与医生的诊治活动,提供各种情况,帮助医生做出正确诊断,有时患者还和医生一起商讨治疗措施,共同做出决定。医生在诊疗过程中能认真听取患者的意见,采取其中合理的部分,医患间有近似相等的权力和地位,诊治中发挥着医患双方的积极性。这种类型对消除医患隔阂,建立真诚和相互信任的医患关系,对提高医疗质量是非常有利的。大多数慢性病的治疗适用这种模型,一般心理治疗也适用于这种模式。

在本章案例1中,由于小张本人是医生,具有一定的医学知识和参与能力,当他提出自己的建议后不但没有得到李医师的关注,反而引起了李医师的不满,这使小张感到自己的意见未得到关注和尊重,故而要求出院找别的医生诊治。在这里,产生矛盾的关键就在于李医师选择了一种不适当的医患关系模式,此时根据小张的医学知识及参与意愿,应采纳共同参与型模式,建立良好的医患关系。

此外,其他学者也提出了一些新的医患关系模式,但其内容和实质与萨斯-荷伦德模式并无大的区别。如美国学者罗伯特·维奇(Robert Veatch)1972年提出了纯技术模式、权威模式、合作模式及契约模式,其纯技术模式和权威模式相当于主动-被动型模式,医务人员只从自己的权威出发,关注技术的应用问题,而不考虑患者的信念和感受,缺乏患者作为"人"的参与;合作模式和契约模式相当于共同参考型模式,双方表现出一定的默契,共同对作出的各种决定和行为负责。布朗斯坦(Braunstein)还提出了传统模式与人道模式,传统模式相当于主动-被动型模式,而人道模式主张医者应尊重患者的各种权利,感受患者的心理、需要和痛苦,充分调动患者的主动参与,这实际上是一种比较理想化的共同参与模式。

在医患互动中,医生既要尊重患者,尊重患者的权利,鼓励患者参与诊治过程;同时医生也不能放弃责任,要给予患者及时和有效指导,坚持治疗原则;充分发挥医患两方面的积极性,以达到诊治过程的最优化、高效化。在现实医疗实践中,必须依据服务对象的特点及意愿灵活选用不同的模式,是建立良好医患关系的一个关键。对此,医务人员必须给予高度的重视。

三、医患关系的影响因素

医方与患方原本是同一个战壕里的战友,他们有着共同的敌人——疾病,有着共同的目标——战胜疾病,恢复健康。然而,我国目前医患关系紧张,医患纠纷不断,已成为影响社会和谐的一个突出问题。这种状况是由多种因素相互作用的结果,概括起来主要有以下几个方面。

1. 医方因素

第一,医院工作目标异化。部分医疗单位和医务人员受市场经济负面效应的影响,把商品经济中"等价交换"的价值规律作为处理医患关系的根本原则,把经济效益放到第一位,出现了药品大处方、乱收费、拒绝治疗、违规操作等现象,这是引发医患纠纷的重要原因。

第二,医院管理措施不当。由缺乏有效的管理和监督,有章不循、违章操作的现象时有发生,造成了医疗秩序不规范,医疗流程不合理,医疗环境差,导致患者就医困难,满腹牢骚,情绪不稳,易与医务人员发生冲突。有些医院缺乏对医患冲突的防范意识,在发生医患冲突后,要么为了息事宁人,不分责任不依法律一赔了之;要么消极回避,甚至为医院或医务人员寻找开脱的借口,这都不利于化解甚至加剧医患矛盾。

第三,医务人员自身素质问题。具体表现为:一是医务人员技术水平问题。由于医务人员技术和经验的缺陷,造成误诊、误治的比例要高达64%,已经成为医患纠纷的重要根源。二是医务人员的道德素质及沟通技能问题。医德缺失的医务人员没有事业心,无责任感,不关心患者,表情冷漠,又或缺乏沟通技能,无法打开患者的心门,医患间情感沟通难,容易引发医患纠纷。

第四,"防御性医疗"的负面效应。防御性医疗是指医生在诊治疾病过程中,为避免医疗风险和医疗诉讼而非医疗动机所采取的防范性医疗措施,也称自卫性医疗或防卫性医疗。主要表现有:给患者大撒网式的检查化验;回避收治高危患者,回避高危患者手术及难度较大的特殊处置,带有推脱责任性质的转诊及会诊等。其负面影响十分明显,不仅造成医疗资源的大量浪费,而且增加了患者的经济负担,取消了"救死扶伤"的许多可能性,使本来淡化的医患关系雪上加霜。

2. 患方因素

第一,期望过高。广大的患者及家属不能认识医学的局限性和高风险性,对医学期望过高,一旦诊疗失败,难以接受与理解,容易与医方争执,甚至辱骂、恫吓、殴打医护人员,个别极端者还闹出人命。

第二,盲目服从。患方出于对自身疾病诊治的需要而对医方表现出心理上的服从,这种服从常带有很大的盲目性,且极不稳定。患方一旦发现了诊疗过程医方的言谈举止与自己感受、期望不同,就会对医方产生怀疑,甚至对立、抵制情绪。

第三,病德匮乏。医疗过程中,有的患者对医务人员稍有不满就发牢骚、讲怪话;有的患者凭财大气粗、以势压人,不尊重医务人员的劳动和人格,恶语伤人;有的不遵医嘱、隐瞒病史、主诉不实;还有些患者或家属,明知医院没有过错,但为了达到自己不正当的利益或期望,借故闹事,殴打医务人员。

3. 体制因素

第一,卫生投入不足,以药养医导致医药生产流通领域乱象。"以药养医"起源于20世纪50年代,由于政府财力不足,国家允许公立医院可以将药品加价15%卖给患者,随着时间的推移,导致了医药生产流通领域出现种种乱象。其一,医药费用虚高。2011年11月,央视记者在调查时发现随机选取的20种常用药品从出厂到医院的中间利润都超过了500%,药价虚高增加了患者的经济负担和社会交易成本。其二,催生腐败。药品在流通过程中往往存在回扣、贿赂。其三,医务人员的技术价值贬值,造成医方心理失衡。基于此,2012年1月,卫生部部长陈竺表示要在"十二五"期间全面取消以药补医,理顺补偿机制。

第二,医疗保险制度不健全。自第二轮医改以来,我国的城镇职工基本医疗保险制度逐步完善,新型农村合作医疗制度在国家和各级政府的补贴下取得了重大进展。但是医疗保障制度仍有许多弊端,如保障水平总体不高,人群待遇差距较大且异地就医就无法享受保障,医药费用成本控制机制未完全建立。大部分患者仍过多考虑经济费用,并因经济负担过重而使医患关系呈现扭曲状态。

第三,医患纠纷调解机制不畅。这是导致医疗暴力事件的症结和导火索。目前解决医疗纠纷有三种方式:一是医患双方协商解决;二是患者将纠纷提交到卫生行政机关处理;三是患者诉诸司法渠道。由于医院与上级卫生行政机构之间的利益纽带关系,造成了医学鉴定机构的公正性受质疑,而患者走司法渠道耗时费力费钱,且往往不满意调解结果,反而医疗暴力事件成为获赔最见效的手段。当前亟待建立公平有效的医疗行为风险分担机制和医患纠纷的调解仲裁机构,建立健全医患纠纷适用的法律、法规,公平、公正的维护医患双方的合法权益。

4. 媒体因素 媒体因素不是影响医患关系的主导性因素,但也不容忽视。第一,部分媒体和记者基于对患者弱势地位的同情,对医疗纠纷与冲突的报导,医生成了假想中的"敌人"与法庭上的"被告",他们的合法与正当的权利没有获得应有的尊重。其二,不了解医学的高风险特性,某些新闻报道重结果轻过程,对医疗纠纷与事故的分析过于笼统和简单。其三,少数媒体与记者出于自身利益的需要,对医疗纠纷进行新闻炒作、哗众取宠,从而影响了公众对医疗纠纷的客观视听和正确评判。

四、医患沟通

(一) 医患沟通的含义

医患沟通(doctor-patient communication)就是在医疗卫生和保健工作中,医患双方围绕伤病、诊疗、健康及相关因素等主题,以医方为主导,通过各种有特征的全方位信息的多途径交流,科学地指引诊疗患者的伤病,使医患双方达成共识并建立信任合作关系,达到维护人类健康、促进医学发展和社会进步的目的。医患沟通也有狭义与广义的区分。狭义的医患沟通是指医务人员在日常诊疗过程中,与患者及家属就疾病、诊疗、健康及相关因素(如费用、服务等)主要以诊疗服务的方式进行的沟通交流。广义的医患沟通,是指各类医务工作者、卫生行政管理人员及医疗卫生机构、医学教育工作者,以非诊疗服务的各种方式与社会各界进行沟通交流。

(二) 医患沟通的类型与技巧

根据不同的分类标准,医患沟通可以有不同的类型。按信息载体的异同,沟通可分为语言沟通与非语言沟通;按沟通渠道的不同可分为正式沟通和非正式沟通;按沟通方向是否可逆(即信息有无反馈)可分为单向沟通和双向沟通;根据沟通目的,可分为告知型沟通、征询型沟通和说服型沟通等。这里,我们主要简单介绍医患沟通的语言沟通与非语言沟通。

1. 语言沟通 指医患之间以语言符号实现的沟通,可细分为口头沟通与书面沟通。语言作为思想载体的形式,在这个全球化、信息时代愈加重要。

在语言交流中,尤其是面对面的口头交流中,要特别注意词汇的选择、语音的清晰、语法表达的规范、语调的强弱、语速的快慢以及流畅性,极大的影响着医务人员传达的信息内容是否被患者接受。例如医务人员与患者交流过程中应采取恰当的语言,一般来说,尽量采取患者易懂的语言如普通话,当然假如患者是广东人和香港人,听不懂普通话,这时能说粤语或换一位能说粤语的医务人员则容易交流成功。避免使用医学专业术语或常用的省略方式,要通俗易懂。例如临床上医生想了解术后患者的胃肠道功能是否恢复,就往往询问患者是否"通气",然而这是一个比较专业用语,有些患者可能就会听不懂,需要问"你有没有打屁或放屁",患者才能明白何谓"通气"。最好是采用:询问目的+专业术语+通俗进行。否则,贸然询问一位有一定文化素养的患者"你放屁了没有啊",可能造成患者的反感或误解。说话时语调的强弱、高低和轻重对于意思的表达有很大的影响,同样一句话"熄灯时间到了,怎么还不睡觉啊",如果用的是轻轻的升调,表达的是医务人员对患者的关心,担心患者是否有未表达出来的隐情;但如果用的是重重的降调,那所传达的又是截然不同的另一番意思了,会表现出责怪、嫌弃甚至是呵斥。医患交流时,说话的语速不能太快,太快会影响语意的完整表达,听者很难很快反应过来;太慢容易让人产生被冷落的错觉,并且可能产生一些不必要的误会:医生这般吞吞吐吐,是不是病情有什么变化。此外,语言沟通还有非常多的技巧,例如开场技巧、提问技巧、阐释技巧、安慰技巧、告知技巧等。

2. 非语言沟通 指医患通过借助于非语词符号(如表情、体语、触摸、空间效应等)实现的沟通。有学者认为,非语言沟通的作用远甚至于语言沟通。常见的非语言沟通主要有:体语、触摸、空间效应等。

(1) 体语:体语如手势、姿势、身体的运动、面部的表情和眼睛的运动等。医务人员平常以微笑的面容、柔和的目光平视患者,保持目光接触,用点头或目光接触调节和维持交流的运行。指导患者学习某项技术操作,可用示范动作补充语言,让患者更正确的掌握。

(2) 触摸:触摸是一种普遍应用的非语言,在人类成长的相互关系中及疾病的诊疗中起到特别作用,如握手、轻拍肩臂等,可使患者感到医务人员对他的关怀,减轻孤独感或帮助患者面对现实。对一个心情烦躁的患者,通过触摸可以使其安静下来;对听力、视力不佳者,触摸对方可引起注意,起到加强沟通的作用。应用触摸时应考虑性别、年龄、社会文化等影响因素,否则会有副作用。

(3) 空间效应:每个人都有自己心理上的个人空间,个人空间的存在才有自我感、安全感和控制感。

当个人空间受到侵犯时,会感到受到了威胁,心理平衡受到破坏而感到焦虑和失控。在医疗工作中就要自觉维护患者的"个人空间"。其一,相对保证患者空间。在医疗用房设计中,应考虑到患者的空间需要。比如,大病房内床位与床位之间留有一定的间隔,尽可能让患者有自己的活动空间;避免走廊加床或在病房内加床。在病室内进行某些需暴露患者身体隐私部位的医疗操作时,用布帘或屏风遮挡,使患者对不得已而侵犯其私人活动所产生的不适感降到最低限度。其二,正确规范人际距离。在医疗工作中,某些操作必须进入亲密距离方能进行,如各种体格检查、导尿、灌肠等侵入性操作等,在进行这些操作前应先向患者做好解释,让患者心理有思想准备并予以配合等。

沟通是一种双向传递信息的活动,双方互为信息的发出者与接受者,所以医务人员在进行沟通时,不仅要善于使用语言沟通技巧也需要善于运用非语言沟通技巧,及时做出反馈,排除沟通中的干扰与障碍因素,实现有效沟通,达成沟通目标。

医疗机构除让广大医务人员及医学生接受医患沟通教育,掌握与运用相关沟通方法与技能,还需主动建立医患沟通机制,促使医患双方达成共识,建立信任合作的关系。社会也应积极利用广大传媒载体,来促进医患之间的交流。例如2010年在央视八套黄金强档播出的电视剧《医者仁心》,就是国内首个直击中国医疗界前沿的力作,把握医患关系现实,不回避矛盾,并弘扬了医者仁心的主旋律。播出之后,在医务人员及社会公众中反响强烈,有助于各方重新审视医学性质以及理解医患之间各方难处与相互的期待。

(三) 医患沟通的伦理意义

1. 医患沟通有利于尊重患者的尊严及自主权　在案例2中,患者之所以不喜欢医生说"跟你说了你也不懂","我推荐的药你不吃,后果自负",患者希望医生对自己讲话"不要像领导教训下属那样",反映了临床实践中许多医务人员未能改变家长式作风、语言粗暴,必然容易招致患者的不满。通过加强与患者沟通,医务人员能积极听取患者提出的各种意见,双方共同讨论疾病诊疗中的问题,使每一项医疗行为能得到患者的理解与遵从,自觉提高遵医嘱率,积极调动和发挥患者的主观能动性,有利于尊重患者的尊严及自主权。

2. 医患沟通有利于减少医患纠纷,促进医患关系和谐　据2004年中国医师协会对各种医疗纠纷调查显示,技术原因引起的不到20%,80%源于因服务态度、语言沟通和技巧所导致的医患沟通不畅。基于医学知识信息的不对称,患者对医疗服务内容和方式的理解与医护人员不一致,导致信任感下降。案例2中医生之所以害怕患者提问"这个药有副作用吗?"等问题,是因为这些问题隐含患者的猜疑与不信任。对此,医务人员"不要害怕",保持冷静和耐心,"设身处地"给予理解,主动与患者进行有效的情感、思想交流,怀揣仁爱之心、恻隐之心,消解患者的错误认知,照顾好患者的心理感受,争取患者的认同与理解,必能减少医患纠纷,促进医患关系和谐。

3. 医患沟通有利于实现现代医学模式的转变,弘扬医学人文精神　良好的医患沟通,让医务人员不仅容易获悉患者的特异性生物学病因,更能关切到患者因疾病的困扰产生焦虑、紧张、抑郁、急躁、恐惧、猜疑等不良心绪,甚至走入患者的内心世界,透视到患者何以不遵医嘱的社会因素等。只有在掌握准确的病情信息,医务人员才能不断精确修正诊断并调整治疗方案,增强患者信心与抗病能力,获得良好的疗效。医患沟通有利于消除生物医学模式的负面影响,让诊疗不再是流水线上机械的重复,让温情取代冷漠,让交流不再奢侈,最终实现现代医学模式的转变,弘扬医学人文精神。

第二节　医际关系伦理道德

一、医际关系概述

(一) 医际关系的含义

医际关系(medical colleagues relationship)是指医务人员在医疗活中形成的业缘关系,广义上指医务人员相互之间、医务人员与行政管理人员、后勤人员之间的人际关系;狭义上指医生、护士、医技人员自身之间及相互之间的关系。

(二) 正确处理医际关系的意义

现代医疗活动是任何个人都不可能独自完成的,它必须依靠医生、护士、检验技师、影像医师、管理人员、卫生后勤人员的协同工作和密切配合。处理好医务人员之间的关系是最大限度地满足人民群众对医疗卫生保健服务需要的重要保证;也是实现和充分发挥医务人员防病治病、卫生保健、全心全意为患者服务的重要保证。良好的医际关系、娴熟的工作配合、友好的氛围,有利于提高医疗质量和服务质量,促进医疗事业的发展;也有利于提高各项工作的效率而发挥医院的整体效应;融洽的同事与同行关系,团结拼搏的团队,积极向上的集体,有助于医务人员的心理健康和才能的发挥,有利于医学人才的健康成长。最后,对建立和谐的医患关系有重要作用,对于转变医德医风和社会风气有现实意义和历史意义。

二、医际关系模式

依据医务人员在相互关系中所处的地位、作用状况划分,主要有以下四种基本的关系模式。

1. 主从型 主从关系模式是指医务人员之间相互的关系中,一方处于主导地位或绝对权威地位,另一方处于服从地位或被动地位。这是一种传统的医务人员关系模型,在医生与护士之间、甚至在领导与被领导者之间、临床医师与医技人员之间、上级医务人员与下级医务人员之间不同程度地存在着这种关系模式,显示出相互间的不平等,而且主导者容易产生官僚主义或主观主义,服从者不能发挥其能动性而产生消极被动、不负责任,随着医学模式的转变和观念更新,这种主从型模式正在发生变化,该模式将被新的关系模式取代。

2. 指导-被指导型 指导-被指导关系模式是指医务人员之间的相互关系中,一方处于指导地位,另一方处于接受指导的地位。这种模式虽然指导一方处于相对权威的地位,但是并不限制接受指导一方的积极性和主动性的发挥。由于指导者的思想、经验、知识、能力等都优于被指导者,那么听从领导者及上级医务人员的指导,有利于被领导者、下级医务人员的迅速成长。然而,这种模式不是绝对的,也不是一成不变的。被指导一方有他们的长处,同时随着他们的成长也会出现"青出于蓝而胜于蓝"的现象,因此要兼顾互补或向并列-互补关系转变。

3. 并列-互补型 并列-互补关系模式是指医务人员之间的相互关系中,双方完全处于平等地位,没有地位高低之分,只有分工不同。像医院的临床医师与医技科室人员之间、同级医务人员之间、医生与护士之间、医务人员与后勤人员之间等,都应处于并列-互补关系,即双方既保持各自的独立性、自主性,又通过相互协作达到互补,因此有利于双方积极性和主动性的发挥,也利于形成医疗行为的整体效应,这是一种新型的医务人员关系。

4. 合作-竞争型 合作-竞争关系模式,是指医务人员之间处于既相互合作、又在业绩上互相竞争的关系,在德才和为人民健康服务的贡献上比高低。随着市场经济的建立和卫生改革的深化,这种强调合作-竞争的模式已引入医疗机构,它不仅发生在医务人员个体之间,而且在各大医疗机构、医院内部各科室之间也都存在着竞争。该模式有利于破除绝对平均主义"大锅饭",从而激发相关各方的主动性与潜能,培养医务人员的进取性、毅力和创新精神,有利于医学人才辈出,有利于促进卫生事业发展。缺点在于由于相互间的利益冲突,容易让某些医务人员产生危机心理、嫉妒心理、逆反心理等等,头脑中只有竞争而忘却合作,甚至引发恶性竞争,因而须建立有效机制对此进行遏止。

三、医际关系影响因素

随着社会经济文化、医学科学技术、医务人员自身素质、医患关系因素发生变化,医际关系也在不断地发生变化。

1. 社会经济文化对医际关系的影响 在古代,生产力水平较低,医生之间互相合作较少,多为个体行医,因此医际关系是个别交往、联系松散的关系。到了近代,由于医院的建立,医务人员相对集中,医务人员之间联系增多、关系紧密,所以医际关系是团结合作的关系。在如今社会主义市场经济条件下,充满了竞争,医务人员之间既有协作又有竞争。此外,随着社会民主文明进程的演进,不仅医患关系领域的家长主义作风受到批驳，原来由专业分工、技术职称、年龄、资历方面存在严格等级差序格局的医际关系，现在也开始演变成相互平等，彼此独立，互尊互学的医际关系。

2. 医学科学技术对医际关系的影响 古代医学是以传统医学为主，医生个体行医，一位医生对每位患者全面负责，医生之间的相互交流和合作机会很少，因此传统医学的医医关系是松散的。近代医学是实验医学，出现了医院，而且规模日益增大，医务人员集体行医，自20世纪以来，医学科学技术已发展成为精密、定量、高度分化与综合的庞大科学知识和技术体系，呈现融合化、扩散化、实用化、信息化等多重特点。医学分科越来越细，医务人员分工日益专科化，医院辅助科室不断增多，管理人员的介入，导致一个医生只对某一种疾病或患者的某一部位的病变负责，而不能对患者整体负责，患者的健康和生命需要由多专业领域的医生、护士和其他人员共同承担，直接或间接地改变了医务人员之间的相处模式和发展态势，使医际关系日趋复杂多变，医际关系的类型各异。

3. 医务人员自身素质对医际关系的影响 医务人员的业务技术素质及思想道德素质对医际关系有着重要的影响。假如一位医术颇高的医务人员思想道德素质差、骄傲自满、自私自利，不能够客观评估自己和他人，贬低同行而故意抬高自己，就难以建立良好的医际关系。相反，一名医生不仅医术精湛，技术高明，而且思想素质、道德水平高，能够尊重同行的才能、劳动和意见，并且积极帮助提携同事同仁，自然就会有吸引力、凝聚力、影响力，就会吸引一大批医务人员聚集在他的周围向他学习，医际关系就容易和谐与稳定。

2003年在抗击非典的初始阶段，由于医护人员与患者"密切接触"，往往是抢救一个人，倒下两三个医务人员。在这危急时刻，广州医学院附属第一医院呼吸研究所的钟南山院士主动向省卫生厅请缨"把最危重的患者送到我们医院！"他深知要取得抗击非典型肺炎战役的胜利，必须有一支强有力的医务队伍。这支队伍不仅要技术过硬，更要思想过硬。为此，他以自己独特的方式来凝聚这支队伍。在接受《面对面》主持人王志的提问"你说靠一个团队，你怎么来凝聚这个团队，有什么办法让他们服你？"他朴实地说"你想让人家干一个事儿，你自己先去干。"不管多忙、多累、多晚，他必定要到病房走几趟，他亲自检查每一个患者，制订治疗方案，甚至抓起人工气囊为患者输氧。除了诊治患者外，还关心每一位同事的身体状况，检查每个医护人员的隔离措施是否到位。这种鞠躬尽瘁的敬业奉献精神，以及对同事们的关怀备至，打消了一些医务人员的顾虑情绪，医院在他的带动下，上下拧成一股绳，全力以赴投入工作，形成了一个团结战斗的集体，赢得这场与疫病搏斗的最终胜利。

4. 医患关系对医际关系的影响 医患关系与医际关系相互作用，相互影响，甚至相互交织在一起。例如，当患者拿着处方和药品去门诊注射室注射时，护士发现医生开的处方有问题时，让患者回去找医生问清楚，而患者很不高兴，认为这应是护士自己解决的事不应该让自己跑腿，并对医生甚至整个医院的医疗技术及服务水平产生质疑。此时，不仅涉及护士与患者的关系，更涉及医生与患者的关系、医生与护士的关系，甚至还有可能涉及医生与药剂师、医务人员与行政管理人员等之间的关系。如果护士不能与患者、医生积极沟通，妥善处理，就可能导致医患关系的恶化，同时必将使医际关系处于危险境地。相反，如果护士能与患者沟通好，建立信任的医患关系，那么必将有利医际关系的融洽。

四、医际关系的伦理规范

正确处理医际关系已日益受到了人们的普遍重视。因此，认真学习和把握医际关系的伦理规范，是医务人员道德素质培养的客观需要。

(一) 共同维护患者的利益和社会公益

维护患者的利益和社会公益，是医务人员的共同职责与义务，是协调医疗人际关系的共同思想基础和根本标准。医际关系是围绕着为患者服务的各项活动而得以形成，每个医务人员应本着患者的正当权益高于一切的原则，正确处理患者利益与同事、同行利益的关系，大力弘扬批评和自我批评的作风，在任何损害患者利益的行为面前，要敢于抵制和批评，绝对不能为保持一团和气，而视而不见。例如，2003年2月18日下午，新华社公布中国疾病预防控制中心认为引起广东省部分地区非典型肺炎的病原基本确定为衣原体的消息，而身处临床一线、发现患者对于衣原体特效药治疗无效的事实的钟南山院士却对此"权威答案"表示质疑。当《面对面》主持人王志提问"作为从人际关系来说，作为从其他方面考虑来说，你可以不说话?"钟院士也坦诚回答:"但是我们看到这个事实跟权威的是不一样的话,我们当然首先尊重事实而不是尊重权威……这不是一般的学术讨论,而是救命的问题。"钟院士为了维护患者利益和社会公益,在抗击非典的最前沿,他殚精竭虑,勇于直言,在争论中,没有简单认同北京专家的意见,坚持实事求是,为降低病死率,提高治愈率做出重要贡献。

(二)相互平等,彼此尊重

在医疗卫生系统中,医务人员有职责分工的不同和专业水平的高低,但在人格和尊严上没有高低贵贱之分,在为了维护患者健康和社会公益的职业最高目标方面是一致的,是相互平等的医疗工作主体。虽然确有上级和下级、领导和群众,高、中、初级专业技术职称之分,这主要是为了明确隶属关系和岗位责任大小的差别,不能取消业务合作、学术民主的平等医际关系。彼此尊重是处理人际关系的润滑剂,有了尊重,才能自尊自爱,才能尊人敬人,自觉维护自己与他人的权利和平等地位。彼此尊重,不仅年轻人要尊重老同志,老同志也该尊重年轻人,不仅护士要尊重医生,医生也应该尊重护士,不仅要尊重本单位的诊疗意见,对相关单位同行的各类诊疗措施也应该尊重。彼此尊重与平等待人互为前提,只有彼此尊重,才能体现平等;只有强调平等,才能真正做到尊重。

(三)彼此独立,互相帮助

医务人员的工作既有分工也有协作,彼此之间既要保持相对的独立性,又要相互为对方提供方便和支持、帮助,才能形成和睦的医际关系,才能有利于共同目标的实现。从分工上看,医生、护士、麻醉师、药师之间,工作不同,彼此独立,无法相互取代;同时又互相依靠、互相支持、互相帮助,缺一不可。每一次手术的成功,都是群体劳动的结果,是群体齐心协力、密切配合的结果。从个人层面上看,作为医务人员既要强化独立意识,在工作中不断强化独立工作的能力,早日独当一面,独立完成好工作任务;也要强化互助意识,在别人遇到困难或需要帮助时,积极主动地伸出援助之手,共同完成好医疗任务。互助是人际关系的催化剂,你帮我、我帮你,你有滴水之恩,我必当涌泉相报,不知不觉中就建立了牢固的同事友谊,最终为良好和谐的医际关系打下坚实基础。

(四)彼此合作,互相监督

医务人员之间的合作是医院医疗、科研、教学的客观需要,医疗只有合作才能提高医疗质量,科研只有合作才能出成果,教学也只有合作才能培养高素质的人才。医务人员之间的协作是彼此互利的,不能以自我为中心,要采取积极主动的态度。如后勤人员与医务人员的合作,后勤人员应主动上门为医疗、教学、科研等第一线服务,同时尽力为医务人员的生活提供方便而解除后顾之忧;医务人员也要支持后勤人员的工作,体谅他们的困难,不要借助患者给他们施压,同时在奖金、物质分配时兼顾后勤人员的利益。

医务人员在彼此合作中,还要互相监督,避免医疗过失、差错、事故的发生,确保医疗质量。对于失误与偏差,作为同事,应本着患者利益第一的原则,敢于并尽早善意指正,让当事人有机会自行坦白,如当事人隐瞒不报,应忠诚老实地逐级汇报,并采取恰当的措施和手段,积极减少对患者的伤害。临床医疗工作中,理想化的医疗决策是患者、医务人员及涉及患者诊疗的其他人共同达成一致。然而,由于各人的工作方式、诊断思路等的不同,会导致关于治疗的目标或达成目标的手段上存在分歧。这些分歧应妥善处理,尽量不应危及到医患关系。

【知识链接】

针对医务人员在临床诊治工作中出现的分歧,世界卫生组织提出了一些指导原则:①分歧与冲突应尽可能采用非正式的方式有效解决,仅当非正式措施和策略不成功之后才采取正式的程序。例如,存在分歧的医务人员之间直接面对面的沟通、协商。②应该听取所有相关人员的意见,并给予相应的考量。③患者或授权代理人对于治疗的知情选择,是解决分歧争议中的首要考虑。④经过合理的努力后,若通过对话未能达成一致或妥协,那么最有权力做决策并为此负责的上级决定应被接受。如果医务人员出于专业判断或个人道德,不支持主导性的决定,他们应被允许有权退出这一决策的实施与履行。

(五) 相互学习,共同提高

现代医学博大精深,学科之间相互交叉、相互联系越来越密切,个人闭门造车的时代已结束,许多疑难杂症的攻克和医学科研成功都是集体智慧的结晶。不同年龄、资历、专业的医务人员,往往有自己的一技之长,也有自身局限。医务人员应保持谦虚谨慎的工作作风、虚心好学的品质,本着虚心求教、不耻下问的态度,不断提高自身业务水平。学有专长的医务人员,要有无私传授的境界品格,绝对不能为个人名利,封锁信息、垄断技术。在医学发展史上,我们看到古今中外历代的医学大家都提倡同行之间相互尊重、互助、宽容等基本道德准则,并以这些道德准则来调节同行之间的关系。东汉名医张仲景和唐代药王孙思邈,他们医术高明,却虚怀若谷,对凡是有所长者,就不远千里登门拜访,不耻下问,求教医术。明代陈实功所著《医家五戒十要》中倡议:"凡乡里同道之士,有学者师事之,骄傲者逊让之,不及者荐拔之",提倡同行之间相互学习,取长补短,反对骄傲自满,杜绝门户之见。这段话在今天仍然具有极强的现实意义。广大医务人员应相互学习,取长补短,共同提高,发挥整体优势,把全心全意为患者服务的宗旨落实在实处。

第三节 医社关系伦理道德

一、医社关系概述

医社关系(relationship between medicine and society)是指在社会发展过程中,出于对人类整体健康的维护,在医务人员、医疗卫生机构以及整个医学界与社会公众、社区乃至政府之间发生的具有道德意义的社会关系。通过这种关系,医学向社会扩展了自己的责任,社会为医学的发展提供了支持,规范了其发展的方向和目标。

医学与社会的关系是相互的,既包括了医学对社会的需求与作用,也涵盖了社会对医学的促进与制约。医学日益发展成为一项庞大的社会事业,这离不开社会的理解、信任、支持与协作。随着社会经济的快速发展,人类健康问题已经提到重要的议事日程,21世纪全球可持续发展的重要内容就是"社会发展以满足人的基本需要为本,人类发展以提高健康素质为本"。作为社会不可或缺的重要组成部分,广大医务人员、医院以及医学界的社会责任愈来愈大,处理好医社关系显得尤为重要。

二、医社关系的特征与影响因素

(一) 医社关系的特征

1. 社会契约性 医学不仅是一门职业(occupation),更是一门专业(profession)。"医学专业"这个术语意指作为一门为维护与促进人类生命和健康作贡献的职业,具有专门化的知识体系及专业技能,享有高度的自治权、良好的职业声誉及社会地位,以及高标准的道德要求。医学与社会的关系基于一种"社会契约",即社会有责任为促进医学的发展投入大量的人力、财力及物力支持,赋予这个专业特有的权威及声望——提供医疗卫生服务来促进社会大众的生命和健康为首要责任,以及享有高度的行业自治权;同时,医学专业向社会承诺利用专业知识与技能、专业权威为社会大众的健康利益为首要责任的宗旨,而将自身利益置于患者利益与社会公共利益之后。它要求将患者的利益置于医务人员的利益之上,要求制定并维护关于能力和正直的标准,还要求就健康问题向社会提供专业意见,医学界和社会必须清楚了解医学专业精神的这些原则和责任。医学与社会达成承诺的本质是公众对医务人员的信任,这种信任是建立在医务人员个体及整个医学行业的正直之基础上。

2. 全局性 随着都市化的发展,生产和生活消费行为的进一步社会化,使公共卫生和社会保健问题变得日益突出,人类保护健康和与疾病斗争日益突破个人活动的局限,成为全社会关注的问题,即需要国家、社会的参与,采取相应的社会措施。医学的服务对象从患者扩展到健康人群,医学的服务场所从医院扩展到社区和家庭,医学的服务手段从纠正生物器质病变扩展到重视心理社会方面功能性失调,医学的服务目标从个体健康拓展到公共健康。医务人员与社会存在多种多样的关系,由于社会环境因素对患者健康造成了重要影响,不论是医学行业还是个体医务人员,在公共卫生、健康教育、环境保护等方面都扮演着关键角色,这一切都凸显了医社关系处理的全局性。

此外,医社关系还具有系统性、长期性及艰巨性的特征。

(二) 医社关系的影响因素

当前,现代医学面临着前所未有的挑战。医学高新技术日新月异,辅助生殖技术、基因医学、纳米医学等在给人类带来巨大恩泽时,也导致了技术至上主义的盛行、医学目的之迷失等深刻复杂的社会伦理问题。市场力量介入临床医疗实践及科研领域后,使得医学领域中利益冲突状况层出不穷。当医院可以"以药养医"并在医院内实行"科室包干"时,当医药公司给医生回扣或资助医生出国旅游时,当获得医药企业对科研项目的资助或医务人员在医药公司中拥有股票及任职时,利益冲突得以存在。利益冲突易使医务人员忘却其专业理想及价值追求,危及医患关系,破坏医社关系,最终摧毁医学的声誉,危及医学事业的生存与发展。在人口老龄化背景下,如何在有限资源情况下合理满足人民群众对于医疗保健的需要与欲求,实现卫生医疗服务体系的效率与公平,这是全世界各国医改面临的共同难题。此外,人类活动的全球化已使严重影响人类健康的传染病和非传染病跨越国界,以及生态的破坏、贫富差距加大导致全球健康公平问题也成为全世界应该共同防范的问题。

在这些因素的影响下,医务人员发现越来越难以承担或履行他们对患者和社会所肩负的责任。在这种情况下,亟需明确医务人员以及整个医学界在处理医社关系中所应遵循道德责任,重申医学专业的根本精神及价值追求。

三、处理医社关系的道德责任

为应对当前医学界面临的种种挑战,真正践行其向社会应有的承诺,维护公众的健康和促进医患关系的和谐,这就对医务人员提出了更多的道德责任。

1. 医务人员要践行发展医学科学、提高业务能力的责任 医学与社会之间的关系绝大部分是以完整而合理地应用科学知识与技术为基础的。医务人员有义务促进研究、创新知识并保证知识的合理应用。医学界应以科学证据和医师经验为基础,对医学知识的真实及完整性负有责任。医务工作者和他们的组织有许多机会因追求私利或个人的好处而危害他们的职业责任,应积极通过各种措施解决利益冲突而维护信任。当追求与营利性的产业相关时,包括医疗设备生产厂商、保险公司和医药公司,这种危害尤其严重,医务人员有义务向大众揭发并处理责任范围内或工作中产生的利益冲突。当医学专家为临床试验制定标准、撰写社论或治疗指南时,或担任科学杂志的编辑时,应该公开其与医药产业之间的关系。医务人员必须终生学习并且有责任不断更新保证医疗质量所必需的医学知识、临床技巧和团队精神。更宽泛地说,医学界作为一个集体,必须努力保证每一位成员都富有能力,而且有恰当的机制使医务人员能够达到这一目标。

2. 医务人员有促进公平分配有限资源的责任 医学界必须在医疗卫生体系中促进公平,包括医疗卫生资源的公平分配。作为个人以及作为整体,医务人员应该努力去消除医疗卫生中的歧视,无论这种歧视是以民族、性别、社会经济条件、种族、宗教还是其他的社会分类为基础。在满足患者个人需要时,需考量社会公共利益,医务人员有责任和其他医师、医院以及医疗保健的付费方共同制定高效低耗的医疗保健指南。基于合理分配资源的责任,医务人员必须明智而有效地利用有限的临床资源为患者提供卫生保健,谨慎小心地避免多余的检查和操作。提供不必要的服务不仅使患者可能受到本可避免的伤害,增加患者不必要的费用,而且减少了其他患者本可获得的资源。

3. 医务人员要主动承担面向社会的预防保健责任 作为有13亿人口的中国,鉴于其特殊的国情和卫生状况,将实施以医疗为中心转变为以预防保健为中心,作为满足人们的健康需求、提升国民身心素质的总体战略方针。医务人员应主动承担面向社会的预防保健责任,比如主动参与公众的疾病咨询,有效推行健康教育,普及卫生保健知识,传播健康意识,动员全社会成员参与是我国卫生工作的取胜法宝。面对突发性卫生事件时,医务人员应闻风而动,赶赴现场,尽力抢救。特别是传染病的防治,一旦发现传染病要本着对社会和公众负责的精神,迅速向有关部门通报,并在自己力所能及的范围内,果断实行隔离等控制传播的措施,免得蔓延而危害社会。被评为感动中国十大人物之一的桂希恩教授正是基于其高度的责任心及职业敏感才得以"偶然"发现中原地区艾滋病流行的事实,而得知实情后又基于对社会和公众负责的精神向当地政府及党中央领导进行了汇报,为我国防治艾滋病事业做出了突出贡献。

> 【知识链接】
>
> 桂希恩:揭开中原艾滋病爆发实情的普通医生
>
> 桂希恩,1937年7月出生。武汉大学中南医院感染科教授,博士生导师,享受国务院政府特殊津贴专家。
>
> 1999年夏天,一位来自河南上蔡县在中南医院进修的医生告诉桂希恩,村里很多人得了一种"怪病",发烧、拉肚子,怎么也治不好,还有一些人因"怪病"而相继死亡。基于多年养成的职业敏感与高度的责任心,桂希恩决定要去实地"看一看"。在当地医生带领下,他第一次来到了这个村,抽取了11份血样带回了武汉,经过化验有10份血样HIV(艾滋病病毒)呈阳性。他将自己的调查结果向当地有关部门做了汇报。第二次,他进村抽取了140份血样,结果竟有一半HIV呈阳性——这些人都卖过血,经过他的调查核实,血站非法采血交叉感染导致了艾滋病的流行。惊人的数字,沉痛的代价让这位花甲老人忍不住流泪了……意识到问题的严重性,"必须依靠政府的力量",1999年10月,桂希恩提笔给中央领导写信,把自己所见所闻一并寄了去,很快中央领导作了批示。就是这样一位普通的医生,揭开了中原地区艾滋病流行的实情,也就是这样一位普通医生,从此与艾滋病防治结下了不解之缘。桂教授曾数十次下河南,自费为500多名艾滋病高危人群做检测,给患者送医送药,倾听着他们的无助与恐惧,给予这些患者生活的勇气和生存的希望。一向低调、回避媒体的桂希恩也四处奔走争取社会各界和国际社会的援助、支持,为艾滋患者捐药、为艾滋病孤儿捐款。

4. 医务人员肩负提升人口质量和生命质量的责任,慎用医学高新技术 当前摆在我们面前的遗传与优生、严重缺陷新生儿的处理、产前诊断等问题,都反映了人们对于自身健康和生命质量的要求。基于当前医学高新技术带来的负面影响,慎用医学高新技术,提高人口质量和生命质量的责任已成为医务人员重要的社会责任。为此,医务人员在积极为提高人口质量和生命质量相关议题进行研究与技术应用时,要清晰认识高新技术给人们生命质量控制方面带来的消极负面影响,防止陷入技术至上的陷阱,价格低、效果好的适宜医学技术不应该在新的治疗手段出现后被抛弃;不应片面追求新的、昂贵的技术而丢掉了最简单有效的手段从而违背了医学的价值。

5. 积极参与、模范遵守和完善卫生行政法规政策的责任 医务人员要积极参与有关卫生政策与行政法规的制订,同时模范地遵守、执行及改善卫生法规和各项卫生方针、政策。例如医务人员应带头搞好环境保护和爱国卫生运动,执行优生优育的政策等,对于违背社会公益的医疗行为活动应以主动干预或举报。当前我国正处于第二轮医改的攻坚战中,我国广大医务人员工作在医疗卫生服务的第一线,是医药卫生体制改革的主力军。要充分发挥积极性、主动性、创造性,承担起改革的历史使命,自觉把改革的任务落到实处。要与各方面共同努力,构建和谐医患关系,营造良好发展环境,推动医药卫生事业再上新台阶。

此外,医疗卫生机构及医学行业协会作为社会事业机构,拥有着一般医务人员个体所不能拥有的资源与力量,理应在履行社会责任、建立良好医社关系中作出更大的贡献。

【思考题】
1. 根据我国实际状况,谈谈如何利用医患关系模式来建立良好的医患关系?
2. 影响医患关系的因素有哪些?当前如何建立和谐的医患关系?
3. 如何妥善处理医务人员之间对于治疗措施方面的分歧?
4. 从医务人员的角度,谈谈如何履行处理医社关系的道德责任?

(刘俊荣 田冬霞)

第六章 预防医学的伦理道德

【案例与讨论】

2012年12月26日,中华人民共和国国务院新闻办公室发表《中国的医疗卫生事业》白皮书。白皮书指出,中国现有确诊慢性病患者2.6亿人,慢性病导致的死亡占中国总死亡的85%,导致的疾病负担占总疾病负担的70%。

伴随中国工业化、城镇化、老龄化进程的加快,居民慢性病患病、死亡呈现持续快速增长趋势。全国第六次人口普查结果显示,2010年中国60岁及以上人口占13.26%,比2000年上升了2.93个百分点,慢性病携带人群基数显著增大。

一些慢性病一旦患有,目前的医疗技术水平没有办法帮助患者彻底治愈,只能缓解症状或者延缓疾病的发展。根据国内外的研究,绝大部分慢性病是可以预防的。而之前由卫生部委托中国健康教育中心调查完成的《中国居民健康素养调查问卷》显示,我国居民具备健康素养的总体水平为6.48%,其中,慢性病预防素养最低,为4.66%。与此同时,临床上部分医务人员过分重视慢性病治疗,忽视慢性病预防,也导致慢性病防治形势不容乐观。

讨论:

作为医务工作者,如何提升居民的慢性病预防素养,在这一过程中,存在着哪些伦理问题?

随着人们对健康的逐步关注,很多人已经认识到疾病预防是促进健康的有效手段,而疾病的预防在很大程度上依赖于社会。现在预防医学发展的一个重大变迁,就是向社会预防发展。事实早已证明,许多疾病只有通过广泛的健康教育、公平合理的社会医疗保障制度以及社会多部门的合作等社会措施,才能达到减少疾病和早期发现、早期治疗、保障人人健康的目的。

第一节 健康道德

一、健康观与健康道德

健康是人类的一项基本人权,也是经济和社会发展的终极目标之一,促进健康、预防疾病是医务人员神圣的职责。

(一) 健康观

健康是人类生存的基础,是社会发展的组成部分,人类对健康的理解是随着社会进步和医学科学的发展而不断深化的。在人类社会早期,由于生产力低下,人们对生老病死等现象归于超自然神力的影响,认为人的生命和健康是上帝神灵所赐,而疾病便是上帝的惩罚,这是人类最早的健康观。随着生产力的发展和社会的进步,人们对社会、自然和自身以及疾病的认知、理解与把握能力有所提高,开始认识到疾病是一个自然现象而不是神对人类的惩罚,把健康与人类生活的自然和社会环境联系起来观察与思考。15世纪以后,实验医学兴起,出现了机械论医学模式,认为"人是机器",生命活动便是机械运动,而从18世纪下半叶开始,由于生物学、解剖学、组织学等生物科学体系的形成,推动了整个医学由经验走向科学,生物医学模式由此确立,认为健康就是人体各器官生理功能正常和生物细胞没有损伤,而疾病都是受到病原体侵害之后的局部细胞的损害,可通过测定偏离正常的生物学指标来诊断。

应该说,生物医学为评价健康提供了工具标准,为防治疾病、促进健康提供了科学依据,使健康走上现代科学之路。但随着人类生活方式的变化、"疾病谱"的改变,人们逐渐认识到心理、社会因素在健康中的地位与作用,新健康观呼之欲出。1946年,世界卫生大会通过的《世界卫生组织组织法》提出:"健康不仅为疾病或羸弱之消除,而系体格,精神与社会之完全健康状态。"这一新概念将人们的健康认识引向了新的水准,反映了现代社会人们对健康的新要求。1977年美国罗彻斯特大学医学院精神病学和内科学教授恩格尔(G. L. Engel)提出了生物-心理-社会医学模式,主张在更高层次上把人作为一个整体来认识,把预防医学和临床医学更紧密地结合起来,从而促进治疗疾病和预防保健的统一。

进入新世纪,随着科技的巨大进步和社会的高速发展,新发传染病的流行,人们逐渐认识到环境污染、生态破坏对人类健康的影响,综合国内外相关学者的研究,我们对健康提出新的定义:健康(health)不仅是指生理、心理和社会等方面的良好状态,而且包括与生态环境和谐发展。

(二) 健康道德

健康道德(health morality)是指调整人与人、人与社会以及人与生态环境之间关系,使之促进和维护人类健康的行为规范的总和。健康道德是医学道德的深化和扩展,是社会公德在人类健康问题上的具体化,作为一种意识形态,健康道德是促进人类健康发展的思维基础,它倡导"人人为健康,健康为人人"原则,对"大卫生"观念的实施给予了道德的支持。人们对健康和促进健康的认识只有达到一定的健康道德境界,产生一定的道德责任,才能自觉遵循有助于人类健康的行为规范,抵制有害于人类健康的行为,人类健康利益才能得到真正保护。

二、健康道德责任

健康是每个人的权利,同时也是每个人的义务。从新健康观的确立,可以看出影响健康因素既包括个人的生物学因素,又与心理、生活方式以及社会、环境息息相关,要想真正实现"人人享有健康",既是个人的责任,医疗机构和医务人员的责任,同时也是国家的责任,更是全人类共同的责任。

(一) 个人的健康道德责任

健康是人生最大的一笔"财富",只有拥有健康,人类才可以生存和发展自己。随着社会的发展,慢性非传染性疾病、精神疾病及意外伤害已成为危害人类健康的主要杀手,这些疾病的发生与个人不良的生活方式和行为习惯有着密切关系,据世界卫生组织调查,影响健康的因素中遗传占15%、社会占10%、医疗占8%、气候占7%,而自我保健占60%。于是,世界卫生组织于1992年发表了著名的《维多利亚宣言》,提出了健康的四大基石,即:合理膳食、适量运动、戒烟限酒、心理平衡。

作为公民,只有努力提升个人的健康意识、强化个人的健康责任,才能最大限度地实现个人健康和增进他人健康。个人有责任维护自己的健康,主动接受健康教育,学习医疗保健知识,养成文明、科学、绿色的生活方式,自觉改正和戒除不良的生活习惯,积极参加文体活动,提高身体素质,增强抵抗疾病的能力,同时还应主动为他人的健康着想,自觉抵制危害健康的行为,不浪费卫生资源,支持国家医疗卫生体制改革,为发展医学科学、增进人类健康做出应有的贡献。

(二) 医疗机构和医务人员的健康道德责任

医疗机构的宗旨是救死扶伤、治病救人,优化医疗服务,倡导人本理念,坚持一切从患者的健康需求出发,切实为患者的健康谋利益,强化医疗机构的责任主体意识,切实保护广大人民群众的身体健康,履行预防、治疗和康复的综合职能,将院内服务扩大到院外服务,医务人员坚持合理用药、合理检查,杜绝大处方,在为患者进行诊疗的同时,尽可能提供健康咨询和康复指导,普及健康知识,促进患者健康权益。

(三) 国家的健康道德责任

国家对人民健康富有重要的道德责任,世界卫生组织在《2000年人人健康策略》一书中指出:"整个国家,而不是单单卫生部门承担政治义务,是实现人人健康所必不可少的"。国家应将健康作为社会发展的道德目标,组建合理的卫生领导体制,建立和完善公正的医疗卫生制度,保证每一个社会民众都能公平享有最基本的医疗卫生服务,并积极推动健康教育,制定健康道德规范并使之法制化,以提高全民的健康水平。

(四) 全人类的健康道德责任

在当今的全球化时代,人类面临疾病流行、资源短缺、气候变化等一系列前所未有的严峻危机,1996年,世界卫生组织发布报告称,"我们正处于一场传染性疾病全球危机的边缘,没有哪一个国家可以免受其害,也没有哪一个国家可以对此高枕无忧",2003年爆发的非典型性肺炎(SARS)便是最好的实例,这就要求世界各国一起努力,成立国际组织,制定国际准则,相互沟通与协调,共同优化人类生存环境,促进人类健康均衡发展。

三、健康教育和健康促进的道德要求

健康教育与健康促进是实现初级卫生保健的先导,是卫生保健事业发展的必然趋势,已得到社会民众的普遍认同。

(一) 健康教育

健康教育(health education)是通过有计划、有组织、有系统的社会和教育活动,促使人们自觉形成有利于健康的行为和生活方式,减少或剔除影响健康的危险因素,预防疾病,促进健康,提高生活质量。

健康教育从计划设计到实施、评价是一个系统的工作过程,其核心是以社区为基础,以重大卫生问题、重点领域和重点人群为重点,通过健康知识的传播和行为干预,普及健康知识,帮助人们树立健康观念,增强人们的健康意识和自我保健能力,促进全民健康素质提高。

(二) 健康促进

第一届国际健康促进大会于1986年在加拿大渥太华召开,大会通过的《渥太华宪章》指出:"健康促进(health promotion)是促使人们提高、维护和改善他们自身健康的过程",并提出了五项基本行动策略,即:制定健康的公共政策、创造支持性的环境、加强社区行动、发展个人技能、调整保健服务方向。

健康促进是一种宏观的社会战略,通过行政手段,广泛进行社会动员,强调个体和群体的有效参与,使其履行各自对健康的责任,共同维护和促进健康。我国《宪法》明确规定:维护全体公民的健康,提高各族人民的健康水平,是社会主义建设的重要任务之一。

一方面,健康教育是以健康为中心的全民教育,必须以健康促进思想为纲领,通过健康知识的传播、行为干预和健康促进政策的支持;另一方面,健康促进又需要通过健康教育来落实,倡导有益健康的行为和生活方式,全员参与,最终促进健康。

(三) 健康教育和健康促进的道德要求

当前,健康教育与健康促进作为公共卫生体系建设的重要组成部分,正面临着前所未有的机遇与挑战,一方面,在一些老传染病未得到有效控制的情况下,禽流感等新发传染病不断出现;另一方面,糖尿病等慢性非传染性疾病、精神疾患和意外伤害又逐渐成为影响人民健康的主要因素,同时,烟草危害等社会卫生问题日益突出,对健康教育与健康促进都提出了新的道德要求。

1. 履行法律义务 充分利用一切可能的机会和场所,积极主动地开展健康教育和健康促进的公共政策的制定和创建支持性环境,加强健康教育专业机构及人员的能力建设,健全健康教育服务网络。

2. 深入基层 把健康教育和健康促进有针对性的作为初级卫生保健工作的重要任务和内容,并积极参与建立适应社会发展需要的健康教育与健康促进工作体系。

3. 不断完善自我 以科学的态度和轻松容易为群众接受的态度对群众进行健康教育和健康促进。大力普及健康知识,倡导健康生活方式,促进全民掌握健康基本知识和技能,提高全体居民健康水平。

【知识链接】

1992年,世界卫生组织Boelen博士提出"五星级医生"(fivestardoctor)的概念,即未来医生应具备以下五个方面的能力:一是卫生保健提供者,即能根据病人预防、治疗和康复的总体需要,提供卫生服务;二是医疗决策者,即从能力、费用与病人多方面的情况,综合考虑和合理选择各种诊疗新技术;三是健康教育者,即医生不只是诊疗疾病,更应承担健康教育的任务,主动、有效地增强人们的健康保护意识;四是社区领导者,即能参与社区保健决策,平衡与协调个人、社区和社会对卫生保健的需求;五是服务管理者,即协同卫生部门及其他社会机构开展工作,真正做到人人享有卫生保健。

可以看出,要想成为一名"五星级医生",不仅要掌握足够的医学技术,更需要具备多种良好的人文素养。

第二节 预防医学工作的道德要求

现代医学模式已从单纯的生物医学模式向生物-心理-社会医学模式转变,作为医学的一个重要分支——预防医学,是在人类为追求生存和发展,与危害健康的各种因素斗争的过程中产生和发展起来的。预防医学工作的道德要求,就是社会公德和医学道德在预防医学领域中的具体体现。

一、预防医学概述

(一)预防医学的含义及特点

1. 预防医学的含义 预防医学(preventive medicine)是从医学中分化出来的一个独立的学科群,它以人群为研究对象,应用生物医学、环境医学和社会医学的理论,宏观与微观相结合的方法,研究疾病发生与分布规律以及影响健康的各种因素,制订预防对策和措施,达到预防疾病、促进健康和提高生命质量的目的。

作为一门研究群体健康的学科,预防医学的研究是随着疾病模式的转变和相关基础科学的发展而不断深入的,现代预防医学作为人类保护健康的手段,不仅要研究人类的生物属性,而且在人类的社会属性以及各种因素对人群健康的影响、消除和控制这些方面有更多的任务。

2. 预防医学的特点 预防医学从研究人群健康和疾病与环境之间的关系出发,突出预防为主的观念,重视与临床医学的结合,来探讨疾病在人群中发生、发展和转归的特点,以及自然因素和社会因素对于人群疾病和健康的影响规律,主要特点体现在以下几个方面:

第一,服务范围的广泛性。当新健康观确立后,预防医学涉及的范围越来越广泛,从个人生活方式到群体疾病监测以及生态环境变化等各领域来关注健康,涉及疾病与自然、社会、人群的关系,需要综合运用卫生学、流行病学、卫生统计学等预防医学知识开展工作,承担着卫生防疫、监督、疾病普查、预防保健和科学研究等诸多任务,不断改善人类生存环境,实现人民健康。

第二,服务对象的群体性。与临床医学有所不同,预防医学虽然也关注个体,但主要是以健康人群或是受感染威胁但尚未形成疾病的群体为服务对象。

第三,服务过程的长期性。自新中国成立起,我国就制定了"预防为主、防治结合"的卫生工作方针,指引我国人民在战胜疾病、促进健康方面取得了重大成就,但是作为一个发展中的大国,区域经济发展的差异性,尤其是农村地区,对预防医学工作的重要性还认识不足,卫生保健知识的普及仍不均衡,可以说,预防医学真正深入民心仍任重道远。

第四,服务效果的深远性。预防医学工作是一个系统工程,许多环节需要各个部门甚至是各个国家的通力配合,其效果不如临床医学那么立竿见影,需要很长时间的观测,如对天花传染病,就是经过预防医学工作者几个世纪的努力才最终控制的,但是一旦见效后,其效果影响深远,而且耗费较少,正如我国预防医学家吴英恺院士所说:"治疗是十个人给一个人解决部分问题,预防是一个人给一千个人传授知识,自我保健、预防疾病",可谓"功在当代,利在千秋"。

(二)预防医学的现状

1. 传染病仍然严重威胁人民健康 一方面,一些曾得到有效控制的传染病又重新流行;另一方面,新发传染病危害严重,可以说,传染性疾病仍然是发病率高、病死率较高的疾病。

2. 非传染性慢性病对人民健康的危害加剧　近年来,由于人口老龄化、城市化、环境破坏以及不良生活习惯等因素的影响,高血压、心脑血管疾病、肿瘤、糖尿病等慢性病逐渐成为我国居民最重要的死因之一,同时,慢性病发病又呈年轻化趋势,对人民健康的危害日益加剧。

3. 职业病危害严重,防治形势严峻　一是职业病危害严重,职业病患者累计数量大,并且新发病例数仍呈上升趋势,像尘肺病等职业病仍是目前乃至今后相当长一个时期我国最严重的职业病;二是职业病诊断与鉴定能力和水平仍有待提高。

4. 精神卫生和心理健康问题日益突出　随着经济的持续快速发展,现代社会竞争压力的逐渐增大,社会心理因素诱发的精神卫生问题日益突出,据中国疾病预防控制中心精神卫生中心2009年初公布的数据显示,我国各类精神障碍患者人数在1亿人以上,重性精神疾病患者约有1600万,抑郁患者约3000万,大学生中有相当比例的心理卫生问题者,并且网络成瘾、酒精滥用及各种灾害事件的发生对心理影响的人数等更是一个庞大的群体,精神卫生问题对个体造成的烦恼日益突出,不仅影响其本人的生活质量,还影响其家庭成员的健康及社会的安定问题。

5. 意外伤害发生率在我国不断上升　我国不同地区主要伤害的流行情况还不清晰,伤害死亡前3位原因是自杀、道路交通伤害和淹死,主要发生于青壮年,严重影响了社会生产力,尤其是在弱势人群中因伤致贫、因伤返贫的现象更为常见。

6. 人口老龄化带来的问题日趋严重　人口老龄化将是我国经济社会发展面临的一个重大问题,根据《中国老龄事业发展"十二五"规划》显示,从2011年到2015年,全国60岁以上老年人将由1.78亿增加到2.21亿,平均每年增加老年人860万;老年人口比重将由13.3%增加到16%,平均每年递增0.54个百分点。

7. 妇女儿童健康仍需加强关注　据联合国《促进妇女儿童健康全球战略》显示,全球每年约有800万儿童死于可预防的疾病,35万以上的妇女死于因妊娠和分娩出现的可预防的并发症。由于我国地区之间发展不平衡,在经济、文化条件相对落后地区,一些疾病仍然严重威胁着妇女和儿童的健康,2010年全国孕产妇死亡率为30.0/10万,全国婴儿死亡率为13.1‰,由于中国人口基数较大,妇女儿童健康仍需加强关注。

8. 食品安全危机严峻　现代食品工业使我们的生活发生了改变,在丰富人们餐桌的同时,也出现了严重的食品安全事件,从三聚氰胺超标的奶粉、到"地沟油上餐桌"、"瘦肉精"等事件,暴露出我国食品安全卫生标准体系建设不够完善,缺乏食品污染物和食源性疾病监测等一系列问题。

二、预防医学道德

(一) 预防医学道德的含义

预防医学道德是指在预防医学工作中,调整预防医学工作者与人群、社会、环境以及预防医学工作者之间关系行为准则和规范的总和。

预防医学道德是伴随着人类的进步和预防医学的发展而逐步形成和发展的。预防医学工作内容复杂、涉及范围广泛,需要各种学科、各个部门甚至不同的地区和国家的协作配合,虽然有一系列法律和法规来保障预防医学工作的开展,但仍需要预防医学道德的完善和补充,来帮助预防医学工作者明确应该做什么、不应该做什么,从而更好地开展预防医学工作。

(二) 预防医学道德原则

1. 全社会参与原则　全社会参与是我国医疗卫生工作的一大特色,尤其是新世纪以来,随着人类对自身、疾病和环境认识的不断深入,人们已经意识到要想促进健康和提高生活质量,仅仅依靠预防医学工作人员是远远不够的,必须紧紧依靠全社会的共同参与,使"预防为主"的观念深入民心,树立正确的健康意识,养成良好的卫生习惯和文明的生活方式,自觉同破坏社会良好卫生环境的行为作斗争。

2. 社会公益原则　预防医学面向的是社会人群,预防医学工作者在协调各种利益关系时,必须坚持对社会负责,一方面,坚持个人利益服从社会利益,把社会利益放在首位;另一方面,坚持局部利益服从全局利益、眼前利益服从长远利益。

3. 社会公正原则　在预防医学的政策制定、筹资、资源配置以及信息的公开等工作中,预防医学工作者要坚持社会公正原则,使每一个社会成员都有机会和条件获得相应的卫生保健服务,使同等卫生需求的人能获得同等的卫生保健服务,这样才能体现对人群、社会负责。

三、预防医学某些领域中的道德要求

(一) 疾病防治的道德要求

1. 热爱本职,预防疾病的发生　国家对传染病实行预防为主的方针,防治结合、分类管理、依靠科学、依靠群众。预防传染病工作,主要应从控制传染源和切断传播途径两方面入手,做好消毒隔离和自身防护工作,避免交叉感染。

2. 加强健康教育,养成良好生活行为习惯　很多疾病尤其是慢性病,往往与人们的生活习惯息息相关,预防医学工作者应抓住一切机会,积极宣传健康知识,普及健康教育,引导人们养成良好的生活行为习惯方式。

3. 审慎周密,保护易感人群　对一些地方病、职业病高发地区的人群,健康、科学、有效地开展免疫接种工作,提高易感人群免疫水平,提升人们对危险因素的警惕意识。

(二) 食品卫生监督的道德要求

1. 加强宣传食品卫生安全,规范执行　俗话说"病从口入",作为预防医学工作者,应大力宣传《食品卫生法》,自觉遵守法律和职业道德要求,提高对食品卫生安全的意识。

2. 坚持原则,从严执法　预防保健人员必须坚持原则,严格执法,坚决禁止商户生产和销售霉烂变质或有毒食品,对危害人民群众健康的一些做法,予以坚决抵制。

(三) 职业性损害防制的道德要求

1. "预防为主,防治结合"　贯彻执行《劳动法》和《职业病防治法》预防保健人员要严格按照卫生标准办事,保护劳动生产力,提高劳动生产率,定期开展健康检查和职业病防治工作。

2. 积极开展卫生监督监测　确保职工健康利益预防保健人员应以工人的健康为中心,对生产过程、劳动过程、生产环境中的有害因素,予以时时处处监督,不断予以改进。

3. 刻苦钻研,不断提高专业水平　预防保健人员应立足本职工作,对专业精益求精,不断拓宽研究领域,创造适合卫生要求的生产环境,促进现代化建设。

(四) 应对突发公共卫生事件的道德要求

突发公共卫生事件是指突然发生,造成或者可能造成社会公众健康严重损害的重大传染病疫情、群体性不明原因疾病、重大食物和职业中毒以及其他严重影响公众健康的事件。由于突发公共卫生事件具有突发性、公共性、危害性和复杂性等特点,预防医学工作者需要坚持以下的道德要求:

1. 敢于承担风险,甘于奉献　医务人员在面对困难时,应始终牢记救死扶伤的责任,始终把人民群众的安全放在首位,敢于负责,充分发挥自己的专业技能,忘我奉献。只要伤情、疫情出现,就必须将生死置之度外,奋不顾身地紧急救护,在疫情暴发时,也不能有丝毫的退缩不前。在任何情况下,都要敢于承担风险,敢于负责任,富有自我牺牲的献身精神。在抗击非典的斗争中,广大医务人员挺身而出,表现出崇高的道德情操和无私的奉献精神,有的甚至不惜献出了自己宝贵的生命。广东省中医院急诊科护士长叶欣牺牲前,总在嘴边挂着一句话,"这里危险,让我来"。

2. 坚持科学态度,加强预防知识的宣传　应对突发公共卫生事件要充分发挥科学技术的作用,不遗余力地加强对检测手段、防治药物、防护设备以及疫苗、病原体的研究。医务人员在进行应急救治时,要坚持实事求是,以科学的态度对待疫情、确定病源,以科学的方法进行隔离与消毒、进行自我防护,加强预防知识的宣传,制定各种突发公共卫生事件的应急预案,建立健全突发公共卫生事件的预警系统,加强疾病预防控制和卫生监督监测机构的建设,提高检测和科学预测能力,强化公共卫生突发事件的预测预报能力。

3. 团结协作,群策群力 突发公共卫生事件的应对处理是一项复杂的社会工程,需要各部门的相互支持、协调和共同处理。医务人员在救治过程中,应密切配合,认真落实救护方案,及时沟通,不互相推诿,尽最大能力将患者可能发生的情况予以及时处理和科学预测。

第三节 生态环境伦理问题

生态环境是人类赖以生存和发展的基础,与人类健康息息相关,很大程度上决定着人类的生存质量和可持续发展能力。当今社会,由于生态破坏和环境污染而造成的环境危机正深刻地影响着人类的现在和未来,关注生态环境,树立人与自然和谐相处的理念,规范人与生态环境互动的伦理准则已刻不容缓。

一、生态环境概述

(一) 生态环境的含义

生态环境(ecological environment)是指影响人类生存和发展的各种自然力量或作用的总和,是关系到社会和经济持续发展的复合生态系统。

健康的生态环境是实现良好健康的前提。减少空气、水和化学污染就能预防高达四分之一的全球疾病总负担。同时,良好的健康有助于实现可持续性目标。

(二) 生态环境危机

1. 环境污染 环境污染是指由于人为因素引起环境系统的结构与功能发生变化,危害人体健康或者破坏生态环境的现象。随着科学技术水平的发展和人民生活水平的提高,环境污染也在增加,对人体健康、工农业生产以及气候都产生严重的不良影响,主要体现在以下几个方面:

第一,大气污染。大气污染通常是指由于人类活动或自然过程引起某些物质进入大气中,呈现出足够的浓度,达到足够的时间,并因此危害了人体的舒适、健康和福利或环境污染的现象。大气污染物目前已知的约有100多种,分为自然因素(如森林火灾、火山爆发等)和人为因素(如工业废气、生活燃煤、汽车尾气等)两种,且以后者为主要因素。据世界卫生组织公布的统计数据显示,由于空气污染严重,部分国家及地区的空气中所含悬浮微粒超过标准值15倍,以致全球每年死于空气污染者达200余万人,同时,大气污染可破坏高空臭氧层,形成臭氧空洞,引发全球气候变暖等一系列危害。

第二,水污染。水污染是指因人为因素或自然过程直接或间接将污染物排入水体,使水质恶化,降低水的功能及其使用价值的现象。据国家环保部统计,2011年全国废水排放量为652.1亿吨,全国地表水水质总体为轻度污染,湖泊(水库)富营养化问题突出。

第三,土壤污染。土壤污染是指人类活动产生的污染物进入土壤并积累到一定程度,引起土壤质量恶化的现象。土壤污染使污染物在农作物中积累,通过食物链进入人体诱发癌症和其他疾病,危害人体健康。我国由土壤污染引发的农产品安全和人体健康事件时有发生,成为影响农业生产、群众健康和社会稳定的重要因素。

第四,噪声污染。噪声污染是指因自然过程或人为活动引起各种不需要的声音,超过了人类所能允许的程度,以致危害人畜健康的现象。根据世界卫生组织统计,在人类所有的致聋病因中,噪声约占37%,仅次于衰老排名第二。而近年来我国因噪声导致的听力残疾有明显上升趋势,尤其是随着机动车数量的增多,交通噪声已逐渐成为城市噪声的元凶。

第五,固体废弃物污染。固体废弃物就是一般所说的垃圾,是人类新陈代谢排泄物和消费品消费后的废弃物品。危害严重的当属塑料包装物在使用后被抛弃在环境中所引起的"白色污染"和废旧电池污染,远远超出自然界的自净能力。

2. 生态破坏 生态破坏(ecology destroying)是指由于人类不合理地开发、利用而造成森林、草原等自然生态环境遭到破坏,使生态环境发生恶化的现象。如:水土流失、土地荒漠化、生物多样性减少等。

生态破坏的原因包括自然因素和人为因素，其中人为因素起主导作用，它不但诱发了大量的环境问题，也对自然因素引起的生态破坏起到推波助澜的作用。据国家水利部调查显示，全国有180多万平方公里水土流失面积，荒漠化面积占国土面积的27%以上，同时我国虽是世界上生物多样性最为丰富的12个国家之一，但部分生态系统功能不断退化，物种濒危程度加剧，野生高等植物濒危比例达15%~20%，遗传资源不断丧失和流失。

3. 资源短缺 人类文明的每一次进步，都离不开对资源的利用。随着社会的快速发展和全球人口的急剧增长，资源需求也与日俱增，人类正受到某些资源短缺和枯竭的严重挑战，资源问题威胁着人类的生存和持续发展。我国水资源短缺形势严峻，全国年平均缺水量500多亿立方米，三分之二的城市缺水，人多水少、水资源时空分布不均是中国基本水情。土地资源总量丰富，但人均土地资源占有量小，并且各类土地所占的比例不尽合理，主要是耕地、林地少，难利用土地多，后备土地资源不足，特别是人与耕地的矛盾尤为突出。我国人均能源资源占有量仅为世界平均水平的一半。在以经济建设为中心的发展思路下，由三高（高投入、高能耗、高污染）的发展模式直接引发了三荒（煤荒、电荒、油荒）的出现。

二、生态环境伦理

（一）生态环境伦理的含义

生态环境伦理是处理人与生态环境关系时对人们道德行为的规范。它是以整体生态环境为基点，依据人与自然相互作用的关系，要求人类的行为既要有利于人类的生存，又要有利于生态平衡。

生态环境伦理以尊重和保护生态环境为宗旨，以未来人类继续发展为着眼点，强调人的自觉和自律，强调人与自然环境的相互依存、相互促进、共存共融。生态环境伦理的提出，标志着人类道德的进步和完善，是新时代人类处理环境和生态问题的新视角、新思想、是人类道德的新境界。

（二）生态环境伦理发展

人类在其发展过程中主要存在着人类中心论和非人类中心论两种观点。

人类中心论又称"人类中心主义"，把人类视为自然的征服者和统治者，人是大自然中唯一具有内在价值的存在物，自然界只是满足和实现人类欲望和需要的工具。古希腊普罗泰戈拉提出的"人是万物的尺度"，便表达了最早的人类中心论思想，它认为个别的人或人类是万物的尺度，即把人类作为观察事物的中心。人类中心论的主要观念是：第一，人因为具有理性而成为目的，人的理性给了他一种特权，使得他可以把其他非理性的存在物当作工具来使用；第二，人是所有价值的源泉，非人类存在物的价值是人的内在情感的主观投射；第三，道德规范只是调节人与人之间关系的行为准则，它所关心的只是人的福利。在人类中心论思想的指导下，人类过度膨胀了对物质利益的追求欲望，导致了人类对自然资源的过度索取以及对环境的严重污染。

非人类中心论又称"非人类中心主义"，认为大自然拥有内在价值，也就拥有存在的权利，人类应当把"道德共同体"从"人与人"的范围扩展到大自然和整个生态系统的范围。非人类中心论主要观念是：第一，大自然中的其他存在物不仅具有工具价值，也具有内在价值，其他生命的生存与发展也是环境道德伦理的判据；第二，人对非人类存在物也负有直接的道德义务，这种义务不能完全还原或归结为对人的义务。非人类中心论大致可分为"生物中心论"和"生态中心论"，法国阿尔贝特·史怀泽是"生物中心论"的创始人，认为生命不仅包括人类的生命，还包括自然界其他物种的生命，所有的生命无高低贵贱之分，人类应像敬畏自己的生命意志那样敬畏所有的生命意志，满怀同情地对待自己之外的所有生命意志。美国生态学家、环境主义者利奥波德是"生态中心论"的创始人，认为人们不但要关心生物，而且更重要的是要关心自然界整体，把生物物种与自然生态系统联系起来，关心生态系统整体。

【知识链接】

阿尔贝特·史怀泽（Albert Schweitzer，1875—1965）是当代具有广泛影响的思想家，他创立的以"敬畏生命"为核心的生命伦理学是当今世界和平运动、环保运动的重要思想资源。1915年，他置身非洲丛林,追念第一次世界大战蔑视生命的悲剧,提出了"敬畏生命"(reverence for life)的理念,并于1919年第一次公开阐述这一理念,1923年他又在《文明的哲学:文化与伦理学》一书中详细论述了"敬畏生命"的伦理思想。1952年因其"敬畏生命"理论,史怀泽获得诺贝尔和平奖。1965年史怀泽逝世后,其好友贝尔收集了他的主要论著和基本见解,出版《敬畏生命:50年来的基本论述》一书。

《敬畏生命》对于人类的思想发展和文明进步具有划时代的意义,敬畏生命理论把生命整体性作为思想的逻辑起点,指出人的存在不是孤立的,有赖于其他生命和整个世界的和谐,否定了生命的价值序列,进而将人类的伦理关怀从人扩展至所有生物和整个世界,倡导所有生命相互平等和相互尊重,倡导人类建立与万物休戚与共、生死相依的密切关系。

我国对生态环境的伦理思考自古有之,其哲学基础是"天人合一"的思想,《易传·序卦》提出:"有天地,然后有万物,有万物,然后有男女,"认为天地产生了万物和人类,"人"是自然界的一部分,人类是在自然万物的基础上发展而来的,"天人合一"主张遵循自然规律,实现人和自然的和谐发展。倡导人类要学会尊重自然规律,注意自然生物的相互联系和制约,正如秦汉时期《淮南子·主术训》中所强调的"不涸泽而渔,不焚林而猎"。

随着人类对人和自然关系认识的深化,使人类在征服自然的活动中逐渐走向理性阶段,受到理性的约束和道德的约束,在改造自然的活动中自觉地处理好人和自然的关系,走可持续发展道路。因此,生态环境伦理学的建立是人类对人和生态环境关系认识深化的必然结果。

(三) 生态环境伦理的内容

第一,强调生态环境整体性。人类所依赖的生态环境是一个完整的系统,每一个组成要素彼此相互联系和制约,人类必须把自己的行为建立在有利于保护生态环境系统的和谐稳定,保护生物多样性上,才算符合生态环境伦理的规范要求。

第二,保护生物多样性。人类有义务保护生物的多样性,保护生物为了维护其自身存在而必须拥有的特定的生态环境,如阳光、空气、水等。生态环境系统一旦遭到破坏,生物种群便无法存在,生物的多样性也就不可能得以维护,甚至会危及人类的生存。

第三,承认自然的权利和价值。每一种生物的存在都是权利和义务的统一,人类不应因其数量多少、力量强弱、出现时间先后、进化程度高低而有所区别对待,同时承认其固有价值和内在价值。

三、生态文明与人类对生态环境的伦理责任

(一) 生态文明

生态文明,是指人类遵循人、自然、社会和谐发展这一客观规律而取得的物质与精神成果的总和。

人类文明经历了三个阶段。第一阶段是原始文明,大约在石器时代开始,人们必须依赖集体的力量才能生存,物质生产活动主要靠简单的采集渔猎,持续百万年;第二阶段是农业文明,由于铁器的出现,工具的使用,使人改变自然的能力产生了质的飞跃,持续约一万年;第三阶段是工业文明,开始于18世纪的英国工业革命开启了人类现代化生活道路,人类对自然资源的开发利用,在广度和深度方面都达到了前所未有的水平。

生态文明的提出,便是与工业化时代全球日趋严重的环境问题密切相关的。20世纪上半叶发生在英国、美国、日本等国的"八大公害事件",已经暴露出了发达国家实现工业化所带来的人与自然关系的紧张和生态破坏,随后,臭氧层损害、全球气候变暖、生物多样性锐减、空气、水质、土壤污染等一系列全球性环境问题开始全面爆发,使得人与自然的冲突和危机不断升级。联合国世界环境与发展委员会1987年在《我们共同的未来》报告中提出的可持续发展理念和联合国1992年在巴西里约热内卢召开的国际环境与发展大会形成的文件《21世纪议程》,是开启生态文明发展道路的两个突出标志。

(二) 人类对生态环境的伦理责任

1. 树立现代生态环境伦理理念 生态是一种文化,是一种动态的和谐,生态环境伦理把道德对象从

人扩展到人与生态环境,将传统伦理价值观的内涵进行了扩展。一方面,生态环境是人类生存与发展的基础,其存在状况制约着人类的发展状况;另一方面,人类又具有主观能动性,可以开发和利用生态环境,由此便产生了人对生态环境的责任与义务问题。树立现代生态环境伦理理念,要求人类摆正自己的位置,树立整体思维和尊重生态环境的现代伦理意识,将生态环境视为人类的伙伴,产生对生态环境的亲近感情和关怀,使其朝着有利于人类长远利益的方向发展。

2. 敬畏生命 人类和千百万其他物种的存在,才使整个地球充满了勃勃生机和活力。因此,敬畏生命就是生态环境伦理对处理人与生态环境关系提出的最基本道德要求之一。阿尔贝特·史怀泽指出:"善是保持生命、促进生命,使可发展的生命实现其最高的价值。恶则是毁灭生命,伤害生命,压制生命的发展,这是必然的、普遍的、绝对的伦理原则。"生态环境提供人类赖以生存的基础,只有人类敬畏生命,意识到与其他生物的休戚与共,才能够避免对生态环境无限制地索取。敬畏生命的人能够在其力所能及的范围内,帮助、拯救其他生命,把这种奉献给生命的行为当作自己的责任和良心。

3. 坚持可持续发展 众所周知,生态系统的承载能力是有限的,人类只有在其承载能力范围内生活,才能使全球各地的人们享受长期、健康、完美的生活。当今世界,许多人热衷于追求更多的生产、消费和更多的利润,他们不惜掠夺式地开采资源,并不断地排放大量废气、废水和固体废物,这是一种为追求局部利益牺牲整体利益,追求短期效益无视远期效益,追求经济效益放弃社会效益的不道德行为。人类必须发展一种对生态环境的新态度,坚持可持续发展,以生态优先的原则考虑经济社会的发展,以全人类的共同利益为最高准则,节约使用能源,建立有利于生态环境和生产持续发展的物质生活体系。

【思考题】

1. 健康教育和健康促进的道德要求有哪些?
2. 预防医学道德原则有哪些?
3. 人类对生态环境的伦理责任有哪些?

(孙宏亮 姜兰姝)

第七章 临床医学实践中的伦理道德

【案例与讨论】

某医院医生在为患者进行肠梗阻手术时,发现该患者阑尾红肿,阑尾红肿在临床上具有手术指征,于是几位医生商量一下,同时为患者进行了阑尾切除,术后告知患者及家属。患者及家属听后极其不满意,以手术给患者精神和身体上造成伤害为由要求医院及医生赔偿。

讨论:

为何医生好心为患者做手术,结果患者却要求医生赔偿?

临床实践是医疗实践的核心,是临床医务工作者对患者实施诊断、治疗和照护及预后等日常工作的总称。临床工作直接面对患者及其家属,具有较强的实践性和操作性。同时随着现代医学的分工细化,各个科室也逐渐形成了自身的工作特点。在新的医学模式下,了解和掌握在临床工作中如何实践尊重、自主、有利、无伤等基本伦理原则,不同科室中有哪些具体的道德要求,有助于提高医疗质量,更好地促进医患关系和谐发展。

第一节 临床医学实践的道德特点及要求

一、临床医学实践的道德特点

临床医学实践道德指医务人员在临床诊断、治疗、康复等不同阶段的工作中应该坚持的道德理念和必须遵守的道德规范,是临床诊疗活动实践活动遵循的一般伦理原则。20世纪以来,随着现代系统科学、心理学和社会学的不断发展,人们逐渐认识到心理和社会因素对健康的影响,强调用整体化、社会化的视角来研究疾病的发生、发展规律。在诊疗过程中要求医务人员既要重视生物因素对致病的影响,又重视患者的心理和社会环境因素,即符合现代生物-心理-社会医学模式的特点。在新的医学模式下,临床医学实践也具有了新的道德特点。

(一) 从单纯的治疗疾病转向治疗与关怀并重

传统生物医学模式下的医务人员更注重疾病发生、发展与转轨的生物学因素,过多地强调生理、病理的改变对躯体结构和功能的影响,因此在诊疗疾病过程中忽略了患者是具有情感、心理和社会关系的完整的人。伴随着现代医学的进步,我们能够治疗和治愈很多疾病,但仍有很多疾病是无法治愈的,有很多死亡是无法阻止的。特别是那些老年病、慢性病,常常具有终身性质,一直伴随到死亡,这些患者不仅需要治疗,更需要同情、关心和理解。目前世界各国对晚期癌症患者提倡的姑息治疗,最能体现治疗与关怀并重。为此,医务人员必须转变思维模式,在提高临床医疗服务时,注重自身的人文素质的提高,尊重、关心、爱护患者,培养与患者的沟通交流能力,以助于赢得患者的信任,建立良好的医患关系。

(二) 既要发挥医务人员的主导性,又要调动患者的主体性

医务人员是经过长期培训具备医学知识和专业诊疗技能的专业人员,通常情况下,在诊疗过程中处于主动和指导地位,为疾病的诊治提供专业意见。但是诊治过程不能只有医生的指导,要想实现疾病的康复更离不开患者的参与、支持和积极配合。同时医生的专业意见也有赖于患者提供的真实信息。可见,医疗过程实际上是医患双方的互动过程,这要求医务人员在诊疗时必须认真听取患者意见,尊重患者的知情同意权,这样才能保证诊疗工作的顺利进行,提高医疗质量。

(三) 既要维护患者的个人利益,又要兼顾社会的整体利益

医学的目的是防病治病、维护健康,通常临床实践在帮助患者恢复健康,维护患者利益的同时也促进了社会发展,二者相辅相成。但是有些情况下,维护患者的个人利益会与社会整体利益产生冲突和矛盾,如传染病患者的救治、计划生育措施的实施、稀有卫生资源的分配等。这要求医务人员必须掌握正确的道德原则,公平、公正、合理的提供诊疗服务,既要服务于患者及其家属、又要兼顾社会的整体利益。

(四) 既要重视躯体治疗,又要重视患者的心理社会的全面调整

16、17世纪以来,医学走上了崇拜技术的道路,我们在肯定技术治疗疾病、解除痛苦,给患者带来福音的同时,也看到了即使是以局部病变为特征的疾病往往也要波及全身,不仅给身体带来痛苦,也会刺痛人的心灵。因此,单独依靠技术的医学从来都不是完整的医学。现代医学研究显示躯体不适和疾病与心理、社会问题密切联系,这要求医务人员在提供诊疗服务时,既要注意生物因素的作用,也要重视心理、社会因素对疾病的影响。在手术、医务和特殊疾病诊疗中要注重结合患者的疾病特点,提供心理和社会支持。在卫生政策和医院管理上要以患者为中心,努力方便患者,减轻患者负担,为患者提供高效、细致、周到的服务。

二、临床医学实践的基本伦理原则

(一) 及时原则

及时原则是临床工作中"时间就是生命"的具体体现,要求医务人员尽快地对疾病做出诊断,迅速采取有效的治疗手段,并认真适时地对患者的要求和疾病变化做出反应。及时的原则包含着医学和伦理学这两种密不可分的因素。"时间就是生命"既体现患者就诊时机,以及现代医学技术所能提供的诊疗手段等医学因素,也包含着医务工作者如何利用现有的医疗条件最大限度的实现诊疗目标,并及时对患者提供安抚与照护,体现对患者尊重、爱护的伦理学因素。

及时原则要求医务人员树立时间就是生命的诊疗观念,充分利用现代医学技术手段,对患者的疾病做到早发现、早诊断、早治疗,勤奋主动地做好诊疗工作,最大限度的实现诊疗目标。一旦遇到患者病情超出个人和医院诊治能力,应及时联系上级医生或及时转院,不要错过最佳抢救时机,保证患者生命健康利益。

(二) 最优化原则

最优化原则是指在临床实践中,诊疗方案的选择和实施,追求以最小的代价获取最大效果的决策,是有利与不伤害原则在临床中的具体应用。临床诊疗工作一方面可以帮助患者有效预防和治疗疾病,另一方面也会因各种药物、医疗技术给患者带来躯体和精神上的负面影响。因此在选择和实施治疗方案时,要尽可能用最小的代价取得最大的效果,实施诊疗最优化原则。具体而言,包括在确定适当的诊疗目标,实际病情需要出发,采取最适宜的诊断设备和治疗技术,而不是一味地追求高、精、尖;在争取最佳疗效时,应尽量降低患者所付出的代价,既要考虑一时的效果,也要考虑患者的长期预后,同时尽可能减少患者的疼痛,对于有伤害但必须的医疗检查采取必要的保护措施;在保证疗效的前提下,要尽量减轻患者的医疗费用,避免医疗资源的浪费。

由于疾病本身的复杂多变,医疗效果受医生的诊治行为、医患交往情况等多因素影响,因此要实现诊疗的最优化原则,要求临床医务人员必须具备高超的诊疗水平和高尚的医德,要能正确认识现代医学模式理念,实现医术与医德的优化统一。

【知识链接】

一般情况下最优化的医疗首先应该是适度的医疗,而目前在临床实践中过度医疗在很多情况下是以最优化的医疗面貌出现。医生为病人增加多余的治疗项目时通常以取得好的疗效为理由,因此有必要了解什么是过度医疗和适度医疗。

过度医疗通常是指医方在非医学目的驱使下,处于不良动机,违背临床医学规范和伦理原则,而提供给患方的不能为患者真正提高诊疗价值,只是徒增医疗卫生资源耗费甚至有害机体的诊治行为。

> 适度医疗在不同的国家地区、不同的医疗发展水平、不同的文化背景和职业人群中标准不同,通常情况下主要包括以下要素:在条件允许情况下疗效是最好的;适合病人身体情况,包括病情轻重和体质情况;安全、无伤害或将伤害降到最低程度;疼痛和痛苦小;费用较低。

(三) 知情同意原则

知情同意原则是临床实践中处理医患关系的基本伦理准则之一,也称为知情承诺的原则,其基本内容是:医务人员在各项诊疗措施实施之前,必须向患者提供包括诊断结论、治疗方案、病情预后以及诊治费用等方面真实信息,使患者在充分知情和理解的基础上理性地做出自主自愿的选择,即知情同意原则。知情同意原则包括知情与同意两个方面,知情是同意的前提,理解和自愿是同意的要素。

现代意义上的知情同意最先出现在1946年的《纽伦堡法典》中,是对"二战"期间德国法西斯惨无人道的人体试验的反思和否定;1964年世界医学联合会通过了《赫尔辛基宣言》,自此以后,西方国家医学界普遍接受了知情同意的理念。知情同意的原则要求医务人员要全面、准确、科学地告知患者所患疾病的状况;应当采取的诊断措施及其可能发生的意外;适宜的诊疗方法及其近期和远期效果与可能出现的副作用、并发症等可预见的风险;诊断和治疗所需的费用;患者及家属应予配合及注意的事项;主治医师的资质及医疗机构的情况等。告知根据具体内容的不同分为书面告知和口头告知。对可能造成重大损伤的医疗措施如手术、特殊检查和特殊治疗等,通常采取书面形式的告知方式;其他如药物、注射等常规治疗,在处置前也应向患者及其家属说明。医务人员告知的根本目的是患者的"知情",也就是说,告知的目的在于让患者对告知信息的理解,这就要求医务人员要尽可能将专业术语转化为通俗易懂的语言,耐心细致地向患者做充分的解释和说明,不可敷衍了事、走形式。根据患者的不同,告知的内容也要有所不同,如对可能增加患者心理负担,对其健康造成重大影响的情况,要注意与保护性医疗相结合,可先将情况告知其家属或代理人,待病情稳定后再告知患者本人。

患者对于诊疗决策的选择必须在充分知情、理解和自愿的基础上做出。为了保证患者做出的是理性的选择,还要求对患者的自主决策能力做出判断。一般情况下,自主决策能力的丧失分两种情况:一种是发育期内的自主决策能力的丧失,如我国法律规定对10周岁以下的患者可以判定为自主能力丧失;对16~18岁有独立生活来源及18周岁以上的患者应视为具有自主决策的能力。另一种是病理性自主决策能力丧失,如严重智力低下者、处于发病期的精神病患者、昏迷或意识丧失者等等。对于上述两类自主决策能力丧失的患者,其同意权应自动转移给家属、监护人或委托人。

知情同意原则中患者的同意包括两方面内容,即知情同意和知情不同意,也就是说患者可以根据自身的情况对医生提供的诊疗决策做出同意或拒绝的双向选择。本书第四章丌篇介绍的丈夫拒绝签字,导致孕妇李丽云死亡案例就是一个典型的知情不同意案例。影响知情不同意的主要因素有:①患者对医生的不信任。由于医患关系紧张,患者对医生和医院不信任造成知情不同意。②对知情同意的认知障碍,医疗活动具有很强的专业性和技术性,不具备一定程度的医学知识和经验,大多数患者根本无法准确接收和理解信息。有些患者误以为知情同意书是和医院签订的"生死契约",是医生推卸责任的方式,担心知情同意书上所列的风险都将由患者自己承担,因而拒绝签字。③患者的文化、信仰、经济等也是造成患者知情不同意原因。癌症晚期的患者因无法忍受放疗化疗的痛苦,或者无力承担昂贵的医疗费用都可能导致不在知情同意书上签字。

对于有自主能力的患者来说,如果其拒绝医生的诊疗方案,应设法搞清患者拒绝的真实理由,并帮助患者克服困难,向其详细说明拒绝诊疗可能带来的严重后果,如患者一再坚持,则应尊重其意愿,并做好详尽的病案记录,请患者本人及其家属签字。对于自主决策能力丧失的患者,其同意权已转交给代理人,如代理人的决策与医生的决策发生冲突时,如病情允许,可再向其解释,如病情危急,医务人员可从维护患者生命健康利益出发,争得上级主管部门或医院伦理委员会同意,在医院律师的见证下继续医疗过程。除此之外,还应完善相关法律制度,建立医疗风险规避制度,从而使医务人员对"知情不同意"并出现生命危险的患者,能全心全意地投入抢救,避免出现知情不同意下的"医疗不作为"。

面对可能导致死亡或其他不良后果等紧急情况时,患者及家属对医生的多次劝说仍然坚持己见,此时医务工作者必然陷入了伦理困境,世界各国面对这个问题都有不同的做法。在美国,责任之外求助"道德",医院里都设立"道德办公室",当医生遇到患者及家属知情不同意的情况,可以求助于医院的"道德办公室",该办公室会根据医疗情况做出判断,一般会支持医生所作的决定。美国的《医疗法:紧急施救手术法规》还规定:"医生有权在患者面临生命危险,或有导致身体残疾的危险时,在未征得患者同意以及未得到其他任何人允许的情况下,对患者实施救治";在韩国是"'救人要紧',但也有特例",一般遇到这种情况韩国的综合医院都会选择对患者实施救治,当然会留下详细的记录,以备以后的检查,但也有特例,当遇到"丈夫不签字,孕妇死在医院"这样的事医院和医生同样不敢擅作主张;在德国"见死不救是条罪状",在特殊情况下,医生有权利也有义务为患者实施手术,因为德国刑法规定了一条"见死不救罪",并在很多领域都适应;在日本,"救人优先,术后交钱"这样就不会出现没钱交费而延误治疗的情况。

第二节 临床诊断和辅助检查工作中的道德要求

疾病的诊断是医生通过采集病史、体格检查和辅助检查收集患者的病期资料,经过整理、分析做出概括性判断的过程。正确的诊断是选择治疗方法、保证治疗效果的前提。要获得正确的诊断,不仅需要扎实的医学知识和丰富的临床经验,还需要医务人员具备良好的道德素养。

一、临床诊断工作中的道德要求

(一)询问病史的道德要求

完整的病史资料是医生诊断的重要依据。人际沟通学研究显示,人际交往中的第一印象对以后关系的形成具有重要作用。通常情况下,询问病史是医生与患者交流的第一步,因此医生要做到举止端庄、态度和蔼,通过良好的言行和大方得体的举止,消除患者的陌生感、畏惧感,使其无所顾忌的主动讲述病情。同时要集中注意力耐心倾听,注意适当的眼神交流,让患者感受到应有的尊重。然而,现实中由于工作任务繁重、诊疗人数过多,一些医务人员缺乏耐心、随意打断患者、错失了很多对诊断有重大影响的关键信息,贻误诊治。

(二)体格检查的道德要求

中医的望、闻、问、切和西医的视、触、扣、听都是体格检查的基本技能,也是最简便而又最经济的诊断方法,体格检查不仅反映医务工作者的技术水平,同时也折射出其道德水平。我国著名医学家裘法祖,有"中国外科之父"之称,一生获得无数奖项和荣誉,但他自己最看重的是2001年获得的"医德风范终身奖",他认为善待患者最重要。有一次,他接诊一位老年患者,肚子不好,在小心地把老人扶上床之后,并认真为其进行体格检查,检查结果并没有发现什么问题,于是把患者扶下床,患者非常感激,并拉着他的手说,"你是最好的医生,我走了五六家医院,没有一个医生摸我的肚子"。仅仅是摸肚子一个简单的动作,却赢得患者的极大信任,就表明体格检查不仅可以帮助临床医生诊断疾病,同时也有利于建立良好医患关系。

在体格检查中,医务人员应遵循以下的道德要求:首先,医务人员应按照一定的程序对患者实施必要的体格检查。其次,在检查过程中要做到全面细致、一丝不苟,由于人体的复杂性和特殊性,要求医务人员不能受以往经验所限,要认真检查,注意观察患者的反应,不放过任何蛛丝马迹。同时在检查过程中手法要轻柔,尽量减少患者的痛苦。第三,对于一些涉及患者隐私部位的特殊检查,要注意必要的遮挡,保护患者隐私。

二、辅助检查的道德要求

辅助检查是应用专门诊疗技术和先进的仪器设备,为临床科室提供诊断数据和特殊疗法,或为临床科室提供技术支持,一般包括检验、病理、影像、心电图及其他功能性检查等。

(一)辅助检查的道德特点

1. 专业性和技术性 随着医学科学的发展,辅助检查科室分工越来越细,专业化倾向越来越强。各种现代诊疗仪器设备、先进操作技术大量运用,来协助临床各科室进行更好的诊断和治疗。设备操作自动化、遥控化和电子计算机化,构成了各检查科室形体各异的特点。辅助检查人员必须熟悉仪器性能和维修知识,熟练操作,保证仪器的正常运转,才能为临床提供客观、科学、准确的数据。

2. 独立性和协同性 一方面,各辅助检查科室都有自己的专业分工,并有自己的工作特点和规律。即使同一科室,不同仪器设备可能安装在不同的单独房间里,从操作到出报告均独立完成,具有工作的独立性。另一方面,大多数检查科室并不直接面向患者,而是辅助临床科室间接为患者服务。如果检测结果或报告有差错或延误,都可能造成误诊、误治甚至产生严重后果,需要与临床科室紧密融合。

3. 更新性和自觉性 随着现代科学技术发展,各种现代诊断仪器不断问世,并且更新换代的时间越来越短,需要医技人员不断更新知识,以适应医学发展和临床诊疗的需要。同时,辅助检查人员通常都是一个人单独进行实验诊断、计数或特殊检查,需具备高度的自觉性和"慎独"精神。

4. 自我防护与社会防护的统一性 有些检查科室在工作过程中,会产生一些有毒、有害和放射性物质,这不但影响检查人员自身健康,而且还威胁到临近科室的医务人员、周围居民以及社会人群的健康。因此,在加强检查人员自我防护的同时,还要考虑到社会防护,对那些危害人群健康物质要加强管理,并在排放前进行无害化处理。

(二) 辅助检查的道德要求

1. 从诊断需要出发,避免过度检查 根据患者的诊治提供各种辅助服务,这是对患者实施辅助检查最起码的道德要求。在市场经济的条件下,由于利益的驱使,对患者实施过度检查已不是个别医生和个别医院的偶然现象,它不仅增加了患者的负担,给患者带来了痛苦和不适,同时也是卫生资源的巨大浪费。因此,医务人员应以患者的利益为中心,从诊断需要出发,确定合理的检查项目,简单的检查能解决问题就不做复杂的检查,一项检查能解决问题就不做多项检查,避免实施过度检查。

【知识链接】

对一般疾病做 CT 扫描检查在中国比较普遍,原因在于,这种检查收费高。然而,做 CT 检查对人的伤害也非常大。做一次心脏冠状动脉 CT 检查,放射量相当于拍了 750 次 X 线胸片。对那些不需要 CT 检查的年轻人,尤其是年轻女性来说,不但起不到作用,还会带来癌症风险。

在发达国家过度检查更为明显和典型。例如,癌症普查就是一种最容易引起过度检查和随后的过度治疗的疾病。挪威政府从 1996 年开展了一项政府资助的乳房 X 线普查项目,后来,经过 10 年时间在全挪威实现了普遍推广。从 2005 年以后,挪威所有 50～69 岁女性均被建议每 2 年采用 X 线检查乳房 1 次,其中有 77% 的女性听从这一建议进行了检查。尽管挪威政府的出发点是好的,而且,这一普查也的确及早发现了一些女性的早期乳腺癌,但是,研究人员对挪威这项普遍开展的乳房 X 线筛查进行的评估研究发现,这一检查是过度的,而且造成了 15%～25% 的乳腺癌"过度诊断"。所谓过度诊断是指,假如一些妇女一生都不接受普查,她们一生中都不会出现临床症状的乳腺癌。也就是说,她们的乳腺癌永远不会进展为临床期,或者在乳腺癌出现临床表现之前,她们就已死于其他原因。

之所以过度检查如此泛滥,有几个原因不可忽视。一是生物医学和医疗专业拼命追求利润和赚钱,二是对预防医学的误解和医学人文精神的缺失或异化,三是对高科技的盲目崇拜。

2. 认真负责,及时准确 辅助检查人员提供的各种检查和检验结果,在很大程度上对临床医生的诊疗起决定性作用,直接影响医疗质量和患者的安危。如果检验、检查违规操作,其结果报告不准确或有差错,都会给患者带来严重的后果。所以在工作中,检查人员必须认真负责,准确填写各种检查报告并及时发出,树立严谨的工作态度,求实的科学作风。

3. 爱护设备,节约资源 检查人员对仪器设备要珍惜爱护、定期检查和维修保养,以保证仪器性能处于正常状态,避免让仪器设备"带病工作",影响检查效果。同时,不能以职谋私,利用设备私下赚取经济利益,更不能随便浪费使用设备或者有意损坏设备。

第三节　临床治疗工作的道德要求

一、药物治疗的道德要求

药物治疗是指用一切有治疗或预防作用的物质用于机体,使疾病好转或痊愈,维护身体健康。药物治疗是治疗疾病的重要手段之一,其效果不仅受到患者体质、药物质量、剂量大小及其他因素的影响,也与医务人员的临床经验和医德水平密切相关。

(一) 药源性疾病及其产生的道德因素

药物治疗的目的在于防治疾病、保持健康,但药物的使用具有双重效应,合理使用对人体有益,不当使用,则可能导致药源性疾病的发生甚至危及患者生命健康。所谓药源性疾病,是指药物引起人体不良反应并由此产生各种症状的疾病,可分为两类:一类是由于药物副作用、剂量过大导致的药理作用或由于药物相互作用引发的疾病,这类疾病一般可以预防,其危险性较低;另一类为过敏反应、变态反应或特异反应,这类疾病较难预防,其发生率较低但危害性很大,常可导致患者死亡。

药源性疾病的发生,一方面与药物本身和服药者个体差异性有关,另一方面也有医务人员使用不当和道德水准低下等原因。如医务人员工作马虎,不熟悉药品的性能,不严格掌握药品的适应证和禁忌证,甚至部分医务人员追求经济效益,牟取私利,开大药方,大剂量用药,或片面追求"疗效",药物滥用,都容易产生药源性疾病。如20世纪五六十年代在全世界广泛使用的"反应停",虽然能够有效地阻止女性怀孕早期的呕吐,但也妨碍了孕妇对胎儿的血液供应,导致大量"海豹畸形婴儿"出生。

(二) 药物滥用及其引发的伦理问题

药物滥用(drug abuse)一般是指违背了公认的医疗用途和社会规范而长期地使用过量具有依赖性潜力的药物。目前,我国的抗生素滥用是药物滥用的一个最重要体现,据相关媒体报道,我国7岁以下儿童因为不合理使用抗生素造成耳聋的数量多达30万,占总体聋哑儿童的30%至40%,而一些发达国家只有0.9%。在住院的感染病患者中,耐药菌感染的病死率为11.7%,普通感染的病死率只有5.4%,我国每年有8万人左右因滥用抗生素死亡。

药物滥用的原因很多,除了一些医生缺乏科学的用药知识外,还与医疗机构的药品管理制度、国家的医药政策以及医生的职业道德密切相关。我国由计划经济体制向市场经济体制转型的过程中,医药卫生制度也发生了巨大变化,国家对医疗卫生投入补给不足,把医院推向市场,使得医院成为自主经营、自负盈亏的市场经济主体,由于医院40%~60%的医疗支出依靠药品的收入补充,因此"以药养医"成为市场机制下医院运营的主要模式。在这种大的政策背景下,医院内部各个科室实施二级核算制度,鼓励医生多开药、开好药、开贵药,从而获得更多药品加价,以满足医院和个人收益。同时我国药品管理不完善、供销渠道混乱,也极大助长了药物滥用现象。药品生产企业、营销公司及流通部门直接与医院、科室、医生挂钩,药品营销代表和代理商按处方给医生或医院回扣、按利润分成,加剧了医生超量、超常规用药。这些现象的产生,是外部体制原因,但也深刻反映了当前我国部分医务人员缺乏基本的职业道德精神和对患者健康负责的职业责任感,唯利是图、见利忘义,严重侵犯了患者的健康利益,有损医生和医疗机构的声誉,破坏了医患信任,恶化了医患关系。

(三) 药物治疗的道德要求

1. 严格掌握用药指征,做到科学用药　医生对患者实施的药物治疗能否取得预期的疗效,前提是做到对症下药,即医生在正确诊断病情的基础上,严格掌握药物的性质、适应证和禁忌证,根据科学的规律选择合适的药物,并在剂量、用法等方面依据患者的年龄、体重及病情发展程度等实施个体化指导。这样才能保证药物治疗的针对性,达到最佳效果。

2. 注意用药安全,坚持有效原则　是药三分毒,任何药物都具有双重效应,既能对患者产生治疗作用也具有不同大小的毒副作用,同时患者为了治疗疾病还不得不承受药品不良反应的风险。这要求医务人员必须严格根据药物的剂量标准,安全用药,防止药源性疾病的发展。对于不可避免的药品不良反应事件,一方面要从国家的层面建立监控机制,另一方面有赖于医生在治疗对患者的细致观察,定期检查各项指标,一旦发现异常,要立即停用并采取相应措施,同时积极上报药品监管部门。另外,在药物治疗中不仅要考虑患者的近期利益如缓解症状、减轻不适等,同时也要考虑患者的长远利益,避免因药物副作用导致的身体其他脏器功能损伤或产生严重的药物依赖。

3. 选择适宜药物,维护患者经济利益 药物治疗在注重安全、有效原则的同时,还要坚持合理经济的原则,即在充分考虑药物疗效的基础上,尽量维护患者的经济利益、避免资源的浪费。一般情况下,疗效相同的药物,选择价格便宜的单组药物,同成分、同质量药物应首选国产廉价的品种,从而减轻患者及社会的经济负担。

二、手术治疗的道德要求

手术是外科系统治疗疾病的重要手段之一,手术治疗损伤性较大,又有一定的风险,因此,要求医务人员除了必备的医学知识外,还需要较高的道德水平。

(一) 术前的道德要求

1. 严格掌握手术指征,不得滥施手术 医务人员应根据患者病情、手术特点及手术条件,充分论证手术治疗和非手术治疗方案,严格掌握手术指征,只有手术对患者的疾病治疗在当时的条件下是最理想的,才确定手术治疗,尤其杜绝患者本不够手术指征,却想通过手术来锻炼技术情况的发生或因为经济利益驱动的原因而为患者手术。

2. 患者及家属应知情同意 确定手术治疗时,医务人员必须客观地向患者及其家属交代病情,客观介绍手术的必要性、手术方式、可能发生的不良情况或意外、术前注意事项等,征得患者及其家属的知情同意,最终做出是否手术的选择,并履行书面协议的签字手续。但是在特殊情况下,如患者失去自主意识、病情危急而其家属又不在身边的情况下,医务人员出于高度的责任感,在没有患者或其家属知情同意下的手术是合乎医德要求的。

3. 认真制定手术方案 手术确定后,应由经验丰富的医务人员组织术前讨论,制定一个最佳方案,对术中可能发生的各种情况或意外要充分考虑,制定相应对策,包括配血、药品、器械及设备等。

4. 帮助患者做好术前准备 临近手术,患者容易产生情绪波动,比如担心手术的风险性等,医务人员应予以耐心的解释和安慰,使患者以良好的心态去接受手术;同时,还应详细交代术前的饮食限制等躯体准备,避免影响手术进行。

(二) 术中的道德要求

1. 态度严肃、认真操作 在手术中,医务人员应为患者生命高度负责,态度严肃,避免谈论与手术无关的话题,严格地遵守操作规程,保证稳、准、轻、快,即使出现意外,也要保持镇定,也不能惊慌失措,冷静处置,排除险情。

2. 相互支持、密切配合 医务人员需要以患者的利益为重,一切服从手术的全局需要,手术医师、麻醉师、器械护士、巡回护士等人员相互配合,才能顺利完成手术。同时,在手术中由于病情需要而需紧急更改手术方案时,应与患者家属及时联系与沟通,保证知情同意。

(三) 术后的道德要求

1. 严密观察、重视监护 患者回到病房后,要密切观察患者的生命体征、伤口有无渗血、各种导管是否畅通等,并做好医务工作,遇到异常情况,及时处理,使患者顺利地渡过术后阶段。

2. 减轻痛苦,帮助康复 患者在术后由于伤口疼痛和活动受限,比较痛苦,有的患者还可能因为手术失去某些生理功能而产生焦虑、抑郁等情况,医务人员应及时予以镇痛,关爱患者,以促使其早日康复。

三、心理治疗的道德要求

心理治疗(psychotherapy)又称精神治疗,是指以临床心理学的理论系统为指导,以良好的医患关系为桥梁,运用临床心理学的技术与方法治疗患者心理疾病的过程。心理治疗不但是心理性疾病的主要疗法,也是整体性疾病综合治疗中的一种。区别于传统的治疗方式,心理治疗对医务工作者的道德提出了不同的道德要求。

1. 真诚沟通 医务人员对就诊患者,不论其年龄大小、职务高低,都要做到一视同仁,以鼓励、启发式提问引导患者诉说,并能耐心倾听,以极大的同情心来理解患者的所作所为,取得患者的信任,才能接受治疗。认真了解患者症状,谨慎确定治疗方案,并视效果不断地进行修正和完善。征得患者积极配合,遵守医嘱,以免影响治疗,及时鼓励患者在治疗中取得的成果,相互坦诚交流。

2. 科学支持 由于心理疾病的隐蔽性,加之传统观念的影响,患者患病后逐渐产生受挫折心理,往往经过痛苦挣扎后才不得已寻求救治。医务人员要具有坚实的专业基础,树立治病救人的态度,以科学的心理学理论为指导,遵循心理学规律进行心理治疗,不断地向患者传递支持的信息,说明疾病的可治性,并可列举成功病例,以解除他们因相关知识的缺乏而产生的焦虑不安的情绪和建立同疾病作斗争的信心和勇气。

3. 保守医密 对患者的姓名、职业、病情及治疗过程进行保密是医务人员必须遵循的职业道德。没有获得患者的许可,医务人员绝不可泄露患者的情况,包括自己的亲属和同事,才能取得患者的信任,促进良好的医患关系,获得有关病情的可靠信息,最终帮助患者恢复健康。

第四节 特殊科室诊治工作的道德要求

一、妇产科的道德要求

妇产科学是为妇女提供预防、保健和诊疗疾病的学科,不仅关系到广大妇女健康,而且影响到子孙后代。所以,妇产科医务人员责任重大,应特别重视自己的职业道德修养。

(一) 妇产科工作特点

妇产科一般可分为妇科、产科、计划生育科、辅助生育技术科,主要服务对象为妇科患者、产妇、人工流产者、不孕不育患者等。妇科疾病目前已成为危害女性健康的"最大杀手",并且影响到女性个人生活的各个方面,其生理、心理压力巨大;产妇则大多数是健康人,由于现行的计划生育政策,产妇的健康关系后代健康、家庭幸福,其整个家庭都非常重视,医务人员常需以其家庭为中心进行诊疗;人工流产和辅助生殖则是两类完全相反的患者,虽同是妇产科患者,但其目的却截然相反,医务人员必须予以区别对待。

(二) 妇产科道德要求

1. 理解关爱患者,注重心理疏导 与一般患者比较,妇科患者多因患病部位的特殊性和受传统观念的影响,并且可能涉及其生活隐私,常产生一些特殊的心理,如羞怯、自卑或恐惧心理等;妊娠妇女特别是初孕者,经常担心胎儿发育、分娩痛苦等;未婚怀孕者或久婚不孕者则害怕别人讥笑,心理负担较重,因此,医务人员应充分理解、同情并尊重患者,在询问病史及医学检查时,注意保护其隐私,多使用安抚性、礼貌性和解释性语言,以缓解其紧张情绪,使她们对医务人员产生信赖感,配合诊疗工作。

2. 尊重患者权利,维护患者利益 对于妇科疾病,医务人员不仅要消除症状,更要考虑可能产生的不良后果,如对于患有妇科肿瘤但却未育患者来说,在治疗前应充分与患者及其家属沟通,详细阐述病情,既考虑治疗目的,又要照顾患者术后的生活和生育功能需要,慎重选择切除子宫、卵巢等方案。

对孕产妇疾病的治疗,因其健康涉及婴儿两代人,要慎重地选用药物,以免对产妇和胎儿产生副作用,由于现代科技的发展,很多极低体重儿或早产儿能幸存,但却面对早产儿先天发育不足可能导致身心发育障碍以及高昂医疗费用的问题,如何选择,医务人员应与患者及其家属冷静分析,维护患者、婴儿及其家庭整体利益;接生时应严格掌握剖宫产的适应证,自觉遵守无菌操作规则,减少母子损伤,尽最大努力保障安全分娩。

对人工流产患者,要充分尊重其隐私,合理使用药物治疗和手术治疗,尽力用先进的方法和技术,使其副作用减至最低限度;医务人员也不得帮助孕妇私自堕胎或倒卖胎盘等,从中牟取私利。

对久婚未育患者来说,一般会受到家庭伦理、地方习俗等多方压力,饱受煎熬,奔波求医。医务人员应对其全面诊察,仔细分析病症,帮助其积极治疗,在最后确认不能自然受孕的情况下,可以采用辅助生殖技术,助其受孕,但坚决不允许将患者当作试验品。

二、儿科的道德要求

儿科主要面对的是从新生儿到14周岁这一年龄阶段的患者,其身体和心理都处于不断地动态发展之中,期间会面临着特殊的危险,与成人差别较大,尤其是患儿年龄越小,差别越明显。《儿童权利公约》第四条原则是:涉及儿童的一切行为,必须首先考虑儿童的最大利益,应最大限度地保证其生存和发展。这就决定了对医务人员道德水平提出了更高的要求,要求他们在疾病诊疗、沟通方式等方面特殊对待儿童。

(一) 儿科工作特点

一方面,儿科患者其身体处于生长发育的阶段,免疫力比成人差,易感染疾病,且发病急,变化快,而因其缺乏一定的语言表达能力和理解能力,很难完整准确表述病情,需要其监护人间接陈述,可能掺杂监护人主观感受,可靠性差;另一方面,患儿自控能力差,还不能主动有效地配合病史采集、体格检查等诊疗活动,医务人员往往需要提供医疗、心理、生活全方位的照顾。

(二) 儿科医疗的伦理要求

1. 精心呵护,治病育人　离开熟悉的家庭环境,在医院这个陌生环境里,疾病的折磨以及往日疾病治疗中的痛苦体验等,很容易使患儿产生紧张、恐惧心理。因此,医务人员应像父母一样关心他们,表情亲切、态度和蔼,尽量用他们能听得懂的语言耐心地交代病情,使他们感到家庭般的温暖;同时,医务人员要以高度的责任感对患儿认真观察、耐心诊疗,切忌为了患儿一时的配合,如打针或服药而哄骗、恐吓孩子,注意自己的言行举止对患儿的道德品质形成的影响,以免使其染上说谎、不诚实的习惯,努力使患儿在住院过程中也接受爱的教育和健康教育,使患儿在康复的同时道德行为也得到良好的发展。

2. 勤于观察,对患儿终身负责　儿科患者一般发病急、病情变化快,又不善于表达自身的变化,诊疗工作具有极强的紧迫性。一方面,医务人员应善于观察患儿的病情变化,尤其是夜间值班不能麻痹大意,一旦出现紧急情况,尽快地做出诊断,迅速采取安全有效措施,以促进患儿的康复和防止并发症的发生;另一方面,医务人员在采取诊治措施时,不仅要考虑当下治疗,更要考虑远期效应,防止产生并发症和毒副作用,为孩子的健康成长着想,对其一生负责。

三、急诊科室的道德要求

急诊科室主要针对急症和危重症或意外伤害患者进行救治,包括院前和院内急救两大部分。急诊治疗工作的成功与否直接关系到患者生命,能不能做到及时、准确、有效地抢救直接关系到患者的安危,因此对医务人员提出了更高的要求,不仅需要其具备精湛的医术、丰富的临床实践经验,还要求其必须遵循急诊治疗的特殊道德要求。

(一) 急诊科室的工作特点

1. 时间紧迫,病情变化快　急诊治疗的最突出特点就是"急",体现为时间紧迫、抢救及时。急诊的大部分患者发病急骤、病情变化迅速,这要求医务人员必须要在最短的时间内做出准确的判断,采取最佳抢救方案,争取理想的疗效。因此要求医务人员随时保持警惕、做好充分的准备工作,在抢救中必须积极主动,抓住有效时机。

2. 疾病谱广泛,病情复杂　急救的疾病谱十分广泛,病情也较复杂,诊疗工作涉及面广,既有内、外、妇、儿等常见专科疾病,也有心脑疾病、复合外伤等多系统疾病,因此对医生的技术要求较为全面,强调多专业的积极配合。在实际工作中,医务人员要搞好各科室的团结协作,在稳定患者病情的基础上,认真观察、分析,做出综合判断。

3. 救治难度大，责任重大 急诊患者的病种、病情和患者数量不定，其中不乏情况危重者，如重度昏迷、出血不止等危急情况，而救治的及时性和诊断准确性的矛盾，以及病情严重患者无法主动配合与患者及其家属知情同意的矛盾无形中加大了急诊救治工作的难度。同时，由于急诊治疗与患者的生命安危密切相关，与千家万户的幸福紧密相连，因此承担着重要的社会责任，意义重大，社会自然也对从事急诊治疗工作的医务人员提出了更高的道德要求。

(二) 急诊科室的道德要求

1. 尊重生命，争分夺秒 急诊患者病情突发性强、变化快，抢救工作是否及时往往是抢救成功与否的关键。因此，医务人员应秉承生命神圣和尊重患者生命的医学基本道德要求出发，牢固树立"时间就是生命"的观念，争分夺秒、全力抢救。为了尽力缩短接诊时间，急诊医务人员要在平时就做好各种准备工作，按时检查各类抢救设备，坚守岗位；在抢救中，做到忙中有序，果断实施各项抢救措施。对于病情平稳的患者，不得疏忽大意，要注意随时观察患者的病情变化，一旦发生突变，及时做出反应。

2. 准确评估，勇担风险 任何有效地治疗都基于医生对患者病情的准确判断，然而急诊治疗中患者自身的特殊性使得大多数情况下，医生无法采用常规的问诊、体查或辅助检查等方法进行诊断，患者紧急的病情，要求医生必须在最短时间内做出救治决定，这对医生的诊疗能力和应变能力提出了非常高的要求，此外还要求医务人员保持冷静的态度，以患者的利益为重。特别是对于抢救存在风险的患者，医生必须要具备审慎而果敢的精神，在无法回避风险时，要敢于承担风险和责任，大胆实施抢救，同时做好患者及其家属的知情同意工作。

3. 全科医疗，通力协作 现代医学的分工致使医学专业高度分化，医院分科越来越细，很多专科医生往往只拥有本专业领域的疾病的诊疗能力，缺乏对其他专科疾病的系统研究。然而急诊患者有时是同时患有多个专科疾病，出现多脏器功能衰竭，对此专科医生显得捉襟见肘、难于应付，需要医院各科室人员的积极配合与通力合作。这要求医务人员之间、科室之间及医疗机构之间要充分发扬协作精神，在抢救中顾全大局、团结一致；同时在医院管理上也要加大全科医疗或综合 ICU 病房的配套建设，成立创伤外科团队，增强救治时效，真正做到以人为本、治病救人。

4. 首诊负责，适时转诊 对患者生命的尊重主要体现在医师的职业责任感和对工作的责任心上。为了更好地维护患者生命健康，急诊医师首先必须遵循首诊负责的原则。我国《执业医师法》第二十四条规定"对急危患者，医师应当采取紧急措施进行诊治，不得拒绝急救处置。"也就是说，急诊治疗中第一个接待患者的医师为首诊医师，不得以非本专业范畴疾病和边缘性疾病为由拒绝接诊；遇危重患者时，依据病情需要，先行抢救后请患者家属补办相关手续和交款事宜。对于非本专业的危重患者，首诊医师应首先实施生命抢救，同时立即通知有关科室医师。在接诊医师到达后，首诊医师应向其介绍病情及抢救措施。当接诊医生接手抢救工作后，首诊医生方能离开。如遇到复杂病例，需要两科或更多科协作抢救，首诊医师也应首先进行必要的抢救，同时向医务部或院总值班报告，请求召集相关科室人员共同完成抢救。当调集人员到达后，以其中职称最高者为抢救指挥。对于任何借故推诿或不予以全力抢救的情况，应追究当事医师及其领导的责任。

患者罹患急症一般会选择就近就医，不同医疗机构的医疗水平、技术设备和诊治能力不一，急诊医师应根据本单位的医疗条件，在清楚判断患者病情的基础上，对于有能力救治的患者必须坚持首诊负责原则，积极救治，不得以任何理由将其推向其他医院。如果没有能力治疗，在不得不转诊的情况下，勉强治疗，则会延误抢救时机，因此要对患者做好紧急处理，秉承对患者负责的原则，及时安排转诊，为防止中途发生意外，尽量安排医护人员护送。

5. 正确处理复苏与不予复苏、维护患者个人利益与社会公益的关系 急诊救治中经常会遇到患者气道梗阻、肺换气不足导致呼吸抑制或心脏骤停的情况，这是要求以保护患者生命、帮助其恢复健康、最大程度地减少痛苦或限制残疾的基础上，采用心肺复苏（CPR）措施帮助患者逆转"临床死亡"。然而有些情况下，提供复苏并不能充分达到上述目的，或与患者的愿望和最佳利益相冲突。因此要求医生必须充分掌握复苏的适应证和禁忌证，遵循维护患者最佳利益的原则，正确处理复苏与不予复苏的关系。通常情况下，急诊治疗中只有在有明确证据证明下述两种情况下，不予复苏才是在伦理上可以接受的：①患者的死亡"不可逆",并在短时间内即将死亡;②复苏的死亡率极高,达到不可接受的程度或复苏成功后脑损伤极其严重。总之,无论是对于有自主能力的患者还是丧失自主能力决策权转移至其家属或代理人的患者,急诊医生在做出是否复苏的决策之前,都要准确告知患者的状况及预后,复苏的性质及最后可能的后果、危险或某种死亡的选择,并在争得其同意基础上予以实施。

从医疗资源分配的角度来看,公正的伦理原则要求在急诊救治过程中所有患者都具有获得急症救治的机会,并要求医务人员公正地分配医疗资源。这要求急诊医务人员要想方设法利用有限的医疗资源获得最大的收益,正确处理好维护患者个人利益和社会公共利益的矛盾。特别是遇到大规模伤亡事件,急诊救治力量明显不足的情况下,要坚持首先"最好的医疗资源用于最严重的伤员"的原则,同时,利用可用的医疗资源,尽最大努力抢救最多数量的伤员,尽可能减少伤残。此外,还要对尚未实施抢救的伤员进行检伤分类,给予一定的稳定治疗,在保持救治希望的同时,减少医疗资源的浪费,为寻求进一步的医疗援助赢得宝贵的时间。

【思考题】
1. 临床医学实践的道德特点有哪些?
2. 手术治疗的道德要求有哪些?
3. 急诊科室的道德要求有哪些?

(姜兰姝)

第八章 护理伦理道德

【案例与讨论】

一产妇剖宫产后第6天,医生检查一切正常,决定周一出院。周日,产妇丈夫和婆婆商量想当天接产妇出院,医生不在,家属遂和护士商量能否先行回家,等周一再回院办手续,护士不同意,要求必须把住院费结清,产妇丈夫说明单位押了支票,不会欠医院住院费的,要求抱孩子出院,护士不同意,便把孩子抱到了另一个房间,产妇想抱回孩子,护士不给,双方遂发生争执。

讨论:
1. 护士是否应该和产妇争吵,请从道德角度分析。
2. 护士抱走孩子的做法是否恰当,为什么?
3. 如果你是此护士,你会采取哪些途径解决该问题?

第一节 护理工作与护理道德的特点

护理实践是临床医学实践中不可缺少的、不可替代的重要组成部分。护理人员不仅担负着护理诊断、护理治疗的责任,同时还担负着配合医生使患者处于最佳健康状态和延长生命等重任。因此,要求护理人员在护理道德理论和护理道德原则指导下,掌握护理道德基本要求,扎扎实实做好护理工作。

一、护理工作的道德特点

(一) 护理工作的特点

护理工作是整个医疗卫生工作的重要组成部分,但它又有其自身的相对独立性和特殊性,其特点主要有:

1. 服务性 "为人类服务是护士的首要职能,也是护士职业存在的理由。护理服务是需要全人类性的。职业性护理服务以人类的需要为基础,所以不受对国籍、种族、信仰、肤色、政治和社会状况的考虑的限制。"就是说,护理工作以服务患者为天职,强调服务性才能准确为护理工作定位。

2. 艰巨性 俗话说,"三分治疗七分护理",可见护理工作的艰巨性和重要性。护士护理患者,担负着建立有助于康复的、物理的、社会的和精神的环境,并着重用教授和示范的方法预防疾病、促进健康。她(他)们为个人、家庭和居民提供保健服务,并与其他保健行业协作。概括而言,护士的基本任务有四个方面:增进健康,预防疾病,恢复健康和减轻痛苦。

3. 沟通性 沟通要求护理人员与患者以及家属之间在思想与感情传递和反馈过程中,思想达成一致和感情达到通畅。随着社会进步,市场经济深入、现代医学发展,社会医疗保险制度改革以及法律、法规的健全和完善,患者就医时有了更多的自主权和选择权。护士只有充分地沟通,才能和患者达成对病情、用药等治疗方案的知情同意或拒绝同意,最终达成护理方案的一致性。

4. 综合性 新时期,不仅要求护理人员有良好的职业道德,热爱护理工作、热爱生命的崇高情感,而且必须熟练掌握护理专业理论知识和操作技术;要求护理人员不仅要能够减轻患者痛苦,在承受最小痛苦的同时,取得满意的治疗、护理效果,而且护理模式的转化也使护理工作的职能得到拓宽和延伸,在护理患者时要以"人"为中心,不仅要掌握常规的护理技能,而且要掌握人文、心理、社会等方面的知识,以满足患者身心以及社会适应的护理需求;要求护士不但要具备快速识别反应、应急能力,而且要善于与患者沟通,建立良好的护患关系。

(二)护理工作的道德特点

护理道德(nursing morality)是社会一般道德在护理领域中各种道德关系的反映,是依靠社会舆论、人们内心信念和传统习俗来维系,通过护理人员的自觉遵守来规范行为的。护理工作的道德,就是以社会主义的人道主义、社会主义核心价值观为基础的高度的责任心、高水平的护理技术,为患者提供良好的、优质的护理服务,以促进患者早日康复。护理道德直接反映出社会的文明程度和护士的文化素质,是衡量护理人员护理道德的标准。在社会主义初级阶段,护理人员仍需努力成为白求恩式的"毫不利己、专门利人"的贴心人,仍需为解除患者病痛而辛勤工作甚至无私奉献。

护理人员在医院技术人员中所占比例大、专业性强、涉及面广、工作量大,与患者接触的时间最长,一个患者从入院到出院的流程中约有90%是与护士接触和配合完成的,因此,一个医院的护理人员技术水平的高低,特别是道德修养的好坏,直接反映着该医院医疗水平和道德风貌,其道德的特殊性表现在:

1. 诊疗和护理的协调一致性 护理工作的服务性决定着在执行诊疗和护理过程中,护士必须恪守道德,时时配合医生的诊疗需要,尽力为患者创造适合于诊疗的环境和条件,使诊疗和护理得到协调一致性。

2. 护理工作的道德严格性 护理工作的艰巨性和科学性,要求护理工作必须以医学知识、护理学知识等科学理论为指导,严格执行操作规程,严格执行医嘱,不容许有丝毫个人马虎。护士是否严格遵守护理制度,认真做好各项护理工作,做到准确、及时和无误,直接关系到医疗质量,关系到患者的生命安危,因此要求道德的严格性。

3. 护理工作的道德灵活性 护理道德在强调严格性同时,护士还要有灵活性、积极主动性,尤其在一些特殊情况下,如危重患者的抢救、急诊患者的临时处置等情况发生时,不能消极等待医生、等待医嘱,而要灵活机智、采取果断措施,具有应急能力,主动承担一定的治疗和抢救任务,这是特殊情况下,对护士的特殊道德要求。

4. 护理工作的道德责任性 强调护理工作沟通性强和综合性强的同时,要认识到护理工作是一项具有科学性、连续性、继承性、时间性很长的专业,其道德水平如何,关系到能否协调医生、护士和患者三者的关系,直接影响着医疗质量,所以护理道德的责任性显得尤为重要。

(1) 护患道德责任:强调尊重和爱护患者,护患双方联系最多、关系密切,患者不仅需要从护士那里得到医疗技术服务和生活的照料,还希望从护士那里获得精神支持和心理的安慰。因此,尊重和爱护患者是护患道德最重要的要求。

(2) 护士与患者家属的道德责任:要重视与患者家属的沟通,经常换位思考,体会家属的痛苦,在不违背原则的情况下,尽可能满足患者及家属的要求,做到以情服人,增加患者和家属对护理工作的理解和信任。耐心解答家属提出的护理方面的问题,对病情和治疗方面的问题尽可能让医师回答,以免医护回答不一致而引起不必要的纠纷。根据家属的文化素质选择相应的语言,尽量使用非医用术语,避免使用一些让家属误会的词句。护士要做到病情、治疗、护理心中有数,这是与家属进行有效沟通的前提。

(3) 护士与医务人员之间的道德责任:医护之间的道德原则是——团结合作、主动配合、相互支持、相互学习、同心同德为患者服务。在护理队伍中,老、中、青三代共同承担着护理的任务,所以,搞好护士之间的关系,对于提高医院的护理质量,发展护理事业十分重要。

二、护士的角色

角色是社会心理学的专门术语,是社会结构中的一个特定位置。每个社会角色的扮演者,都要按照该角色的行为模式进行活动。护士角色的扮演者,也应通过角色的学习和实践来调整、规范自己的行为,遵守职业道德,承担角色所赋予的义务和责任。作为合格称职的护士,不仅需要掌握医学理论和护理学知识,同时还要具备良好的美学修养,以高尚的职业情操、健康的职业情感、优雅端庄的风度,出现在临床护理工作岗位上。因此,护士已不单只是打针、送药、铺床的简单护理人员,而是在临床工作中扮演着多重角色。

(一)照顾者和管理者的角色

护理人员工作的服务性决定了其照顾者和管理者这个角色。为患者提供高质量、高技术的服务要求护士必须掌握高级复杂仪器的使用,具备能处理突发事件的应变能力,同时在照顾患者时,应考虑生理、心理、社会等诸多因素对患者的健康的影响,要用整体护理的观念为患者提供服务。

护理工作的连续性和相对独立性要求除完成各种治疗护理外,对所负责病区的人、财、物应统筹安排和管理,如各种仪器设备管理、药品管理、探视人员的管理、治疗区和病房环境管理等。

(二) 教育者和协助者的角色

随着现代医学新健康理念的推进,护士在临床工作中科学、准确、及时、有针对性地教育患者按照符合健康要求方式生活,就显得尤为重要和迫切。护士要利用各种方法,因人而异,对患者进行健康教育,使其了解有关疾病的知识和康复保健知识,教会患者自理的知识和技术及其理论依据,使患者减轻心理负担,主动配合治疗和护理,促使身心方面和社会适应健康发展。

护士是促使患者早日康复的协助者。在直接接触患者、与患者朝夕相处中,护士最易了解患者实际身心状况,容易取得第一手相关资料。同时,现代医学护理科学发展新技术的不断介入,使得护理工作的高新技术成分不断增加,护士不仅要指导和教育患者做好诊疗护理、心理护理等专业护理工作,还要协助医技人员做好其他专业性很强的特殊检查治疗指导、解释和准备工作。

(三) 沟通者和代言人的角色

护理工作沟通性的特点注定护理人员一定要在沟通技能上下大力气。医院是个小社会,患者的经济条件、社会地位以及文化背景差异性很大,所以护士务必要学会与人沟通的艺术。除注意自身形象外,还要讲究语言艺术,任何不利于患者健康的语言都应避免使用,避免因语言和行为不当给患者造成不安全感。在沟通中要注意方式方法,针对不同的患者和家属,采取不同的应对方法。同时,医护之间、护技之间、护理人员与行政及后勤人员的沟通,都要做到互相协作、密切配合,使整个护理工作处于有机和谐的运转中。护士通过倾听、询问、观察、操作和交谈等手段获取的患者各方面有用信息,要及时加工、传输、反馈和贮存给相关医务人员、社会支持系统以及家属,要抱着积极负责和客观公正的态度扮演好患者代言人的角色。

(四) 学习者和监督者的角色

较之医生,护士学历层次较低,必须不断地接受再教育才能适应现代护理学的发展。在护理实践中,要求护士活到老学到老,不断学习新技能,将更多的未知变成已知,由知之不多到知之甚多,才能理论指导实践,不断提高护理工作质量,促进护理专业的发展。

现代生物医学的发展,大量医学技术的应用,产生了很多道德、法律问题以及侵权行为,如利益引诱临床药物试验问题、试管婴儿的家庭关系问题、接受主要器官移植者的身份归属问题以及严重的器官移植缺口问题等。护士如果触及这类问题,应清楚国家相关法规并以此指导患者。在临床护理中,要合理运用保护性医疗护理措施,消除各种不安全因素,消除对患者安全构成的威胁,及时监督和发现一切危害患者健康的人和事,发现问题,及时解决和上报,当好患者守护神的角色。

【知识链接】

南丁格尔誓言

余谨以至诚,于上帝及公众面前宣誓,终身纯洁,忠贞职守,竭力提高护理专业标准,勿为有损之事,勿取服或故用有害之药,慎守病人及家务之秘密,竭诚协助医师之诊治,务谋病者之福利。

弗洛伦斯·南丁格尔(Florence Nightingale,1820—1910),英国护理学家,欧美近代护理教育的创始人,护理学的奠基人。1860年在英国圣多马医院首创近代护理学校,她的教育思想和办学经验,为欧美及亚洲各国所采用。为纪念南丁格尔对护理学作的功绩和贡献,1912年国际红十字会设立"南丁格尔奖章";国际护士会命名她的诞生日——5月12日为国际护士节。

第二节 基础护理的特点及道德要求

基础护理工作永远是护理职责中不变的基本内容,全面加强临床基础护理工作,涵养基础护理人员的职业道德,才能全面提高护理质量,满足人民群众日益增长的健康需要。

一、基础护理的特点

基础护理主要包括生活护理、精神护理和技术操作,以及填写有关患者情况的各种护理表格。基础护理学是护理学的一门基础课程,它包括护理基本理论、基本知识和基本技能,它是各专科护理的基础与保障。基础护理的宗旨是为患者提供最佳的护理状态,其特点表现如下:

(一)工作的经常性

基础护理是为不同科室的各种患者提供安全和适合于治疗及康复的环境,提供基本的个人卫生护理,解除疼痛、不适和避免伤害,保证足够睡眠,维护合理的营养与正常的排泄,做好辅助检查和采集标本,给予心理护理和咨询,执行药物及其他治疗,观察病情,监测生命体征及做好各种护理记录等。各项工作都带有经常性和周期性的特点。

(二)工作的协调性

基础护理在为患者提供医疗、休养环境的同时,还承担着为基本的医疗诊断工作提供必要物质条件和技术协作的任务。如医生需要使用的一般器械、辅料、仪器设备等,大都由护理人员支领、保管、消毒备用,同时医疗计划与医嘱的落实,有的是医生操作护士配合,但多数时候则是护士单独执行。因此,医护彼此间必须相互配合,协调一致,彼此监督方能完成医疗任务。另外,基础护理工作还对护士之间、护士和患者之间、护士和各科室间的关系起着协调作用。

(三)工作的科学性

基础护理工作的内容既平凡、琐碎,又有很强的科学性。患者在患病过程中,由于不同的致病因素和疾病本身的特性,使病体的功能活动、生化代谢、形态结构等方面都可能发生某种程度的变化,这些变化又会导致生理需要和生活上的变化。因此,在护理上特别要求护士必须运用所学的医学理论和护理学知识来精心护理患者,以保证患者生命健康和促使患者早日康复。

二、基础护理的道德要求

(一)热爱专业,安心本职

护理专业在现实的中国还是一个高尚而欠稳定、光荣而不太受护士热爱的专业,由于社会上一些消极因素的影响,加之个别护理人员对基础护理的意义认识不足,以致不安心本职工作,影响基础护理工作的质量。通过护理道德教育,要求护理人员摒弃对护理工作的种种偏见,充分认识到基础护理工作是实现自己人身价值的一项有意义的、人道的、科学性的劳动,从而逐步增强对护理事业的热心与安心。

(二)认真负责,一丝不苟

基础护理工作的质量直接影响着患者的生命和健康,因此护理人员必须经常深入病房巡视患者,密切观察病情变化,仔细周密、审慎地对待每项工作环节,防止出现差错。严格执行"三查七对"制度(三查:摆药后查、服药注射处置前查、服药注射处置后查;七对:对床号、姓名、药名、剂量、浓度、时间、用法)和各项操作规程。不放过患者的任何病情变化,时刻把患者的身心安全放在心上。

(三)团结协作,彼此监督

为了治病救人的共同目的,护士与其他医务人员尤其是与医生之间必须团结合作,协同一致地完成各项医疗护理任务。护士同其他医务人员之间的协作是相互的、互利的,不能以自我为中心,要采取积极主动的态度,这样才能达到实质性、持久性的合作。医护人员在彼此协作过程中,要互相监督和批评。对待别人的忠告、揭发和批评,不能认为是有意刁难,要抱着虚心的态度认真对待,不能置若罔闻。

(四) 刻苦学习,精通业务

护理学是一门理论性和实践性都很强的学科,同时又是一门自然科学和社会科学相结合的综合性应用学科。护理人员只有刻苦学习才能掌握为人民服务的过硬本领。随着医学高科技的发展,护理学和其他学科一样也在突飞猛进地发展。例如电子计算机、激光、同位素、显微外科在临床上的应用;人工心脏起搏、心脏电击复律、心功能测定等监护系统的应用,以及大面积烧伤的治疗、康复医学的兴起和各种先进医疗设备的使用,均使护理学的内容和范围不断扩大,这就需要护理人员具有多层次的知识结构,加强学习,使自己的知识不断更新,以适应护理工作的发展和需要。事实证明,只有掌握了丰富的护理知识、护理操作技术和医学人文科学知识,才能胜任或出色地完成各项护理工作。

(五) 严密观察,谨慎处置

"审慎"即严密观察,谨慎处置,是护理人员履行自己道德责任的重要手段。严密观察患者细微变化对诊断、治疗、康复都很有益处,这就要求护士必须具备丰富的护理知识与临床实践经验。以往的教训说明,许多医疗差错和事故的发生,除部分是技术原因外,大多数是医护人员缺乏应有的责任心和审慎的医疗作风造成的。如发错药、打错针、输错液、开错刀等;医护人员良好审慎的作风,又往往可以使垂危的患者转危为安。因此,护理人员必须养成审慎的医疗作风,加强责任感,避免因疏忽大意、敷衍塞责而酿成医疗差错和事故。

第三节 整体护理的特点及道德要求

整体护理是在现代护理观指导下的护理实践,通过确立整体护理观,发掘护理工作内涵,全面实施规范化管理,从而调动各级护理人员积极性,使患者对护理工作满意率稳步上升,护理质量得到全面提高。

一、整体护理的特点

(一) 整体护理的含义

整体护理是以患者为中心,以现代护理观为指导,以护理程序为核心,并且把护理程序系统化地用于临床护理和护理管理中的一种工作模式。它是美国乔治梅森大学护理与健康学院袁剑云博士,在国外总结近20年来的护理经验,根据中国的护理现状和需要所提出的一种临床护理模式。整体护理的宗旨是根据生物—心理—社会医学模式,深层地去了解疾病和健康,帮助患者改善和适应各种环境,从而达到最佳的身心健康状态。

(二) 整体护理的特点

1. 护理过程的整体性 护理过程的整体性一方面表现在护理工作中应把患者视为生物的、心理的、社会的、发展的人,应达到身心的统一与环境的统一。在重视人的共性时必须注重每个患者的个体差异。整体护理强调以患者为中心,根据患者实际需要主动安排护理工作内容,解决患者的整体健康问题。另一方面,整体护理的开展是护理管理、护理制度、护理科研、护理教育等各环节的整体配合,共同保证护理整体水平的全面提高。

2. 护理手段的科学性 整体护理强调以护理程序为框架、对患者进行身心整体护理。这种护理程序提供了动态的、连续的、有反馈的科学工作方法,使护理工作中以患者为中心思想具体体现出来。"动态的"是指把静态的关系引入动态的运行中,根据患者整个病程的各个阶段,因患者需求的变化采用不同的护理手段;"连续的"是指护理程序虽然分评估、计划、实施、评价和修订计划等阶段,但整个护理过程围绕患者进行工作,使护理工作有根有据、有条不紊、环环相扣、密不可分,有始有终地进行;

"有反馈的"是指这一过程是通过采用护理措施后经过评价来决定下一步护理决策和措施,不仅是对患者提供更高质量的服务,也是护理工作本身的提高,这实际上就是 PDCA 工作循环,即 plan(计划)—do(执行)—check(检查)—action(处理)。这个工作循环是一个螺旋式上升的过程,每一次循环,工作都上升到一个新的台阶。

3. 护理对象的参与性 整体护理变革了过去单纯的疾病护理,强调身心的整体性。在整体护理中,只有调动护理对象的主观能动性,患者有了达到身心健康和适应环境的要求,树立对自己健康负责的意识,认识到自己在战胜疾病中的主体地位,才能主动积极地配合医护人员为个体的健康恢复而共同努力。护理人员为调动患者的主观能动性,需指导患者掌握必要的医疗卫生知识和自我护理方法,正确认识疾病,消除顾虑,自觉纠正不良的卫生习惯;同时护理人员要激励患者树立信心和勇气同危害健康的因素作顽强斗争,促使整体护理取得良好效果。

二、整体护理的道德要求

整体护理是随着现代社会的文明进步及护理学科的发展而出现的一种以护理程序为基础的现代护理工作模式。其主要道德要求如下:

(一) 整体意识,协调统一

整体意识旨在护理管理、护理服务质量和护理队伍的建设要有整体观念。它要求护理人员树立整体护理观,视护理对象为生物的、心理的、社会的、发展的人,从患者身心、社会文化的需要出发,去考虑患者的健康问题及护理措施,去解决患者的实际需要。在整体护理中要求护理表格的书写及护理品质的评价与保证等均要以护理程序为框架,环环相扣,协调一致。护理工作的特性决定了要解决任何一个护理问题都需要多种专门知识、技能及多科室的相互合作,所以,护理人员必须要有协调统一的整体意识,才能产生最佳的护理效果。

(二) 勇挑重担,积极主动

整体护理以护理程序为基础,这就使护理工作摆脱了过去多年来被动的医嘱加常规的工作局面,护理人员的主动性、积极性和潜能都将得到充分发挥。医院新业务、新技术的开展(如 ICU、CCU、器官移植等),使护理职能不断扩展和延伸,护理的任务越来越重。因此,护士要真正地为服务对象解决健康问题,就必须积极主动、勇挑重担。

(三) 周密分析,体现差异

现代医学模式指导下的医学研究成果表明,心理、社会因素能够引起疾病并影响疾病的转归,"心因性疾病"的增多,要求护理人员要对影响患者健康的诸因素进行认真的、具体的比较分析,然后,对患者健康问题做出评估,找出体现患者病因、病情、病态、护理等方面的差异,制订出相应解决健康问题的护理计划并及时对患者实施身心整体护理。在这一过程中,要求护理人员认真分析调查收集来的资料,抓住主要矛盾,有的放矢地进行护理工作,认真分析患者的不同情况及各自的基本需要,制订并付诸实施有利于每个患者康复的合理需求的护理计划,使整体护理更具有针对性和可行性。

(四) 勇于开拓,不断进取

整体护理的宗旨就是以服务对象和人的健康为中心,不断提高人们的健康水平。开展整体护理是我国临床护理改革的"突破口",是与国际先进护理模式接轨的正确途径。系统地贯彻护理程序,是我国护理现代化发展的基础,也是护理学理论的新发展,它不仅扩大了护理学的范围,也丰富了护理学的内容。在整体护理过程中,始终贯彻着"以护理对象为中心,以满足护理对象需要为基础"的理念。因此,要求护士必须不断充实和扩大自己的知识领域,变平面型的知识结构为立体型的知识结构,必须以锲而不舍的钻研精神和坚韧不拔的毅力,刻苦学习护理专业及相关学科的知识和技能,在注重知识的积累和更新的同时,不断加强护理道德与护理道德的学习,全方位塑造自我。

【知识链接】

"病人无医,将陷于无望;病人无护,将陷于无助。"我国首位南丁格尔奖得主王琇瑛的这番话曾激励着一个又一个护理人员勤奋工作,不让病人陷入无助的境地。

王秀瑛女士从护校毕业在医院工作期间,她发现内科病房中有半数以上是感冒、伤寒、疟疾、肺结核、皮肤病和性病等传染病的患者,使她认识到,在贫困的中国,必须把预防工作做在治病之前才是最大的节约。因此,她申请到协和医学院公共卫生教学区第一卫生事务所去从事公共卫生护理和健康教育课程的教学工作。在此期间,她编写了《公共卫生广播演讲集》及小学1~4年级卫生试验教学法及课本。

新中国成立前夕,王琇瑛接到了邀请她到英国留学的通知。"我不能离开祖国,尤其是在这个时候。"在她看来,理想的殿堂应建筑在祖国的土地上。于是,她毅然放弃了出国的机会,以极大的热情投入到新中国的建设中。

1977年中华护理学会恢复活动后,她应邀赴各地参加学术会议,做学术报告,宣传护理工作的重要性、科学性和社会性,组织编写了《家庭护理》一书,对宣传护理专业、普及护理知识起到了积极的作用。

"国家不可一日无兵,亦不可一日无护士,护士的工作必须像田园中的水一样灌注到人们生活中的每个角落。"王琇瑛对护理工作的诠释正是她一生履行的誓言。

第四节 心理护理的特点及道德要求

心理护理又称精神护理,是运用心理学的理论和方法,通过探索患者的心理活动规律,采取相应的心理护理措施,解决患者在疾病过程中出现的心理问题,使其趋向康复的过程。

一、心理护理的特点

护理的服务对象不仅仅是一个患者,同时是有感情、有主见的人。心理护理就是要求在护理过程中,通过护理人员的语言、行为、态度、表情和姿势等,改变患者的心理状态和行为,使之有利于疾病的转归与康复。心理护理的目标是满足患者的心理需要;调整患者的社会角色;调节患者的情绪变化;缓解患者的心理社会压力;帮助患者增强适应及应对能力;处理患者的心身反应。心理护理的特点就是全面满足患者的正常需要,尽管患者往往产生许多心理需要,但是基本心理需要主要有以下几点:

1. 需要得到尊重 健康人一旦患病,心境会发生改变,情绪容易激动,产生抑郁和自卑的心理。因此护理人员要了解患者的心理状态,帮助患者认识自己,感到自己仍然是被重视的,是受人尊敬的。如护士主动关心患者,礼貌地称呼患者,倾听患者的意见,详细回答患者的问题等,当患者需要帮助时,积极主动为他们排忧解难。同时要保守患者提供的各种隐私,尊重患者的个性和正常的生活习惯,从而增加患者的自尊感和被尊重感,振作精神,积极配合护理工作。

2. 需要得到理解 患者就诊时,倾诉自己的病痛、心情、顾虑和治愈疾病的强烈愿望,非常希望得到医护人员的理解和支持,特别是在病情发生变化或处于紧急抢救中,更希望得到更多的关心和理解。护士的一句话、一个动作,常常能使患者情绪稳定。因此,理解患者的心情,主动与他们交流,进行深入的心理沟通,就能使患者感到医护人员是理解和关心自己的,从而以一种良好的心理状态接受护理,积极参与疾病的诊治过程。

3. 需要得到信息 患者往往因疾病侵害已经影响了正常的工作和学习,因而非常渴望了解疾病的相关知识,以便能达到早日痊愈的目的。特别是对那些临床诊断有困难,或者虽已诊断明确但对疾病预后等情况不甚了解的住院患者,由于进入到一个特殊环境,他们既担心疾病对健康的影响,又对周围环境感到陌生,因此会产生焦虑和不安,这类患者迫切需要得到有关疾病诊治和如何尽快痊愈的信息。当患者能及时了解情况,满足信息上的需要时,就会增强与疾病作斗争的信心和勇气。因而,护理人员应向患者介绍、传达必要的信息,并在医生的允许下,恰当解释一些有关问题,同时鼓励和安慰患者,以取得良好的护理效果。

4. 需要得到安全 马斯洛心理需求理论告诉我们,当人的基本生理需要得到满足后,就需要得到安全的满足。患者到医院就诊,不仅需要医院环境舒适、和谐宁静,而且需要医护人员仪容整洁、态度和蔼、技术精湛、医院管理规范以及医护人员操作有序等,这样患者才会感到安全,从而对疾病痊愈充满信心。尤其是一些住院患者离开家庭、亲人、熟悉的环境后,常常感到寂寞、空虚、不安和恐惧,护理人员应经常接触患者,进行谈心,随时排除对患者健康造成危险的各种因素,认真负责地完成各项护理工作,就会增强患者的安全感,消除患者的烦恼,从而保持良好的精神状态,达到早日康复的目的。

二、心理护理的道德要求

(一) 要求护理人员是具有广博人文知识、健康身心素质,拥有"三心"的"天使"

护理人员除具有医学、护理学的专业知识外,还必须掌握人文医学知识,如心理学、社会学、美学、道德学等知识,才能适应护理工作的需要,真正做好心理护理工作,同时,护理人员自身应具有健康的身心素质,才能用健康、稳定的心态来影响、帮助患者,护理人员应具备的"三心"是:

1. 事业心 护理事业是党和人民需要的事业,从事这个专业的护士应该热爱事业,有高尚的道德情操,忠诚人民卫生事业,一心扑在工作中,刻苦钻研护理科学,把自己的全部精力献给护理事业。

2. 责任心 高度的责任心是做好心理护理的关键。护理科学要求护士辛勤付出、尽到责任,审慎、准确、理性等,护士要全面了解每一位患者的心理特点,满足患者的心理需求,充分认识心理护理在治疗和康复中的重要地位,帮助患者克服各种心理疾患,达到早日康复的目的。

3. 同情心 在各项临床护理中,护士都要以真诚的同情心对待每一位患者,关注患者的心理需求,耐心、细心、轻柔、体贴,一视同仁,尊重患者的人格,尊重患者的隐私,培养"共情心"。"共情(empathy)"是指一种能设身处地从别人的角度去体会并理解别人的感觉、需要与情绪的一种人格特质和能力,在医疗实践中,要求医务人员能感受到疾病给患者带来的痛苦以及所带来的各种压力,体会到患者在就医过程中的情绪和需求,并以恰当的方式表达自己对患者情绪与意图的感受、理解与尊重。

(二) 要求护理人员深入了解和满足患者心理,做好目标性心理护理

患者的心理需要是多种多样的,因病情、年龄、性别、地位、经济等各种社会角色不同,心理状态和心理问题也不同,护理人员要针对性地做好目标性心理护理。

1. 病情不同,心理状态和需要不同 恶性肿瘤患者的心理过程大体上经过疑虑期、惊恐期、悲观期、认可期、失望或乐观期,需要护士保密、开导、关心、鼓励和优化护理措施,给予患者情感指导;瘫痪患者一般要经过痛苦期、悲观期、达观期,需要护士尊重、诱导、耐心、关心等,尽量使患者减轻痛苦,平稳心态,早日康复;急性患者病势猛,常因无思想准备和身心痛苦而急躁,需要护士理解、同情、尽快配合医生诊治;慢性患者往往缺乏信心、悲观、低沉,需要护士针对性安抚,给患者介绍疾病当今研究进展的信息,并鼓励患者与医生配合争取最佳的疗效;对于发热、休克、垂危、手术后患者,应根据不同的心理特点,理解、体贴、换位思考,善意地对待每一位患者,将患者不良心理因素转化为积极心理因素,以利于病情向良性态势转化。

2. 年龄不同,心理状态和需要不同 老年人有自尊心强、行动不便、顾虑多和孤独等心理生理特点,需要护士给予尊敬、体谅、多关照以及耐心诚恳地解释,细致、精心地护理等服务;青年患者常有焦虑、悲观、苦恼和自卑心理,患者需要护士同情、安慰和鼓励,护士要理解患者角色转换困难的特点,细心、耐心、做好心理护理;少儿患者易产生孤独、恐惧等心理特点,他们往往行为退化,对疼痛的耐受力也差,需要护士和蔼可亲、爱护体贴,建立起感情和信任,使孩子配合治疗和护理。

3. 性别不同,心理状态和需要不同 女性较男性的羞怯心理较重,护士需要在同室病友或男医生面前进行技术操作时,必须要遮盖好其乳房、臀部、腹部和阴部;同时女性患者对痛苦的忍耐力较男性差,娇气、依赖、恐惧心重,喜欢夸大病情引起其家人关注,这就需要护士更多的理解和开导。

4. 经济条件、地位不同,心理状态和需要不同 有些患者收入少、经济负担重、生活困难,既想尽快治好病而又担心花费太多,导致心理负担加重,需要护士与医生配合,尽量节约费用而又不影响疾病的诊治;有些患者家庭富裕,需求苛刻,护士要尽量满足需求,无法满足时要耐心解释,避免患者投诉,互相协商、目标一致;有些患者社会地位高,对疾病的认知和健康知识需求多,就要求护士提高自身素质,增加科学护理知识,加强与患者沟通,使患者积极配合达到良性互动的目的。

(三) 要求护理人员努力创造有利于患者康复的环境

创造一个有利于患者康复的安全、安静(相对)的环境,是医疗保障的重要内容,也是心理护理的要求。环境主要指病房环境,包括病房色调、空间以及病房安全布置等。护理人员要努力保持病房的清洁和安静,防止交叉感染和噪音,保持病房空气清新,温度、湿度适宜等。清洁卫生的病房可给患者带来心理上的安全感;安静的病房可保证患者休息和睡眠;空气新鲜的病房常保持通风,随时消除患者带来的"恶性刺激"气味,使患者处于一种洁净、舒适和美好的环境中。总之,安全、安静的就医环境,能促使患者建立良好的心理效应,有助于患者的治疗和康复。

(四) 要求护理人员尽力促使患者角色转换

患者从社会角色转换为患者角色时,会出现适应不良状况,如角色行为冲突、角色行为减退、角色行为强化等。这些适应不良,均会影响患者的康复。因此,护理人员应探究患者的心理状态,找出原因,积极创造条件,配合家属、社会做好促进患者角色转换的工作,以利于疾病的诊治和康复。

第五节 社区医疗保健与家庭病床的道德要求

随着人民生活水平的提高,人们越来越重视对健康的追求,对卫生服务的需求已不仅限于医院内的临床救治,而是扩大到医院外预防和社会健康保障等方面。社区保健和家庭病床通过促进健康、预防保健、合理治疗和康复的全面保健,可以组织发动全社会支持与参与,因而越来越受到广泛重视。

一、社区医疗保健的特点与道德要求

(一) 社区医疗保健的特点

1. 深入基层,综合服务 社区医疗保健深入到社会基层,直接面向社区群众,针对在社区内居住的所有人的健康问题,既包括健康人群也包括患者群、高危人群、闲散人群等,其重点服务对象是妇女、儿童、老年人、慢性患者、残疾人、精神病患者以及肿瘤患者等。社区医疗保健要求服务人员"一专多能",尤其是社区护理,要求护士提供"全科护理"综合服务,既能对重点护理对象进行身心整体护理,又能在伤病现场进行初步急救;既能指导患者进行恢复期康复锻炼,又能开展健康教育和卫生科普宣传教育;既能开展社区卫生防疫,又能熟悉药品、器材的购买和使用。

2. 关注健康,服务社会 党的十七大指出,"建立基本医疗卫生制度,提高全民健康水平,健康是人全面发展的基础,关系千家万户幸福。"社区保健不像医院内诊疗以患者为中心,以疾病为中心,而是以人为中心,以健康为中心,健康的内涵也不仅仅指身体健康还有心理健康、社会适应良好和道德健康。社区保健主要为社会提供"六位一体"即预防、医疗、保健、康复、健康教育和计划生育化服务。因地制宜、简洁高效,能充分利用医疗卫生部门、家庭及社区等方面的人、财、物资源,给患者精神上支持和经济上帮助。

3. 协调合作,强调慎独 社区保健中社区护理全方位的服务可以大幅度提高卫生服务质量和人民群众的生活质量。但是社区中某些居民对护士的价值不能真正理解,尤其对护士独立自主的护理服务持怀疑态度,认为疾病康复要靠医生,护士是医生的附属品,只能协助医生完成工作,社区护理范畴是传统的打针、发药等工作,导致对社区护理的利用率不高,未被提到促进人的身心疾病康复和维护人类的身心健康的高度上。而实际情况是社区卫生服务大部分工作都是由护士来完成,这就要求全社会协作,提高人们的健康意识,纠正人们对护理工作的偏见和对社区护理的模糊认识,通过新闻媒体或其他宣传渠道,

加强社区护理的宣传,让人们了解社区护理的工作目的、工作范畴及可能产生的社会和经济效益,了解社区护士的工作方法。同时社区护士也要不断提高自身素质,培养协调能力,懂得尊重患者和居民的权利,在工作中培养自己慎独的工作作风和恪尽职守的敬业态度,通过提高服务质量,在社区中树立良好的形象,获得社会各界的支持和居民信任。

(二) 社区医疗保健的道德要求

1. 要以社会化服务为中心 社区卫生服务直接体现了"给个人、家庭和社会提供卫生服务,并与有关的群体进行协作"的精神,也反映了社区卫生服务人员"和其他公民一起分担任务,发起并满足公众的卫生和社会需要的行动"这一工作特色,从而使自己的工作具有更为鲜明的社会性。社区卫生服务工作,具有更多的独立性和更少的依附性,体现出"跟合作者保持合作共事关系",在本职业相关领域"起主要作用"、"起积极作用"的主动性和能动性。这种能动的社会化服务,体现了社区卫生服务人员高度的社会责任感和主动服务精神,反映了社区卫生服务工作道德中极为高尚的道德价值观。

2. 要有过硬的素质和沟通能力 社区卫生服务人员需具备良好的思想素质即职业道德和非功利的精神境界。社区工作具有相对的独立性和自主性,其社会效益远高于经济效益,由于工作环境特殊,受医院各项规章制度约束和监控机会相对较少,因此很大程度上依靠服务人员本人的自觉性和主观努力,需要树立良好的职业道德和全心全意服务于社区工作的非功利的精神境界。社区卫生服务人员还需具备过硬的业务素质,不仅应具备专业保健知识,还应具有遗传优生学、地理学、社会学、伦理学、心理学、管理学和宗教学等方面的知识,更应熟练掌握诊断学的基本知识,积累丰富的临床处置经验。

社区卫生服务人员同时需具备良好的人际沟通能力和丰富的社会阅历。社区居民是社区的主体,开展社区保健首先要了解社区人口的自然构成和社会构成,了解社区居民的经济关系、社会文化要素等,开展工作才能做到有的放矢。要利用各种不同的交流沟通形式,掌握社区居民的健康档案,让社区服务者真正了解社区居民的需求,才能占领社区市场。还需要对社区家庭成员进行健康指导、卫生宣教工作。要用尊重科学、尊重人的态度开展优质服务,以珍视生命、尊重人的健康权利和尊严为天职,帮助社区人员维护自身的人格尊严和健康利益,改善和提高其生命质量与价值。

3. 要以预防为主、关注慢性病为职业道德重点 中华人民共和国成立以来,我国一贯的卫生方针都是"预防为主",要求对待疾病从预防着手,这既是卫生工作的核心,又是保证健康的关键。通过预防、减少和控制疾病的思想,在我国医学发展史上早有记载,并且在战争年代得到实践取得了成效。新时期,我国人口的增长和老龄化的结果,必然带来疾病谱的变化和对社区卫生服务需要的增加,慢性非传染性疾病日益成为严重危害人民健康的因素,慢性患者病程长,甚至终身患病,必须长期坚持规律服药、锻炼功能、定期检查,其遵医行为尤为重要。研究慢性病规范化管理和控制情况,应该是社区预防保健工作的重点内容。绝大多数慢性病患者缺乏相应疾病的防治知识,没有采取正确的治疗措施,忽视了健康教育的重要性。他们当中存在超重、肥胖、高血压、糖尿病、脑卒中、慢性支气管炎、哮喘和心脑血管疾病等多种慢性疾病。因此,社区卫生服务人员要及早地、持续地开展健康教育和行为干预,逐渐使患者认识和接受慢性病预防工作的重要性,并形成自觉预防自觉保健的自主行动。

总之,是否拥有一个健全的社区医疗保健服务机制,已经成为一个国家是否现代化的重要标志。在开展服务的过程中,各种意外突发事件都需要去探讨,更需要建章立制去规范社区卫生服务。

二、家庭病床护理的道德要求

家庭护理是在患者家中建立病床,护理人员在其家庭成员配合下,在家中修养的,为患者实施治疗和护理的一种护理形式和过程,是21世纪护理发展的方向。家庭病床的开设,能方便患者,解决患者住院、陪护、饮食和资金等困难,特别是一些慢性病患者,在熟悉的日常家庭环境和亲人的关怀下,能得到及时地治疗和护理,从而也使医院扩大服务范围,提高社会效益。

(一) 家庭病床护理的特点

1. 是适应市场经济需要的综合服务 随着市场经济的发展和人民生活水平的提高,群众迫切需要包涵生老病死的多层次全方位健康服务，目前我国城市社区，传统的大家庭逐渐减少，双职工、独生子女类型家庭增多，城乡看病难、住院难、康复难的现象较为普遍。许多慢性病患者苦于家庭经济条件，不可能长期住院治疗，但又渴望得到医护服务以减轻病痛，然而，来医院就诊又常需家人陪送，更需要合适的交通工具，给家庭造成很重的负担。其康复若在家进行，既能减少患者在往返途中折腾的痛苦，又减轻家人的精神压力及经济负担，不仅缓和了医院病床不足，也使许多不便去医院诊疗或不能住院的慢性病患者经常处于医疗监护下，得到有效的治疗和康复护理。同时我国已迈入老龄化国家行列，家庭病床这种方便、快捷和多方位的护理，在医疗市场中有广阔的前景，家庭病床扩大了医疗服务的内涵，改变了单一的、局部的、分割式的和以医院为中心的服务方式，让医疗工作走出医院，面向家庭、面向社会，进行全方位的社会化综合服务。

2. 是因人而异的独特服务　　家庭病床面对的是特殊的群体，以老年人、慢性患者和肿瘤患者居多，要求社区护士努力建立良好的医患关系，根据患者不同的职业、文化程度、社会地位、价值观念、生活习惯以及疾病特点等，帮助患者制定适合自己的康复计划以及自我保健计划，做好与疾病相关的常规护理工作，针对每位患者的特殊性，因人而异，开展独特家庭护理服务。

3. 是全科护理形式的多重服务　　家庭病床提供的是涉及各科室的多重护理：根据医嘱到患者家中常规注射、输液、导尿和灌肠等治疗护理；收集和整理第一手病情资料，及时报告给相关医师以做处置；讲解预防疾病和家庭护理知识，指导家属日常生活护理及简易的技术护理；登记、报告和追踪传染患者做好疫情监测，引导家属做好消毒隔离工作；患者病情严重时联系科室入院治疗，情况危急时及时对症处理并迅速联系医师；心理护理和心理疏导，指导并培养患者自我护理、自我急救能力，避免危险发生。

（二）家庭病床护理的道德要求

1. 优质服务，自律慎独　　家庭病床需要高素质的护理人员，拥有高度的职业责任感和高尚的慎独修养来自我审视和自我约束，提供优质服务，不仅要有精湛的护理操作技能、丰富的专业理论知识，还应掌握多学科知识，如心理学、营养学、预防保健、康复医学、社会学以及伦理学等。同时由于家庭病床工作的独立性、自主性，要求护理人员自律慎独，在面对不同的个体疾病、不同的家庭、不同的社会地位以及差异的生活方式人群时，不断扩大自己的知识面，提高业务知识水平，"因人施护"以满足社区家庭这个特殊群体的需要。

2. 维护利益，及时准确　　由于社区医疗护理一些操作需要在患者家庭中进行，因此更需要严格执行各项操作规程，维护患者利益。进行无菌操作时，要选择明亮、宽敞和清洁通风设施好的环境，操作前一定要消毒处理，并向患者做好解释工作，取得患者配合。在操作流程中一定认真、仔细，执行"三查七对"对所有药品、液体以及器械在使用前检查有无遗漏、裂缝、变色、损坏以及安全故障，以免发生意外，在操作中密切观察患者的各种反应，避免因护理人员的疏忽大意而导致的任何意外发生。同时应配备必要的抢救物品，如小型氧气瓶、吸痰器和常用的急救药品等，一旦出现不测，在必要的急救处理后，立即送往医院。

3. 密切协作，目标一致　　家庭护理是综合性较强、工作内容多的复杂体系，既要求社区护士独当一面，及时、恰当、严密、准确地观察和处置病情，又要求社区护士密切协作，拥有极强的协调能力。密切和患者及家属的关系，目标一致，在彼此轻松、信赖的关系中，增强患者战胜疾病的信心和勇气。

【思考题】
1. 护理工作的道德特点是什么？
2. 为什么说临床护士扮演着多重角色？
3. 整体护理和心理护理的道德要求各是什么？

（徐萍凤）

第九章 卫生管理工作中的伦理道德

【案例与讨论】

十八大报告提出,要重点推进医疗保障、医疗服务、公共卫生、药品供应、监管体制综合改革,完善国民健康政策,为群众提供安全有效、方便价廉的公共卫生和基本医疗服务。江苏省宿迁市,江苏北部一个因改革而成名的新兴城市,一个在改革中充满了争议的城市。12年前,宿迁"卖光式"医改的总体思路是:凡是老百姓需要、社会资本愿意干的、有积极性有能力干的,尽量让社会资本干,实现办医投入主体多元化。之后3年时间,宿迁医院全部姓私。宿迁,变成了一个几乎没有一所公立医院的城市。

宿迁医改的效果到底怎么样,也出现了两种截然不同的调研结果。2006年4月,北京大学中国经济研究中心医疗卫生改革课题组对宿迁医改进行调研,课题组负责人李玲认为,由于医疗行业的垄断性和信息高度不对称性,以利润为导向的市场化必然导致医疗价格一路飙升。而清华大学公共管理学院博士后魏凤春认为,宿迁和周边地区比较起来,它的价格还是比较低的,这一方面可能是因为宿迁经济比较落后,另一方面竞争使它没法把价格提高很多。

然而,到了2012年,宿迁又发出新声音:开工建设一家三级甲等公立医院。这不禁让人心生疑惑,十多年大刀阔斧的医改要走"回头路"吗?宿迁市卫生局局长葛志健表示:"宿迁医改要和国家的医改政策对接。"目前,关于基本药物制度实施的初步意见已经报省里审批。葛志健称:宿迁医改到现在,总体的思路是政府主导和市场机制相结合,鼓励社会力量办医,坚持办医主体的多元化。

讨论:
1. 医疗体制改革中应该关注哪些主要伦理问题?
2. 如何看待和评价当前中国的各种医改模式?
3. 在医改中政府应当承担怎样的责任,如何兼顾医疗保健中的效率与公平?

第一节 卫生管理与伦理

医疗卫生事业关系到人们的生命安危和身体健康,而科学技术和社会发展、医学的进步又给卫生管理带来新问题。因此,如何运用医学伦理学原理,充分发挥道德在卫生管理中的作用,不断提高行政管理效能,这是卫生管理者必须认识和解决的重要问题。

一、卫生管理概述

管理是指对人、物、事、信息等组成的系统的运动、发展和变化进行有目的、有意识的控制的行为。卫生管理主要任务是在党和国家领导下运用现代管理科学理论和方法以及国家行政、经济和法律等手段,合理开发、利用、配置现有人力、物力、财力、信息等卫生资源,发挥最佳效果,以达到发展卫生事业,保障和提高人民健康水平的目的,其主要特点有:

(一) 技术服务性

卫生管理是一项专业技术性很强的管理学科。无论医疗卫生、预防保健、医学教育与科研,还是药品卫生材料、医疗器械装备、医疗卫生设施、固定资产、人、财、物的管理等都与医学科学技术紧密联系。

卫生管理同时也是一项社会服务性很强的管理学科。因为卫生工作的任务是为一切患者和全体社会成员服务,所以卫生管理要着眼全体社会成员并从中确定目标、任务及各种举措。

(二) 层次综合性

卫生管理是一个大系统,大系统内还有若干层次子系统,既包括中央、省市(自治区)、地(市)县(区)乡(镇)等层次的行政系统,又有医、教、研、防、保、药及人、财、物等层次系统,还有不同专业管理系统和网络系统。

卫生管理是综合性理论体系,既包括哲学、政治学、医学伦理学、心理学、卫生管理学、卫生经济学、卫生统计学等人文、社会科学以及系统论、控制论、信息论等有关理论知识与方法的运用,又包括计划、市场、法制、人、财、物、医、教、研、预防、保健、药品、器械等方面管理,以及党务、政工等综合性管理,而这种管理将随着国民经济、医学、科学、社会分工的发展而变化。

(三) 社会公益性

社会主义卫生工作是一种福利性公益事业,这种性质和特点决定了卫生管理具有特殊任务、特殊方式、特殊方法和特殊规律。因为卫生工作关系人的生老病死的全过程,只有遵循公益性规律性质,才能使卫生工作更好地造福人民。卫生管理的目标不是单纯的赢利,因此其财务分析应专门研究,不能单纯以盈余多少、赚钱多少为目的。

(四) 间接经营性

医疗保健是公众所必需,卫生事业关系到人的最基本需求,是社会公平最直接的体现,永远不可能完全市场化,因此,卫生管理要求政府的干预,包括确定对卫生事业投入的基本比率,以保证人人享有健康的社会公平目标。

二、卫生管理的伦理基础

从医学伦理学的角度看,卫生管理是一个国家对卫生资源的社会使用进行合理的控制,实现最优化的配置,从而使有限的卫生资源发挥其最大的功用,起到真正维护人类健康利益的战略决策。卫生管理的伦理基础有以下三个方面:

(一) 卫生政策制定中的伦理选择

卫生管理部门和管理人员参与国家卫生政策的调研、制定及贯彻执行,而国家卫生政策是控制医学知识和资源的社会使用状况并使之最优化的战略,不可避免地涉及伦理价值的选择。医学伦理是卫生政策与价值之间的桥梁,它考察卫生政策所作出的选择在医德上的正确性,并且谋求解决在作出选择时产生的价值冲突,根据伦理原则调节政府、社会人群、医务人员等之间的行为。无论是制定卫生工作方针,或者颁布一系列的卫生法令、法规,还是确定当今医药卫生体制改革的指导思想及相关政策,都应体现并坚持公开、公正、利民的伦理价值选择。

(二) 卫生资源分配中的公正性

卫生资源是指一个国家向卫生事业投入的人力、物力、财力和信息的总和。卫生资源的分配有宏观与微观两种形式:宏观的卫生资源分配是指各级立法、行政部门所做出的分配决定,即国家从国民生产总值中拿出多大比例的资金分配给卫生事业,而后各级卫生行政部门将国家和地方拨发的卫生资金按一定比例分配给予人类健康有关的各级、各类机构及有关人群的卫生管理活动;微观的卫生资源分配是指卫生管理部门、卫生管理人员及医务人员所做出的分配决定,即将卫生资源(尤其是特殊的卫生资源)分配给哪些或哪个患者。两者都必须坚持公正的伦理原则,同时还要注意效用性。

(三) 区域卫生规划中的合理性

区域卫生规划是指以满足区域内全体居民的基本卫生服务需要、保护与增进其健康为目的,对机构、床位、人员、设备等卫生资源进行的统筹规划和合理配置。过去,受计划经济体制的影响,我国的区域卫生规划存在不少问题。目前,通过卫生改革使区域卫生规划的制定与实施尽量达到合理,以体现公正和效用性。

三、卫生管理的伦理原则

健康的促进与保持、疾病的预防与治疗具有长期性、社会性、复杂性和艰巨性,卫生管理一定要遵循科学管理的原则,依照国家的卫生法律法规,统筹规划、从长计议,在考虑经济效益和当前效益的同时,重视社会效益和长远效益,让每个社会成员在卫生保健权利上能得到公正的对待,所以在卫生管理中应该遵循以下伦理原则:

(一) 科学管理原则

卫生管理人员在管理中,无论是制定卫生政策,还是补充修改卫生法规、条例等,必须要走群众路线,注重调查研究,不唯书、不唯上、不弄虚作假,坚持实事求是,按客观规律办事,讲究管理的科学性,要有对卫生事业的责任感等,这是卫生管理人员必须遵循的伦理规范。我国地区发展不平衡,资源配备不合理,大型高新技术设备集中在大城市,有的高、新、尖设备已超过发达国家水平,但利用率偏低。一些医院开大处方,重复检查等现象加重了群众的负担,也在医疗领域滋生了各种各样的不正之风。纵观世界,关怀生命、提高生命质量,人人享有健康权利是当今世界医学发展的共同目标。只有坚持科学管理原则,坚持为更多人民群众提供卫生保健,降低能耗,以人为本,把自然科学与人文关怀有机结合在一起,才能推进医疗卫生事业的健康发展。

(二) 公正公益原则

"坚持为人民健康服务,坚持为现代化建设服务",这是我们卫生工作的指导思想。卫生管理人员要忠实地贯彻执行这两个"坚持"方针,体现在制定卫生政策时坚持公正性和公益性,即在制定卫生政策时能够反映人们的观念变化,尊重、维护患者和健康人的权利,公正合理地分配卫生资源。同时,要为大多数人的利益、社会利益及后代的利益着想,实现"人人享有卫生保健"的目标,提高全民族的健康水平。我国目前卫生费用总量增长过快,并带来各种各样的供求矛盾,因此,兼顾长期目标和利益与近期目标和利益的协调,坚持全局发展与局部区域发展相协调,做到优质、高效、低耗,协调各阶层利益,才能实现供求平衡、发展平衡。

(三) 依法管理原则

国家制定的卫生法律法规能够规范卫生工作的行为,并且对于进行有效的卫生管理也具有权威性和严肃性。因此,卫生管理部门和卫生管理人员要处处以卫生法律法规为准绳,做到依法行政、秉公执法,维护法律法规的尊严。否则,卫生管理人员置法律法规于不顾,以权谋私,徇私枉法,践踏法律法规,不仅违背卫生管理的伦理原则,也是法律所不容的。同时,建立完善和有效的执行监督机制是卫生法律法规有力实施的保证。

(四) 廉洁服务原则

全心全意为人民健康服务是卫生工作的指导思想和根本宗旨,卫生管理人员不论是在何部门任何职务都是人民的公仆,所做的一切工作都是为人民服务的。因此,卫生管理人员要全心全意为人民服务,一切为人民利益着想,并做到清正廉洁。在卫生管理中要坚持患者利益第一,医患利益兼顾的原则;防治结合,预防为主的原则;社会效益第一、兼顾经济效益的原则,以体现卫生事业的宗旨和保持人民公仆的廉洁性。

四、医院管理的伦理原则

医院管理伦理是研究医院管理过程中的道德现象及其发展规律,依据医学伦理原则,分析、指导医院管理思想和行为,使医院的各项工作更加符合社会规范及人文要求。当前,我国的医院是以救死扶伤,防病治病,保障人民群众健康为宗旨的社会公益性事业单位。我国医院的主体为政府举办的非营利性医院,享受政府财政补贴和免除税收等优惠政策,应始终把社会效益放在第一位。为了实现医院管理总体目标,保证改革沿着健康的轨道发展,在深化改革过程中,医院管理应遵循如下四个伦理原则:

(一) 坚持医患利益兼顾,患者利益高于一切的原则

医院各项工作应着眼于患者利益。医院的荣誉来自维护患者利益的社会效应,医术和医德都决定患者的信任度,同时也决定着医院的生存能力。要全心全意地关心患者,具体地着眼于维护患者的利益,并使经济管理与患者利益统一起来。

各级领导及管理人员要关心医务人员的思想、工作和生活。不仅应重视对医务人员的思想道德教育,提高思想道德素质,而且在工作上要给予大力支持,在业务上创造条件不断提高,在职称、住房、福利等方面给予关心,以精神激励为主,物质激励为辅,充分调动医务人员的积极性,使全体医务人员和职工在医疗实践中确立社会主义医德观,坚持患者利益高于一切原则,全心全意为人民身心健康服务。

(二) 坚持经济效益、社会效益结合,社会效益首位的原则

医院的发展必然要受到经济因素的制约。在市场经济背景下,药品、器械和设备先后进入了市场,对医疗领域形成了很大冲击,如果不进行经济核算而失去物质基础,医院就丧失了生存能力。但社会主义初级阶段的医院既具有一定福利性公益事业性质,又是一个经济实体,这种性质不允许单纯追求经济效益。因此医院管理既要讲社会效益,又要讲经济效益,把两者结合,才能促进卫生事业的健康发展,符合社会主义医德要求。

医疗卫生事业实践过程中,社会效益和经济效益之间存在着矛盾,有时较好的社会效益未必带来较好的经济效益,这需要我们正确处理两者关系,要始终坚持经济效益和社会效益结合,把社会效益放在首位,在最大限度提高社会效益的基础上,努力提高经济效益。

(三) 坚持道德建设、防治质量同抓,防治质量居先原则

在坚持建设以防治质量为中心的物质文明的同时,大力加强社会主义医德建设,这是医院管理工作的重要原则。因为防治质量和医德建设两者是相辅相成的。如果忽视防治质量,那么医德建设就失去基础和前提;然而,如果放松医德建设,那么防治质量就失去精神动力和支柱。

在医院管理工作中,要大力加强以医德教育为主要内容的思想工作,全面提高广大医务人员的思想道德素质和科学文化素质,同时要大力加强以防治质量为主要内容的医院管理,最大限度地满足患者的需要。由于防治工作是通过全体医务人员共同实施,医疗技术水平和高尚的医德是关键。因此,在医院管理的过程中,必须重视医院全面防治质量的管理,并把它放在优先地位,特别是要重视医务人员医疗技术培训的提高,不断提高防治质量,同时要加强医院防治设施建设并最大限度发挥其效能,最大限度地为患者提供全程优质服务,使防治工作最大限度地满足患者的需要。

(四) 坚持约束和奖惩机制,突出依法治医原则

一方面,建立以精神奖励与物质奖励相结合的公平激励机制是医院管理、医德建设的重要环节,对于调动各类人员的积极性,增强凝聚力,促进医疗卫生事业的发展具有重要意义;另一方面,坚持贯彻执行医院各项规章制度是加强医院管理的重要保障。目前卫生系统已建立了等级医院评审制度、医疗质量评估制度、医德医风考评制度和各类评比奖惩制度等,这些制度为卫生系统单位和人员提供了正确的行为准则,各项规章制度需要继续完善,形成强有力的内外约束监督机制,才能保证贯彻落实,以实现依法治医,更好地为维护和保障人民身心健康服务。

第二节 卫生经济决策与卫生经济伦理

医学一旦进入国家的经济主流,必将受到经济力量的影响和社会整体经济策略的控制。尊重人道主义传统和关心社会经济利益的可能性,是复杂的又是不可忽视的道德问题。

一、卫生经济决策的意义

经济在卫生治疗决策中起着重要的作用,仅就医生劳务供给的人力资本密集和服务质量信息不对称

这两大特点来看,在卫生事业的管理中从内到外都充满经济学问题。

(一) 对医生和医院治疗价值的评价

政府、医院和管理者必须确定哪些花费是值得的。"值得花费的治疗"这一概念,是依据由于这种治疗而放弃其他方面卫生保健或其他合理的个人和社会利益所带来的损失来评价治疗给患者所带来的好处。例如,临终患者往往不愿意由于自己临终阶段花费巨大而使其家庭陷入经济危机。显然,无用的、无效的或基本无效的、有害的治疗都是不值得花费的。有时治疗虽对患者有利,但其有利程度常不足以成为"值得花费"。"值得"与否的评价影响因素很多,个人主观认识也有差异,往往难以下结论。而如何建立一个客观的评价标准体系,则是伦理学的研究任务。

(二) 医务人员在提供值得花费的治疗中的作用

医生的责任是综合考虑患者的病情、经济情况和医疗资源供给,然后向患者建议适合的治疗方案,并有义务帮助每一个患者评价这种治疗是否值得花费。医务人员必须根据利害得失的比例来确定某些治疗对于患者是否代价过于昂贵,但没有义务不惜代价地提供益处有限的一切治疗措施。同时,医生也有义务为了社会的利益不提供或许对患者有微小益处但却给其他患者带来较大损失的治疗。

二、卫生经济伦理研究的内容

卫生经济伦理是生命伦理学在当代经济文化背景下的一次学科分化,是生命伦理学的一个重要分支。

(一) 卫生经济伦理学的含义

卫生经济伦理以生命伦理学的理论为基础,以卫生经济行为和医疗政策为研究对象,以患者和公众享有医疗、保健、健康权利的研究为核心,从伦理学视角去评价所有卫生经济学领域中的决策的道德价值,尤为重视公正、正义、公平在整个卫生服务和医疗保健中的实现。由此,就决定了该学科的研究内容,它必须研究效率与公平、经济效益与社会责任、生命质量和价值、疾病评估、卫生资源分配、保险政策、医药价格、国家干预与个人自由、医院规模以及医学科技政策等问题。

(二) 卫生经济与卫生经济伦理

经济关系本身就是道德关系,要使这种关系达到一种和谐,就要研究道德、研究伦理学。所以经济政策也是一种经济伦理政策,卫生经济问题无一不含有道德成分,无一能离开伦理政策得以解决。卫生经济学问题在20世纪初还被看作纯粹的经济学问题,但到20世纪末几乎完全改变了这种认识。伦理学在卫生政策中的作用是:承认确定道德风格,提供客观的分析,加强批判探究,以及帮助维持平衡,从而在不断加大卫生投入的同时,通过校正政策,缩小不平等的差距。

伦理学主要研究人与人性,而经济学却主要指向社会,卫生经济可以说全部具有伦理属性,但并非全部是伦理学问题。伦理学重视精神、信仰与感受,经济学重视实利与指标。在伦理学领域,金钱应去实现善、义和爱,而经济学的目的,则是为"社会"去积累财富,这些财富可能用来救助无助的穷人和残疾人,也可能用来拼命创造军火去屠杀平民。"经济"并不一定道德,但"经济伦理"却必然追求正义、公道和普遍爱,有了经济伦理,"经济"就有了"伦理经济"的方略,这样的经济才是被公众接受的经济。

当今,经济、文化、教育迅速发展,人类对健康、医疗、长寿、享乐的服务要求迫切,医疗服务也被视为"一种无形产品",医疗卫生保障事业的发展,医疗费用增长,便出现了许多复杂的因素,成为卫生经济发展的障碍,医院规模、医疗体制、药品生产与价格、医疗花费、医疗保险、医疗服务和市场、农村卫生经济、医疗救济、疾病经济负担、卫生资源开发与利用、卫生服务的效益等问题都需要予以研究。政府如何通过卫生经济政策来稳定社会,已经成为一个国家康平盛世的标志之一,如何以适当的卫生投入,获得最大的效益便成为经济学家的艰巨使命,因为任何一个国家的资源和财富都是有限的。

三、卫生经济伦理的理论依据

政府制订与实施卫生经济政策的理论根据是社会经济成本与效益的理论,此理论是以经济学基本理论为基础的。这些基本理论可以归纳如下：社会经济成本是指开展某项活动、生产某种产品、提供某项服务要占用和消耗的经济资源而必须付出的社会经济代价。社会经济效益是指所提供的产品与劳务满足人民群众需要的程度。对卫生经济伦理的理论依据分别讨论如下：

(一) 效率与公平的选择理论

公平与效率的关系，是卫生经济伦理关系中的第一关系，是黄金关系和巅峰关系。医疗资源的分配问题，既是一个经济问题，也是一个伦理问题，因为如何分配，不仅要受经济的制约，更要体现一定伦理价值取向，在医疗资源分配中涉及的一个重要伦理价值取向就是公平性取向。医疗资源分配的公平性取向主要体现为两个公平目标，即机会的公平和结果的公平。所谓机会公平，就是指社会成员获取医疗保健服务机会和权利的均等；所谓结果公平，就是要求社会成员能够获得同样的健康结果。应该说，机会公平是实现健康结果公平的前提，健康结果公平是实现医疗资源分配公平的最终目的。

公平与效率之间，不仅有矛盾的一面，也有一致的一面，二者的一致性表现在两个方面：首先效率是实现公平的物质基础，低效率不仅是不经济的，也是不道德的。其次，公平又是效率的源泉，对效率具有促进作用。效率的高低源于人的积极性和创造性的发挥，不公平会导致社会关系的破坏、社会问题的产生和社会的动荡，因而也难以使社会取得持久的效率。

公平和效率之间经常是互为条件和互相促进的。然而，公平与效率又是一对矛盾，所以，我们还常常需要在两者何者为先这个问题上进行抉择。在抉择时，首先要分析面临的主要问题，如果是效率问题，就应以效率优先、兼顾公平；相反，则应以公平优先，兼顾效率。

(二) 机会成本理论

从患者角度看，医疗成本包括：①直接成本（direct costs），指与特定的医疗服务项目直接相关的支出。直接成本通常以货币或货币交换形式表现。②间接成本（indirect costs），是患者因病造成某些社会义务丧失、劳动力下降或丧失，甚至死亡所引起的损失。代表某种可利用资源的消耗。③无形成本（intangible costs），也称隐性成本。患者因病遭受的痛苦、悲伤、抑郁等精神层面难以用货币确切表达的成本。④机会成本（opportunity costs），从经济学的观点看，所有成本都可理解为机会成本。因为某种资源一旦被利用，就不能再用于其他方面。同样，卫生决策者为了实施某一治疗方案，就必然要放弃其他的方案，被放弃的方案的最大效益即是已实施方案的机会成本。⑤边际成本（marginal costs），也称增量成本，是指在原服务量的基础上，再增加一个单位的服务量所支付的追加成本。

从医院角度看，医疗服务成本由劳务费、公务费、卫生业务费、卫生材料费、低值易耗品、固定资产折旧及大修理基金提成六大类构成。

标准医疗服务成本一般是指在社会平均劳动生产率和生产规模基础上确定的医疗服务的成本，它被用于衡量和分析实际成本与标准成本的差异，对有效地控制成本、提高效益具有重要意义，其中机会成本对患者和医院的具体选择是重要的决定因素之一。

【知识链接】

机会成本在经济学上是一种非常特别的既虚又实的一种成本，它是指一笔投资在专注于某一方面后所失去的在其他方面的投资获利机会。美国著名经济学家保罗·A.萨缪尔森在其名著《经济学》中写道："当我们被迫在稀缺物品之间做出选择时，我们都要付出机会成本。一项决策的机会成本是另一种可得到的最好决策的价值。"这就是说，经济学的成本项目比会计学或企业管理的成本项目要多，经济学讨论一切成本而不问这些成本是否采取货币形式。一项活动的经济合理的真实成本是决策的机会成本，它是做出某一决策而不做出另一种决策时所放弃的东西。机会成本理论告诉我们做出决策就要比较可供选择的行动方案的成本与收益，使机会成本尽量小。

(三) 福利经济学外部效应理论

卫生经济政策的重要理论基础之一是福利经济学，即关于社会成本与效益的理论。福利经济学认为,增进社会经济福利的途径有两个:第一,资源最优配置;第二,收入均等化,这里讨论资源最优配置问题。

资源的最优配置,包括卫生资源的最优配置,有一个条件就是要克服外部效应所引起的资源配置低效率状态。市场经济学给外部效应(external effect)下的定义是:当生产和消费无意识地给其他人带来成本或效益时,外部性或溢出效应就发生了。就是说,成本或效益被施加于其他人,然而施加这种影响的人却没有为此而付出代价或为此获得报酬,外部性是一个经济主体的行为对另一个经济主体的福利所产生的效果,而这种效果并没有从货币形式或市场交易中反映出来。

福利经济学一般用卫生服务提供者会计成本(私人成本)与社会成本的背离,卫生服务提供者财务收益(私人收益)与社会效益的背离来描述外在性。私人成本和私人利益是指一种经济活动给活动者本人带来的损失和好处;社会成本和社会效益是指一种经济活动给社会带来的损失和好处。如果一种活动的私人成本超过社会成本(或社会效益大于私人利益),这种活动就产生了外部经济。如果一种活动的私人成本小于社会成本(或社会效益小于私人利益),这种活动就产生了外部不经济。

福利经济学认为,没有理由认为经济活动的私人成本(会计成本)都会等于社会成本,经济活动的外部性是经常发生的,尤其是公共物品与劳务的生产和分配。

所谓公共物品和劳务是这样一些物品和劳务,它们的效益不可分割地被扩散给全体社会成员,并且不对其他人产生外部成本。公共物品与劳务可以有正外部效应,也可有负外部效应。在卫生领域,正外部效应的例子有:初级卫生保健、全科医学、爱国卫生运动、计划免疫、优生优育、围产期保健、食品保健品药品生产和销售的监督监测与宏观调控、区域卫生规划和卫生全行业系统管理等公益性卫生服务;负外部效应的例子有:CT大战、核磁大战、大处方、乱收费、做不必需的检查与治疗、尤其是乱办医,乱开诊所、乱办三级大医院等公害性卫生服务。

外部效应理论的结论是:在完全竞争的市场条件下,卫生服务提供者以自身利益最大化为目标,不可能认真考虑其经济活动的社会成本和社会效益,这种情况下的资源配置必然缺乏效率。必须以公共选择理论为依据采取正确的政府行为,矫正外部影响,沿着区域卫生规划指引的方向,以社区卫生保健为突破口,强化卫生全行业宏观调控与管理,使社会成本与私人成本平衡,使社会效益与私人收益平衡,实现卫生资源的最优配置。

(四) 劳动价值理论

马克思关于商品价值的理论是我们理解卫生工作的社会经济成本和效益概念的指导思想。马克思指出商品价值是在社会标准的生产条件下,用社会平均的熟练程度和强度,生产任一使用价值所需要的劳动时间。这里的劳动时间是指活劳动与物化劳动的消耗,也就是经济学的费用概念,资源消耗的概念。如果是生产任一使用价值的费用,那就是成本的概念。什么是使用价值?马克思指出,使用价值是指物品满足人们某种需要的属性。那么卫生服务满足人们什么需要呢?健康的需要、卫生保健的需要,也就是社会经济效益的概念,因此:

(1) 如果某一卫生服务满足人们健康需要的程度差,即使卫生机构财务成本是合理的,但它的社会经济成本却是不合理的,资源配置不合理,效率低下。

(2) 如果某一卫生服务能够满足人们健康需要,卫生机构财务成本也是合理的,但是,另有一卫生服务同样能够满足人们健康需要,财务成本更低,比如治疗伤风感冒,保健室能治好,却要去大医院治,即使大医院的财务成本是合理的,由于没有使用社会标准的生产条件,大炮打蚊子,资源浪费。社会经济成本不合理,社会经济效益差。

这种情况在我国卫生系统数不胜数。从卫生机构财务成本看,是补偿不足,但从社会经济成本看,却已经构成资源浪费,补偿不足已经构成资源浪费;补偿足了,岂不构成资源更大浪费?原本市场机制能够克服机构财务成本与社会经济成本之间的不平衡;可惜,卫生领域市场机制功能不全,功能衰竭,所以,必须发挥政府的宏观调控作用,通过制订与实施各种卫生经济政策,特别是区域卫生规划,实现卫生资源的合理配置。

总之,以效率与公平选择理论、劳动价值理论为出发点,以机会代价理论、福利经济学外部效应理论为指导，评价卫生经济政策决策的社会经济成本和效益是卫生经济政策分析的指导原则和方法学基础。

第三节 医疗保险与医疗体制改革伦理

我国基本医疗保险政策的实施，加速了医疗卫生领域的市场化进程。在这个过程中，医生的价值观受到前所未有的冲击，救死扶伤的白求恩精神与追求利润最大化的市场经济产生了不可避免的矛盾，医疗保险与医疗体制改革中产生了许多复杂的伦理问题。

一、医疗保险的伦理问题

在医疗活动过程中，是以患者利益为主还是以医院的利益为主？对这个问题的解释不同，就会出现不同的医疗保险管理取向。那么在医疗保险管理中哪种观念是正确的呢？我们有必要从医学伦理学的角度探讨一下这个问题。

(一) 医疗保险概述

医疗保险是为补偿疾病所带来的医疗费用的一种保险。职工因疾病、负伤、生育时，由社会或企业提供必要的医疗服务或物质帮助的社会保险，如中国的公费医疗、劳保医疗。

医疗保险与医药卫生事业直接相关、相互影响、密不可分。一方面医疗保险体系的不断健全，将为国民健康提供稳定资金来源，这些资金最终全部通过购买服务的方式转化为医疗卫生机构的收入，为医疗卫生事业发展提供稳定的资金来源；另一方面医疗保障机构作为全体参保人员的利益代表，在购买医药服务的过程中，将发挥对医疗机构的监督、制约、引导作用，有利于形成外部制衡机制，规范医疗服务行为，促进医药卫生体制改革和医疗机构加强管理。

(二) 我国医疗保险的具体政策

当前，我国基本医疗保险体系由城镇职工基本医疗保险、城镇居民基本医疗保险、新型农村合作医疗和城乡医疗救助制度共同构成。

1. 城镇职工基本医疗保险 1998年国务院发布《关于建立城镇职工基本医疗保险制度的决定》，在全国范围全面进行职工医疗保障制度改革。①覆盖范围。城镇所有用人单位，包括企业、机关、事业单位、社会团体、民办非企业单位及其职工，都要参加城镇职工基本医疗保险，实际上覆盖了城镇全体从业人员。截至2012年6月，我国城镇职工基本医疗保险参保人数为5.2亿人。②筹资标准。医疗保险费由用人单位和职工共同缴纳。具体缴费比例由各统筹地区根据实际情况确定。目前，用人单位缴费率全国平均水平为7.43%，个人缴费率全国平均为2%。③统筹层次。原则上以地级以上行政区为统筹单位，也可以县(市)为统筹单位，京津沪原则上在全市范围内实行统筹。全国多数地区为县级统筹，目前正在进行提高统筹层次的工作。④待遇支付。城镇职工基本医疗保险基金由统筹基金和个人账户构成。个人账户主要支付门诊费用、住院费用中个人自付部分以及在定点药店购药费用。统筹基金用于支付符合规定的住院医疗费用和部分门诊大病医疗费用，起付标准为当地职工年平均工资的10%，最高支付限额(封顶线)为当地职工年平均工资的6倍左右。2009年，城镇职工基本医疗保险政策范围内住院医疗费用报销比例约72%，实际住院费用支付比例约67%。

2. 城镇居民基本医疗保险 为解决城镇非从业居民的医疗保障问题，2007年7月，国务院印发《关于开展城镇居民基本医疗保险试点的指导意见》。①覆盖范围。城镇中不属于城镇职工基本医疗保险制度覆盖范围的学生(包括大学生)、少年儿童和其他非从业城镇居民，都可自愿参加城镇居民医疗保险。截至2009年底，城镇居民医保参保人数1.8亿人。②筹资标准。由各地按照低水平起步的原则，根据本地经济发展水平、居民家庭和财政负担的能力合理确定。2009年城镇居民基本医疗保险参保人员人均筹资标准为130元。③政府补助。为了引导和帮助广大城镇居民缴费参保，城镇居民基本医疗保险实行了政府补助的政策。2009年政府对参保居民的补助标准不低于每人每年80元。④待遇支付。城镇居民基本医疗保险不建立个人账户,基金主要用于支付住院医疗费用和部分门诊大病费用。2009年城镇居民基本医疗保险政策范围内住院医疗费用支付比例约55%。

3. 新型农村合作医疗(简称"新农合") 新农合是以政府资助为主、针对农村居民的一项基本医疗保险制度。①覆盖范围。所有农村居民都可以家庭为单位自愿参加"新农合"。预计2015年将实现全覆盖。②筹资和政府补助。中央财政和地方财政对所有参加农民给予适当补助。③待遇标准。新农合一般采取以县(市)为单位进行统筹,主要补助参加农民的住院医疗费用,各县(市)确定支付范围、支付标准和额度。

4. 城乡医疗救助 城乡医疗救助体系是我国多层次医疗保障体系的兜底层次,包括城市医疗救助制度和农村医疗救助制度。由政府财政提供资金,主要是为无力进入基本医疗保险体系以及进入后个人无力承担自付费用的城乡贫困人口提供帮助,使他们能够与其他社会成员一样享有基本医疗保障。社会医疗救助的对象是因病致贫的低收入者和贫困者,资金主要由财政支持,也可以吸纳社会捐助等其他来源的资金。

(三) 医疗保险的伦理问题

我国医疗保险制度的建立,促进了我国医疗保健事业的快速发展,对于保障城乡居民身体健康,提高人民身体素质发挥了积极作用。但是我们也应当看到,我国医疗保险仍存在不少问题,有些问题还非常严重,甚至到了制约经济体制改革顺利推进的程度,这些问题可以归纳为以下几个方面:

1. 出现了劳动就业的制度壁垒 医疗保险的各种制度,体现了该制度下的职业界限和劳动者身份界限,不同职业、不同所有制、不同区域的劳动者享受不同的医疗待遇,在一定程度上扼杀了劳动者对医疗消费需求的固有特性和一般规律。在不同的制度下,将劳动者人为地分为三六九等,实际上是一种职业歧视,这与我们倡导的职业平等是相悖的。同时也赋予了一些职业"天然"的优越感,人的平等往往被职业的不平等所掩盖。尤其是以职务定待遇的做法,忽视了劳动者的现实需要,反映了人的等级差别和尊卑观念,强化了劳动就业的制度壁垒,为劳动者在职业选择上提供了不对称的信息,从而成为统一、开放、竞争、有序的劳动力市场形成的体制性障碍,也不利于农业工业化和农村城镇建设的开展。

2. 使政府与企业或单位的社会管理职能本末倒置 一般来说,凡是市场经济国家,都是社会管理政府主导型国家,这些国家的政府不干预或很少直接管理企业的微观经济活动,政府的一项重要任务就是加强社会事务的管理,特别是通过建立和完善社会保障体系,为经济发展提供良好的社会安全环境。但是,我国医疗保险制度由于资金来源不统一,迫使机关、事业单位以及企业自己办医疗。本该由政府办的事情,不得不由单位、企业和机构来办,直接后果是加重了单位负担,它与单位,尤其是企业的目标背道而驰。

3. 医疗保险资源分布不合理,费用负担苦乐不均 医疗保险各制度板块结构的特点,使政府在分配医疗保险资源上受到很大限制,医疗卫生设施部门间、行业间、城乡间的差别巨大,上海、北京、广州等中心城市集中了全国最优秀的医药人才、最先进的诊疗设备,经济欠发达地区医疗设施远远满足不了需要。机关、事业单位以及企业举办的医疗机构,其医疗卫生资源供过于求,利用率低下,浪费严重,而农村的医疗卫生资源严重短缺,供不应求,看病难、吃药难的问题非常普遍,农村这种缺医少药的问题,使一些地方的防病、防疫能力不断下降。

4. 医疗费用急剧膨胀,"免费搭车"现象严重 我国城镇职工医疗属直接免费型保障,被保险人只需支付微额挂号费,就可直接进入消费领域,参与医疗保险资源的分配,其消费的数额不受限制,这就容易出现小病大治、无病也治、开大方、开人情方、一人看病全家吃药的现象。医疗消费的无节制,导致少数地方医患相互勾结,道德沦丧的情况,有的人到医院开药,到药店套现;有的处方竟能开出电视机、洗衣机等生活日用品;有的地方在医院旁边总有林林总总的药品收购小店。我国医疗费用急剧膨胀的原因,除由于药品、医疗卫生管理体制不顺而造成的以药补医以及医药生产成本上升和药品销售不规范的因素外,上述人为因素不能不引起我们的思考和警惕。

【知识链接】

实现全民医保是我国社会保障制度建设的长期目标,建立城乡一体化的医保管理制度是深化医药卫生体制改革的需要,也是社会发展的必然趋势。统筹城乡的科学发展新理念,推进公共服务均等化的新期待,都对政府创新社会管理,推进城乡居民医保统筹建设提出了迫切要求。目前,全国已有6个省份(天津、重庆、青海、宁夏、广东和新疆)、45个地(市)级地区实现了城乡医疗保险的统一管理。

二、医疗体制改革的伦理问题

随着经济的发展和人民生活水平的提高,中国医疗卫生服务水平表现出了明显的滞后。在城市中,人们普遍反映的看病难、看病贵的现象一直未能得到解决;在广大农村,农民患病得不到及时医治的状况更为让人揪心,因此需要进一步加快医疗体制改革的步伐。

(一) 我国医疗体制改革的历程

中国医疗体制改革,简称医改。1994年,国务院决定在江苏镇江、江西九江进行社会统筹与个人账户相结合的社会医疗保险制度的试点,为全国医疗保险制度改革探索经验,由此揭开医改序幕;1998年,医改进入组织实施阶段。国务院颁布《关于建立城镇职工基本医疗保险制度的决定》,要求在全国范围内建立覆盖全体城镇职工、社会统筹和个人账户相结合的基本医疗保险制度,并陆续出台医药分家、药品招标采购、医疗机构分类管理等一系列政策。但总体上说,政策的落实步履维艰;2000年7月,全国城镇职工基本医疗保险制度和医药卫生体制改革工作会议在青岛召开,会议提出:要在2001年底实现90%以上的地市建立起城镇职工基本医疗保险制度;继续推进医疗机构分类管理、药品集中招标采购、扭转以药补医机制、严厉打击制售假劣药品等改革;2003年,突如其来的SARS病魔让人们发现,医疗卫生体系和公共卫生体系竟然不堪一击;2005年6月,来自国务院发展研究中心和世界卫生组织的一份合作研究报告表明,中国的医疗卫生体制改革,"从总体上讲是不成功的。"

2009年3月,国务院颁布《关于深化医药卫生体制改革的意见》(2009~2011年),标志着新一轮医改正式启动,被称为"新医改"。《意见》提出:有效减轻居民就医费用负担,切实缓解"看病难、看病贵"的近期目标,以及建立健全覆盖城乡居民的基本医疗卫生制度,为群众提供安全、有效、方便、价廉的医疗卫生服务的长远目标。确定了在2009~2011年重点抓好五项改革:一是加快推进基本医疗保障制度建设,二是初步建立国家基本药物制度,三是健全基层医疗卫生服务体系,四是促进基本公共卫生服务逐步均等化,五是推进公立医院改革试点。

2012年4月,国务院颁布《深化医药卫生体制改革2012年主要工作安排》,为明确任务目标,落实工作责任,巩固扩大医改成果,持续深入推进医改,提出2012年医改的主要工作任务:一是加快健全全民医保体系,二是巩固完善基本药物制度和基层医疗卫生机构运行新机制,三是积极推进公立医院改革,四是统筹推进相关领域改革。并在四个方面制定了具体的保障措施:强化目标责任制;强化财力保障措施;强化绩效考核;强化宣传引导。

总之,医疗体制改革进行到今天,更深层次的矛盾、困难及问题已经显现,社会关注度前所未有的提高,而且人们的观念逐步转变,对政策、制度的敏感会推进矛盾的演变和转化。单纯靠工作力度甚至现行政策已经难以从根本上解决问题,需要新的思路、制度性安排、政策性支持和方式性变革,只有这样,改革才能取得突破性进展。

(二) 医疗体制改革的伦理问题

中国的医疗体制改革仍然存在许多问题,面临众多的道德冲突。国家卫生政策即意味着对人类价值某一方面的指向,应当全面考察卫生方针和决策在道德上的有效性,使维护和增进人类健康成为卫生政策最基本的伦理选择,其中需要关注以下三个问题。

1. 政府的责任问题 医疗卫生事业的本质内涵决定了医疗卫生事业是一项社会公益性、福利性事业,世界银行在1993年世界发展报告中明确指出,完全市场化的提供和配给卫生保健是不公平的和无效率的。因此,由于伦理学上的公平和经济上的考虑,政府通过管理和经济调控进行干预是必要的,这一本质内涵决定了中国的医疗卫生事业只能由政府来主导。

同时,市场经济也决定了医疗卫生事业中必然会引入市场机制,所以在不损害人民利益和公平的前提下,需要给卫生服务以一定的自由,政府的职能应主要是政策主导和宏观调控。卫生改革的重点必须确立政府责任,因为只有政府才能控制卫生总费用、指示方向、立法和把握节奏的权威性。政府的职责可能被化解,但政府最终将保留控制权、决策权、管理权、干预权和民主政权。政府是国家权力的执行者,经济是政府的仆人。

2. 医疗卫生机构的公益性问题　中国进入新医改后,医疗卫生机构改革首当其冲,成为中国新医改成败最为关键的一个环节。在市场经济条件下,中国医疗卫生机构走上了一条商业化、市场化的经营道路,具体特征就是中国医疗卫生机构的公益性差、私立性强。

政府对医疗卫生机构投入的绝对量有所增加,但占医疗卫生机构总收支的比重却逐年下降,医疗卫生机构只有靠自身经营来解决资金不足的问题。因此,相当一部分设备成本需要从患者身上收回,"以药补医"和"以设备补医"的问题就显得尤为突出,从而加重了老百姓"看病难、看病贵"的问题;同时,在市场经济浪潮中,公立医院与私立医院共同竞争的局面形成,医务人员的报酬与绩效挂钩,导致医务人员职业道德败坏的现象层出不穷;医院"重效率轻公平",效率优先,盲目建设医疗卫生机构,轻视公平,轻视内涵建设和医德医风建设,致使百姓看病难、看病贵的问题还是没有得到解决。

3. 新医改的公平性问题　卫生经济伦理学的研究,它对于解决中国新医改过程中产生和存在的不公平公正现象有很大的现实价值。公平公正,是医疗卫生领域中涉及的一个重要的伦理价值取向,也是新医改始终无法回避的重要问题。需要把握好三个原则:一是可及性原则;二是可支付性原则;三是需要性原则。

以下三个方面仍然是中国新医改未能解决的问题:城乡医疗资源配置的不公平,没有真正解决农村基层医疗机构服务水平和能力上的欠缺;医疗服务利用和健康结果的不公正,城市居民医疗服务实际利用是农村居民的三倍以上;医疗卫生保障制度的内在不公平性,城乡居民在医疗保障上存在极大的不公平。

总之,新时代的卫生管理工作应紧紧围绕人群健康状况的变化以及卫生改革的趋势,发现问题,解决问题。这次新医改实际上是一项社会福利的调整,不能采用过激的方法,而只能走一条循序渐进的道路。在医疗体制改革过程中,我们要坚持把医学伦理原则融入到新医改的始终,树立正确的伦理价值取向,坚持合理性原则来处理公共产品与公共服务的关系,加快基本医疗保障和服务的公益性建设,坚持最优化原则来构建中国新医改的模式。随着中国经济的进一步发展,新医改的进一步深入,老百姓"看病难、看病贵"的问题必将得到妥善解决,期待中国医疗卫生事业的改革将再次成为世界各国医改的典范。

【思考题】

1. 怎样理解卫生管理的伦理基础?
2. 卫生经济伦理受到哪些理论的影响?
3. 医疗体制改革中存在哪些伦理问题?

(邓　蕊)

第十章 生育控制与生殖技术伦理道德

【案例与讨论】
　　广州一富商久婚不孕,2010年初借助试管婴儿技术孕育的8个胚胎竟然全部成功,大喜望外的富商夫妇找来两位代孕妈妈,再加上自身共3个子宫采取"2+3+3"怀孕。2010年9、10月份,前后一个月的时间内先后生下4男4女8胞胎。
　　讨论:
　　你怎样看待此事,请从人类辅助生殖技术伦理规范去分析。

第一节 人口与生育控制的伦理道德

　　人口与生育控制是我国目前社会的基本选择,这种控制主要通过对人的内在和外在的影响,使人口控制由他律转变为自律。生育控制在我国通常称为计划生育,要使人口控制社会化有效实施,需要依赖生育控制,目前生育控制主要包括避孕、人工流产和绝育,这些措施在实际运用中涉及许多伦理道德问题,需要慎重对待。

一、我国计划生育政策的实施

　　自古以来,我国就是世界上人口最多的国家之一,中国人也一直视子孙众多、人口繁庶为家国兴旺的标志。但随着时代发展,尤其是新中国成立后,我国人口政策几经反复,人口增长迅速,尤其是"文革"期间计生机构撤销,人口几乎无限制增长。20世纪70年代,人口学的研究开始恢复,科学家们清醒地认识到中国所面临的人口问题主要与人口增长过多过快和经济落后的矛盾相关,由于人口增长过快而导致粮食问题、就业问题、住宅问题和教育问题非常尖锐。于是中共中央于1980年9月25日发出"关于控制我国人口增长问题致全体共产党员、共青团员的公开信",要求全体共产党员、共青团员带头响应"一对夫妇只生育一个孩子"的号召。1982年,中共十二大报告中写入了一句事关中国千秋万代子孙大业的话:"实行计划生育,是中国的一项基本国策。"1998年,九届全国人大常委会将人口与计划生育法列入立法规划。2001年12月29日,全国人大常委会第25次会议以高票审议通过了《中华人民共和国人口与计划生育法》,于2002年9月1日起施行。2006年12月,中共中央、国务院发布了《关于全面加强人口和计划生育工作统筹解决人口问题的决定》,要求坚定不移地坚持计划生育国策,进一步稳定低生育率水平,同时统筹解决人口问题,促进人的全面发展。

　　三十年来,我国在社会生产力尚不发达的情况下,积极实施计划生育政策,有效控制了人口过快增长,少增加近4亿人口,让"世界60亿人口日"的到来推迟了将近4年,为世界的可持续发展做出了巨大贡献。政策的实施对于百姓的影响更是显而易见,九年义务教育普及率及女童上学率居世界发展中国家前列,5岁以下婴儿死亡率达到了欧美发达国家水平,成人识字率不断提高,缺乏营养的人口不断下降,十几亿人民的生存权和发展权基本得以保障。

　　计划生育政策的实施在带来积极效果的同时,也产生了一系列问题:一是人口性别结构不合理。资料统计我国近几年新生人口男女比例117:100,国际公认比例107:100。男性比例过高容易造成婚姻压力增大,加剧性犯罪、卖淫嫖娼、拐卖妇女儿童等现象,社会不稳定因素加大。二是人口老龄加剧化。我国进入"未富先老"困境。我国人口老龄化进程快,老年人绝对数量大、区域差异明显,人口老化与综合国力不相适应,即进入"未富先老"的困境。三是劳动年龄人口供应跟不上经济发展需求。靠人力实现增长的中国经济面临持续衰退,有调查显示,未来10年内,20~40岁年龄段将减少1亿以上。四是家庭规模结构产生变化。421家庭结构导致独生子女老年父母"老难所养"和"老无所依"。五是独生子女的性格健康问题凸显。社会学家研究发现,大多数独生子女在人格特征方面缺乏合作、共享和宽容精神。与老一代相比,抗挫折能力和心理素质差,不及父辈勤俭节约,由此可能引发其他社会问题。

二、生育控制的伦理问题

生育控制是对人生育权利的限制,包括对正常人生育权利的限制和对异常特定人的生育权利的限制。对正常人生育权利的限制往往是国家为控制人口数量而制定的一种普遍的政策和法令,如计划生育政策(前文中提到的我国计划生育国策);对异常特定人的生育权利的限制,往往着眼于提高人口质量,对一些严重影响后代生命质量的特定的夫妇实行生育限制。

1988年在美国召开的第十届国际人道主义和伦理学会世界大会上通过的《相互依存宣言:一种新的全球伦理学》,已经把"生育自由"和"生育控制"同时作为应当受到尊重的人的基本权利。生育控制方法主要包括避孕、人工流产、绝育等,其中涉及的许多伦理问题历来是生命伦理学关注的焦点。

(一) 避孕技术推广使用后会不会引起性关系的混乱?会不会使人们放弃生育的义务?

尽管避孕在今天已为越来越多的人所接受,成为许多国家控制人口数量,提高人口质量的有效手段,但在伦理学中,越来越先进的避孕技术推广使用后会不会引起性关系的混乱?会不会使人们放弃生育的义务?这种可能性是存在的,避孕使性行为同生育过程完全分离开来,人们可以享受纯粹的性快乐,而不必顾虑意外怀孕带来的后果,这就减轻了人们对性交后果的心理压力,从而改变了人们的性观念,使婚前性关系和非婚性关系有所增加。同时越来越先进的避孕技术会使人们放弃生育义务,最终影响社会的利益与人种的延续,因为避孕在一定意义上的确是把婚姻与生育分离开来了,这种分离会使人们放弃生育的义务。其实避孕会引起性关系混乱和人们放弃生育权的说法,其根本原因应该从社会环境、文化氛围,以及人们的生理、心理的改变中寻求答案,而不应该仅仅归咎于避孕技术的应用和推广。当然,对全社会进行正确的道德观念引导,建立适合社会主义初级阶段发展的道德法律规范,也是很重要的。

(二) 人工流产中流掉的胎儿是不是人?是否有出生权利?

流产是指在胎儿具有可活性之前,自发地或诱发地终止妊娠。自发地终止妊娠为自然流产,诱发地终止妊娠为人工流产。自然流产属于人的意志所不能控制的事件,所以不涉及道德问题。人工流产是避孕失败补救和节制生育的一种措施,对在妊娠期被诊断为患有先天畸形、先天遗传性疾病的胎儿,采取人工流产,避免畸形儿的出生,对于优生优育有积极意义,但对于健康胎儿流产的伦理争议矛盾焦点主要集中在胎儿是不是人,有没有出生权利的问题。马克思主义的生命观认为:人的生命是从胎儿脱离母体并获得家庭和社会的承认时开始的,人工流产结束的只是尚不具备作为"人"资格的生物个体。

(三) 绝育剥夺了公民正常的生育权利吗?

绝育可达到永久避孕的目的,不能绝对说"绝育是剥夺了公民正常的生育权利",要区别情况分析,如果夫妇一方或双方有严重遗传病,绝育可保证遗传病不再传递到下一代,也可改善人类基因库质量;如果出于夫妇个人考虑:迫于生活压力不愿生育、为了事业不愿生育等,绝育就可以减轻压力;如果为了治疗某些疾病,如子宫肌瘤等,如果继续怀孕对妇女和胎儿都会带来致命的危险,通过绝育可以保障母亲平安。其实绝育伦理争论的矛盾焦点,主要集中在严重遗传性疾病患者尤其是智力严重低下者的非自愿性的绝育上。在伦理上,我们可以从有利、尊重、公正和互助等原则组成的伦理框架来分析和评价对严重遗传性疾病和智力严重低下者的绝育问题。总之,绝育只要是出于个人或社会合理、合法的动机,在伦理上就是可以接受的。

三、生育控制的伦理要求

(一) 树立正确的人口观和生育观

我国两千多年封建社会形成的生育观和人口观,深受封建伦理道德观念和宗教迷信思想影响,一是主张"天命论",即"生死有命,富贵在天";二是主张"男尊女卑",重男轻女,奉行"不孝有三,无后为大"的封建道德生育观,视没有生育男孩即"无后"是最大的不孝。

新的生育观和人口观要与当今时代的发展相适应:第一,树立生育儿女不仅是家庭私事,更是国家大事的新观念,克服生育儿女是家庭私事、儿女是家庭私有财产的旧观念;第二,树立履行公民义务、有计划地生育子女的新的观念,改变盲目生育的旧观念;第三,树立少生、优生和优育的新观念,适当地晚婚晚育,改变早婚早育的旧观念;第四,树立生男生女都一样的新观念,克服男尊女卑、重男轻女的旧观念。总之,只有彻底改变旧的生育观和人口观,才能促进计划生育国策的贯彻和落实。

(二)计划生育工作中的伦理

1. 避孕工作中的伦理要求 要耐心细致的做好宣传教育工作,做到知情同意;要适时地将避孕技术用于适宜的个人,做到尊重公正。

2. 人工流产、引产中的伦理要求 人工流产可以分为治疗性和非治疗性两种。在医学实践中,无论是从医学本身还是从伦理原则考虑,治疗性流产和引产救母都是符合伦理原则的,是合理的,但绝不可滥用。因为人工流产手术虽然简单,但它是在非直视下依靠触觉进行操作的,稍有疏忽就会造成对母亲身体的损伤,同样引产术因妊娠到了中晚期,引产不仅困难,而且极易发生并发症。因此,只有符合下列条件才可实施:第一,为了母亲的身心健康;第二,妊娠可能或肯定是一个严重的缺损胎儿;第三,妊娠是强奸或乱伦的结果;第四,未婚先孕及其他社会原因;第五,夫妇无养育能力,或其家庭原因不宜生育;第六,控制人口增长或计划外怀孕,需要终止妊娠。总之为了母亲身心健康,避免器官操作与并发症带来的较大痛苦,应坚持避孕为主,尽量控制人工流产,引产只能作为避孕失败的一种补救措施,决不能反复多次采用。

3. 施行绝育术的伦理要求 绝育是采用手术的方法剥夺生育权利,达到永久性不孕,男女均可施行。绝育使婚姻成为不再生育的婚姻,从旧的伦理观点来看是不道德的,但从现代理念来看,我国鼓励已有孩子的夫妇绝育,是有利于国家、个人和子孙后代的大好事。

总之,作为我国的一项基本国策,实行计划生育,一方面要求节制生育,降低我国人口的自然增长率,使人口的增长与国民经济的增长相适应,使千千万万家庭节省财力与精力,不至于因子女过多,而背上沉重负担,影响工作与生活质量;另一方面,提倡优生优育,讲究科学方法,既有利于保护母亲,又有利于孩子的出生与教养。

第二节 人类辅助生殖技术应用的伦理道德

人类辅助生殖技术的快速发展,在给不孕不育家庭带来希望和幸福的同时,也不可避免地对人类原有的社会伦理观念产生了巨大的冲击。在探讨人类辅助生殖技术应用基础上,制定相关的法律规范和伦理原则,是保证该技术的研究和应用在规定的范围内进行的必要手段。

一、人类辅助生殖技术概述

人类辅助生殖技术(assisted reproductive technology,ART),是指代替人类自然生殖过程某一环节或全部环节的技术手段,运用医学技术和方法对人的卵子、精子、受精卵或胚胎进行人工操作,以达到受孕的目的。它包括人工授精(artificial insemination,AI)和体外受精-胚胎移植技术(in vitro fertilization and embryo transfer,IVF-ET)以及各种衍生技术。人类辅助生殖技术的创立与运用,主要是为了帮助不孕不育的夫妇获得后代。但是,人类辅助生殖技术在一定程度上改变了人们的自然生殖过程,并且随着这种生殖过程的改变而使人际关系复杂化,因而会引发一系列的社会、法律和伦理问题。

(一)人工授精技术

人工授精技术,指用人工的方法将男性的精子注入女性的体内,以达到受孕目的的生殖技术。这种技术实际上是取代自然生殖过程中的性交这一环节。人工授精的完整过程可以分为采集男性的精液,并对精液进行检查、处理和保存,向女性的阴道、宫颈、宫腔或输卵管内注入精液等几个步骤,主要是用于解决男性精子质量差等原因造成的不育症。

根据精子来源分为丈夫精液人工授精(artificial insemination by husband semen, AIH)和供精人工授精(artificial insemination by donor semen, AID)。根据授精部位分为阴道内人工授精(intravaginal insemination, IVI)、宫颈内人工授精(intracervical insemination, ICI)、宫腔内人工授精(intrauterine insemination, IUI)和输卵管内人工授精(intratubal insemination, ITI)等。

1. 适应证

(1) 丈夫精液人工授精:①男性因少精、弱精、液化异常、性功能障碍、生殖器畸形等不育;②女性因宫颈黏液分泌异常、生殖道畸形及心理因素导致性交不能等不育;③免疫性不育;④原因不明的不育。

(2) 供精人工授精:①无精子症、严重的少精症、弱精症和畸精症;②输精管绝育术后期望生育而复通术失败者及射精障碍等;③男方和/或家族有不宜生育的严重遗传性疾病;④母儿血型不合不能得到存活新生儿;⑤原因不明的不育。

2. 禁忌证 女方因输卵管因素造成的精子和卵子结合障碍;女方患有生殖泌尿系统急性感染或性传播疾病;女方患有遗传病、严重躯体疾病、精神心理障碍;有先天缺陷婴儿出生史并证实为女方因素所致;女方接触致畸量的射线、毒物、药品并处于作用期;女方具有酗酒、吸毒等不良嗜好。

(二) 体外受精-胚胎移植及其衍生技术

体外受精-胚胎移植技术,是分别取出精子和卵子,在试管中使卵子受精,培育成胚胎,并将胚胎植入子宫。这是20世纪70年代发展起来的一项难度较大的新生殖技术,其技术关键是三个步骤:诱发女性排卵,人工试管授精,胚胎移植。

1. 适应证

(1) 体外受精-胚胎移植适应证:①女方因输卵管因素造成精子与卵子遇合困难;②排卵障碍;③子宫内膜异位症;④男方少、弱精子症;⑤不明原因不育;⑥女性免疫性不孕。

(2) 卵胞浆内单精子注射适应证:①严重的少、弱、畸精子症;②梗阻性无精子症;③生精功能障碍;④男性免疫性不育;⑤体外受精-胚胎移植受精失败;⑥精子无顶体或顶体功能异常。

(3) 植入前胚胎遗传学诊断适应证:凡是能够被诊断的遗传性疾病都可以适用于植入前胚胎遗传学诊断,主要用于X连锁遗传病、单基因相关遗传病、染色体病及可能生育以上患儿的高风险人群等。

(4) 接受卵子赠送:①丧失产生卵子的能力;②女方是严重的遗传性疾病基因携带者或患者;③具有明显的影响卵子数量和质量的因素。

(5) 接受胚胎赠送:①夫妻双方同时丧失产生配子的能力;②夫妻双方有严重的遗传性疾病或携带导致遗传性疾病的基因,不能产生功能正常的配子;③不能获得发育潜能正常的胚胎。

2. 禁忌证 提供配子的任何一方患生殖、泌尿系统急性感染和性传播疾病或具有酗酒、吸毒等不良嗜好;提供配子的任何一方接触致畸量的射线、毒物、药品并处于作用期;接受胚胎赠送/卵子赠送的夫妇女方患生殖、泌尿系统急性感染和性传播疾病,或具有酗酒、吸毒等不良嗜好;女方子宫不具备妊娠功能或严重躯体疾病不能承受妊娠。

二、人类辅助生殖技术的伦理问题

近年来,不育症的发生率日趋增高,而传统的药物和手术治疗方法远不能满足患者对生育的需要。人类辅助生殖技术无疑是生物医学的一场变革,为不孕不育症的治疗提供了新途径。但由于辅助生殖技术的特殊性,在实施该技术的过程中不可避免地涉及精子、卵子和孕卵的冷冻保存及转赠、代孕等问题,使该技术的实施涉及一系列复杂的伦理、道德和法律等问题。目前,许多国家为了保证该技术实施的安全有效性,均制定了相关的法律规范,以保证该技术的研究和应用在规定的范围内进行。

(一) 人工授精的伦理问题

主要产生于异源人工授精,因为同源人工授精,只不过由于性功能障碍或男方精液异常等原因,无法使精卵结合,而求助于人工辅助生殖技术,完全合乎人们传统的性道德观念。而异源人工授精,因为精子来源是与丈夫毫不相干的第三人,自然会引起人们异议,妻子的卵子与第三者精子的结合,似乎与通奸没区别？这类问题在伦理上要加以研究和详细说明,人工授精技术是通过人工注射的方式采纳第三人精子供精,妻子与第三人彼此互不照面,更不会直接发生性关系,因此根本谈不上是通奸。异源人工授精操作的关键是：夫妇双方的意见必须一致,不仅妻子有此意愿,而且丈夫也同意这样做。

随着人工授精成功率的提高,人工授精需求量也越来越大。据统计,目前全世界通过人工授精所生的孩子已不下百万之众。这就必定要涉及设立人类精子库的问题,人类精子库的设立正是为了满足日益增多的人工授精需求。为了确保精液的质量,必须做好供精者的精子检查、筛选、保存这些环节,同时,还要严格限制同一供精者的供精次数,控制同一人精液的使用次数,并尽可能转换供精的来源,以避免后代血亲通婚的发生可能。此外,还要加强统一管理,指定正规合法的精子库所在地点,严格按精子库管理规定的程序操作,以杜绝供精者在不同地点重复供精等情形的发生,这关系到人口素质的重大问题,绝不能掉以轻心。

(二) 体外受精的伦理问题

根据精子、卵子以及怀孕者是否为配偶的三个因素,体外受精有多种组合状况：丈夫的精子和妻子的卵子、丈夫的精子和第三者的卵子、妻子的卵子和第三者的精子、第三者的精子和第三者的卵子的结合,上述四种体外受精后的胚胎又可以出现：都植入妻子的子宫或都植入他人(代孕母亲,surrogate mother)的子宫,出生的孩子由夫妻抚养等数种情况,无论是哪种类型精卵的结合,胚胎植入代孕母亲子宫的情形最为常见。由此,就会产生比人工授精复杂得多的社会、伦理等问题。代孕母亲最初的目的是为了帮助别人解除不育的痛苦和困难,一般来说是合乎道义的,但接踵而来的问题是：

1. 区分代孕母亲是出于道义还是为了赚钱 如果主要是为了赚钱,就把子宫转化为可以出租、盈利的工具,走上了商业化道路,这显然违背了人格尊严和生殖技术伦理规范。在法律上,女性对其子宫拥有的是身体权,这是一种人格权,与人身紧密相连的人格权具有专有属性,除法律有特殊规定外不得以任何方式出售、赠送、继承或转让,因为任何这样的行为都会导致人格的贬损及主体尊严的丧失。"代理受孕"将代理母亲的子宫和身体工具化或商品化,令女性器官沦为制造、加工婴儿的机器,这是对女性价值与意义的否定,也是对人性的亵渎,是技术的滥用、异化和迷失。

2. 区分代孕母亲的身份与选择问题 这是一个很需要予以确定的关键问题,因为如果不予以明确规定,就可能像世界其他国家如印度,出现母亲为女儿代孕,妹妹替姐姐代孕等情形,从而导致出生后孩子亲属关系的混乱,并引发其他法律与社会人伦问题。

> **【知识链接】**
>
> 纵观世界各国,有些国家选择立法允许代孕、甚至将商业性代孕合法化,也有一些国家则明令禁止代孕行为。例如,法国、瑞士等国明令禁止代孕行为,甚至不允许代孕子女入籍或者获得护照;英国禁止商业代孕。而印度、泰国、俄罗斯等国则立法认可代孕,而且还因为价格等优势吸引了西方国家大量不孕夫妇前往。我国卫生部则明确规定,医务人员不得实施代孕技术。

总之,对于人工授精和体外受精这类技术的应用,从开始就引起了社会争议：生育与夫妻性爱分离,出生的子女可能面临两个父亲(遗传父亲和抚养父亲)、多个母亲(遗传母亲、生育母亲、抚养母亲)的状况,以及孩子成人后身份的认定,寻找、了解遗传父亲或母亲的权利等问题,亟待较完善的规范和法律去防范与保障。

三、人类辅助生殖技术的伦理原则

我国卫生部于2001年制定并实施《人类辅助生殖技术的伦理原则》,规定如下：

1. 知情同意的原则 医务人员对要求实施辅助生殖技术且符合适应证的夫妇,须让其了解实施该技术的程序、成功的可能性和风险以及接受随访的必要性等事宜,并签署知情同意书。医务人员对捐赠精子、卵子、胚胎者,须告知其有关权利和义务,包括捐赠是无偿的、健康检查的必要性以及不能追问受者与出生后代的住处信息等情况,并签署知情同意书。

2. 维护供受双方和后代利益的原则 捐赠精子、卵子、胚胎者对出生的后代既没有任何权利,也不承担任何义务。遵照我国抚养-教育的原则,受孕夫妇作为孩子的父母,承担孩子的抚养和教育的权利和义务。通过辅助生殖技术出生的孩子享有同正常出生的孩子同样的权利和义务,如果父母要离婚,在裁定对孩子的监护权时不受影响。

3. 互盲和保密的原则 凡是利用捐赠精子、卵子、胚胎实施辅助生殖技术,捐赠者与受方夫妇、出生的后代须保持互盲,参与操作的医务人员与捐赠者也须保持互盲。医疗机构和医务人员须对捐赠者和受者的有关信息保密。

4. 维护社会公德的原则 医务人员不得对单身妇女实施辅助生殖技术。医务人员不得实施非医学需要的性别选择。医务人员不得实施代孕技术。一个供精者的精子最多只能提供给5名妇女受孕。

5. 严防商品化的原则 医疗机构和医务人员对要求实施辅助生殖技术的夫妇,要严格掌握适应证,不能受经济利益驱动而应用于有可能自然生殖的夫妇。供精、供卵、供胚胎应以捐赠助人为目的,禁止买卖。但是,可以给予捐赠者以必要的误工、交通和医疗补助。对实施辅助生殖术后剩余的胚胎,由胚胎所有者决定如何处理,但禁止买卖。

6. 伦理审查的原则 医学伦理委员会应由医学伦理学、社会学、法学和医学等有关专家和群众代表组成,并依据上述原理开展工作。

由此可见,有关的伦理争议基本上都在伦理原则之中得到明确的说明与表达。然而,仍然有一些潜伏问题,未必适合发展着的形势与人类基本的伦理价值理念,到一定的时候还会凸现出来,诸如了解遗传父母的权利问题?非在婚年龄妇女能否通过人工授精或体外受精获得后代的问题?配子、胚胎是否可以商品化?体外授精——胚胎移植后剩余的胚胎能否进行科学研究?单精子显微注射风险很高,是否应该提供这种技术?能否利用胎儿的原始生殖细胞和尸体的生殖细胞进行体外授精……所有这些问题,都有待认真研究,去制订更合乎实际的伦理、法律规范,以避免可能出现的后遗症。

第三节 克隆技术的伦理道德

克隆技术产生于20世纪末期。以克隆羊"多莉"的问世,在全世界掀起轩然大波。从此,克隆技术以不可遏制的势头发展,克隆人的出现似乎指日可待。然而,人们为克隆人的到来做好心理准备了吗?克隆人的出现会给人类伦理道德带来怎样的影响呢?

一、克隆技术的发展

克隆是英文"clone"的音译,在台湾与港澳一般意译为"复制"或"转殖",是利用生物技术由无性生殖产生与原个体有完全相同基因组之后代的过程。科学家把人工遗传操作动物繁殖的过程叫克隆,这门生物技术叫克隆技术,含义是无性繁殖。克隆技术在现代生物学中被称为"生物放大技术"。

克隆技术已经经历了三个发展时期:第一时期是微生物克隆,例如把一个细菌很快复制出成千上万个和它一模一样的细菌群落;第二个时期是生物分子克隆,比如用遗传基因——DNA克隆,把某个生物基因拼接到另一质粒分子上,经克隆而得到重组DNA分子的无性系;第三个时期是动物克隆,通过细胞核转移到另一个动物的细胞(通常是去核的卵细胞)中,克隆出新的动物个体,如克隆绵羊"多莉"。

克隆技术的设想是由德国胚胎学家于1938年首次提出的。1952年,科学家首先用青蛙开展克隆实验,之后不断有人利用各种动物进行克隆技术研究。由于该项技术几乎没有取得进展,研究工作在80年代初期一度进入低谷。后来,有人用哺乳动物胚胎细胞进行克隆取得成功。1996年7月5日,英国科学家伊恩·维尔穆特(I. Wilmut)博士用成年羊体细胞克隆出一只活产"多利"绵羊,给克隆技术研究带来了重大突破,它突破了以往只能用胚胎细胞进行动物克隆的技术难关,首次实现了用体细胞进行动物克隆的目标,实现了更高意义上的动物复制。

研究克隆技术的目标是找到更好的办法改变家畜的基因构成,培育出成群的能够为消费者提供可能需要的更好的食品或任何化学物质的动物。克隆的基本过程是先将含有遗传物质的供体细胞的核移植到去除了细胞核的卵细胞中,利用微电流刺激等使两者融合为一体,然后促使这一新细胞分裂繁殖发育成胚胎,当胚胎发育到一定程度后(罗斯林研究所克隆羊采用的时间约为 6 天)再被植入动物子宫中使动物怀孕使可产下与提供细胞者基因相同的动物。这一过程中如果对供体细胞进行基因改造,那么无性繁殖的动物后代基因就会发生相同的变化。培育成功三代克隆鼠的"火奴鲁鲁技术"与克隆"多利"绵羊技术的主要区别在于克隆过程中的遗传物质不经过培养液的培养,而是直接用物理方法注入卵细胞。这一过程中采用化学刺激法代替电刺激法来重新对卵细胞进行控制。1998 年 7 月 5 日,日本石川县畜产综合中心与近畿大学畜产学研究室的科学家宣布,他们利用成年动物体细胞克隆的两头牛犊诞生。这两头克隆牛的诞生表明克隆成年动物的技术是可重复的。

随着科学技术的发展,一些科学家想把克隆技术应用到人类身上,去生育和繁衍人类的后代,提出所谓"克隆人"的设想。利用克隆技术可以在抢救珍奇濒危动物、扩大良种动物群体、提供足量试验动物、推进转基因动物研究、攻克遗传性疾病、研制高水平新药、生产可供人移植的内脏器官等研究中发挥作用,但将其应用到人类自身的繁殖上,将会产生怎样的后果,引发了持续多年的伦理争议。

二、克隆技术应用的伦理问题

千百年来,人类一直遵循着有性繁殖方式,而克隆人却是实验室里的产物,是在人为操纵下制造出来的生命。尤其在西方,"抛弃了上帝,拆离了亚当与夏娃"的克隆,更是遭到了许多宗教组织的反对。而且,克隆人与被克隆人之间的关系也有悖于传统的由血缘确定亲缘的伦理方式。所有这些,都使得克隆人无法在人类传统伦理道德里找到合适的安身之地。但是,正如中科院院士何祚麻所言:"克隆人出现的伦理问题应该正视,但没有理由因此而反对科技的进步"。人类社会自身的发展告诉我们,科技带动人们的观念更新是历史的进步,而以陈旧的观念来束缚科技发展,则是僵化。历史上输血技术、器官移植等,都曾经带来极大的伦理争论,而当首位试管婴儿于 1978 年出生时,更是掀起了轩然大波,但现在,人们已经能够坦然地对待这一切了。这表明,在科技发展面前不断更新的思想观念并没有给人类带来灾难,相反地,它造福了人类。就克隆技术而言,"治疗性克隆"将会在生产移植器官和攻克疾病等方面获得突破,给生物技术和医学技术带来革命性的变化。

(一) 克隆技术应用的利

(1) 克隆技术可解除那些不能成为母亲的女性的痛苦。

(2) 克隆实验的实施促进了遗传学的发展,为"制造"能移植于人体的动物器官开辟了前景。

(3) 克隆技术也可用于检测胎儿的遗传缺陷。将受精卵克隆用于检测各种遗传疾病,克隆的胚胎与子宫中发育的胎儿遗传特征完全相同。

(4) 克隆技术可用于治疗神经系统的损伤。成年人的神经组织没有再生能力,但干细胞可以修复神经系统损伤。

(5) 在体外受精手术中,医生常常需要将多个受精卵植入子宫,以从中筛选一个进入妊娠阶段。但许多女性只能提供一个卵子用于受精。通过克隆可以很好地解决这一问题。这个卵细胞可以克隆成为多个用于受精,从而大大提高妊娠成功率。

(二) 克隆技术应用的弊

(1) 克隆将减少遗传变异,通过克隆产生的个体具有同样的遗传基因,同样的疾病敏感性,一种疾病就可以毁灭整个由克隆产生的群体。可以设想,如果一个国家的牛群都是同一个克隆产物,一种并不严重的病毒就可能毁灭全国的畜牧业。

(2) 克隆技术的使用将使人们倾向于大量繁殖现有种群中最有利用价值的个体,而不是按自然规律促进整个种群的优胜劣汰。从这个意义上说,克隆技术干扰了自然进化过程。

(3) 克隆技术是一种昂贵的技术,需要大量的金钱和生物专业人士的参与,失败率非常高,"多莉"就是 277 次实验唯一的成果。虽然现在发展出了更先进的技术,成功率也只能达到 2%~3%。

(4) 转基因动物提高了疾病传染的风险。例如，如果一头生产药物牛奶的牛感染了病毒，这种病毒就可能通过牛奶感染患者。

(5) 克隆技术应用于人体将导致对后代遗传性状的人工控制。克隆技术引起争论的核心就是能否允许对发育初期的人类胚胎进行遗传操作，这是很多伦理学家所不能接受的。

(6) 克隆技术也可用来创造"超人"，或拥有健壮的体格却智力低下的人。而且，如果克隆技术能够在人类中有效运用，男性也就失去了遗传上的意义。

(7) 克隆技术对家庭关系带来的影响也将是巨大的。一个由父亲的DNA克隆生成的孩子可以看作父亲的双胞胎兄弟，只不过延迟了几十年出生而已。很难设想，当一个人发现自己只不过是另外一个人的完全复制品，他(她)会有什么感受？

科学从来都是一把双刃剑，某项科技进步是否真正有益于人类，关键在于人类如何对待和应用它，而不能因为暂时不合情理就因噎废食。克隆技术确实可能和原子能技术一样，既能造福人类，也可祸害无穷。但"技术恐惧"的实质，是对错误运用技术的恐惧，而不是对技术本身的恐惧。目前，世界各国对克隆人的态度多有"暧昧"，英国去年以超过三分之二的多数票通过了允许克隆人类早期胚胎的法案，而在美国、德国、澳大利亚，也逐渐听到了要求放松对治疗性克隆限制的声音。可以说，哪一个国家首先掌握了克隆人的技术，就意味着这个国家拥有了优势和主动，而起步晚的国家可能因此而遭受现在还无法预测的损失。如同当年美国首先掌握了原子能技术，虽然这项技术从一开始便展现着它罪恶的一面，但后来各国又不得不加紧这方面的研究和实验。单从这个角度上讲，对克隆人实验采取简单否定的态度也是值得探讨的。至于人们担忧克隆技术一旦成熟，会有用心不良者克隆出千百个"希特勒"，或者克隆出另一个名人来混淆视听，则是对克隆的误解。克隆人被复制的只是遗传特征，而受后天环境里诸多因素影响的思维、性格等社会属性不可能完全一样，即克隆技术无论怎样发展，也只能克隆人的肉体，而不能克隆人的灵魂，而且，克隆人与被克隆人之间有着年龄上的差距。因此，所谓克隆人并不是人的完全复制，历史人物不会复生，现实人物也不必担心多出一个"自我"来！因此，克隆人的争论绝不是简单的科学技术问题，而是关系到人类的利益、价值、尊严，人类社会生存与发展趋向的重大问题。

【知识链接】

1856年，考古学家在德国的尼安德山谷首次发现了尼安德特人，此后关于该人种的研究一直没有间断过。据英国《每日邮报》网站2013年1月20日的报道，哈佛大学医学院遗传学教授乔治·切奇所领导的一个研究小组日前已基本完成了对尼安德特人的遗传代码的破译工作，目前正在寻找一位"勇敢的女性"来进行代孕，他坚信自己能够利用克隆技术复活早在3.3万年前就已灭绝的尼安德特人。

切奇教授介绍说，"尼安德特人可能与我们有着不同的思维方式，他们的头颅相对于现代人来说更大，所以他们有可能比我们更加聪明，如果克隆成功的话，未来的他们或许能够创造一种新的尼安德特人的文化，甚至有可能会形成一种政治力量。我们这样做的目的是增加人类的多样性，这对于人类进化和社会发展都是非常有利的，所以我们认为对尼安德特人进行克隆是非常有必要的。"他的计划是，在再造尼安德特人的DNA后，将其植入人类早期胚胎干细胞中。在实验室里生长几天后，这个"新尼安德特人"胚胎就可以放入代孕母亲体内。

切奇是基因研究领域知名的科学家，曾参与创立了人类基因组计划。科学界认为切奇的想法在理论上可行，但由此引起的伦理问题和安全问题，令很多人觉得无法接受。

【思考题】

1. 人类辅助生殖技术的伦理原则是什么？
2. 思考我国生育控制措施和当今时代发展的关系。

(徐萍凤)

第十一章 人体器官移植伦理

【案例与讨论】

案例1

某外科医生,未受任何经济或其他利益驱使,判定某无法医治的临终患者死亡后,在未于生前取得患者及其家属同意的情况下,将该患者的心脏、肝脏、肾脏、肺和角膜取出用于移植,成功挽救了另外五位患者的生命。

讨论:

1. 该医生的行为是否值得鼓励?从伦理角度应该如何评价该医生的行为?
2. 如果医生征得了患者及其家属的同意,在器官获取和移植过程中还应注意哪些问题?

案例2

家境贫寒,处于社会底层、生活处境极其艰难的胡某,为了给父母治病,改善家人的生活状况,在网络上刊登广告,出卖自己的肾脏。等待肾移植的患者王某,为了寻找配型成功的合适肾源已苦苦煎熬了近12个月的时间,但医生告诉他,其所剩时间无几,可暂时仍无法确定何时能找到合适的肾源。为了获得一线希望,王某通过网络找到配型成功的胡某,并支付其近8万元的经济补偿,购买了胡某的一个肾脏。胡某虽然被摘取了一个肾脏,但没有严重影响其日常生活,同时还用卖肾换来的8万元给父母支付了医疗费用,改善了生活质量。

讨论:

1. 作为肾脏的拥有者胡某,在未伤害他人的情况下,是否有权卖掉自己的肾脏以获取更体面的生活?
2. 允许器官在市场中自由买卖是否可以有效缓解人体器官供需不平衡的矛盾?

作为20世纪医学领域最杰出的成就之一,器官移植技术的飞速发展,为改善患者生存质量、挽救患者生命,造福人类做出了巨大贡献。但这种技术为广大脏器衰竭患者带来重生希望的同时,也对人类的传统文化和价值观带来了许多挑战,引发了一系列伦理、社会乃至法律问题。在什么样的条件下,才能保证器官移植技术被合理地应用?如何保证器官移植技术在造福人类的同时不伤害他人?要回答这些问题,必须回顾器官移植技术的发展历史,从器官供体来源、器官分配、器官移植伦理原则和立法等多个层面予以分析。

第一节 人体器官移植概述

一、人体器官移植的含义

人体器官移植(organ transplantation)是指摘除某一个体具有活力的细胞、组织、器官,用手术或其他方法移植到同一个体(自体)或另一个体(异体)的相同或不同部位,从而替代已丧失功能的组织或器官,以达到治疗目的的现代医疗技术。移植过程中,用于移植的身体部分被称为移植物(graft),提供移植物的个体被称为供体(donor),接受移植物的个体被称为受体(recipient)。广义的器官移植包含细胞移植和组织移植,狭义的器官移植仅以器官作为移植物。

作为一种现代医学高新技术,人体器官移植在临床治疗中已可以全面而有效地用于治疗各种器官终末期疾病,其中常用的移植器官包括有肾脏、心脏、肝脏、胰腺、骨髓、角膜等。此外,随着移植技术的不断发展,包括小肠、肾上腺、胸腺、睾丸、卵巢以及干细胞、胎儿组织在内的移植物等也纷纷被应用于器官移植领域。

二、人体器官移植的分类

根据供体和受体遗传基因的差异程度,人体器官移植通常可分同种移植和异种移植。同种移植指移植供体和受体为同一物种,即从人体摘除移植物移植给患者;异种移植指移植供体和受体为不同物种,即用人以外的细胞、组织、器官或人造器官移植于患者体内,如通过移植胎兔胰岛细胞治疗糖尿病、移植胎猪神经元治疗帕金森病和亨廷顿舞蹈病,以及移植人工心脏、人工关节治疗心脏病或晚期骨关节病患者。

同种移植根据受体的不同,还可分为自体移植和异体移植。自体移植指移植中供体和受体为同一人,其移植物多为可再生的皮肤、骨骼等组织或器官,如皮肤烧伤患者取自己其他部位的皮肤移植于创伤部位,外伤后骨缺损或愈合不全患者,从自身摘取骨骼(通常为骨盆的肠骨,小腿的腓骨及肋骨)移植到缺损处。异体移植指移植中供体和受体属于同一种的不同个体,即从他人或尸体体内摘取移植物,移植于患者受损组织或器官以修复缺损,达到恢复功能的目的。在异体移植中,虽然移植供体和受体不属于同一个体,但拥有完全相同的遗传素质,如同卵双生子间的移植,称为同质移植。

根据移植位置的不同,人体器官移植分为原位移植、异位移植、旁原位移植;根据移植技术的不同,分为吻合血管移植、带蒂移植、游离移植和输注移植。

三、人体器官移植的特点

人体器官移植要保证移植物在受体内可以成活,达到恢复患者受损组织和功能的治疗作用,必需使其具备如下特点:①从移植物摘取前后直到移植手术完成,始终要确保移植物有足够的活力;②移植物植入受体内能获得充分的血液供应以及重建相关的结构,使其发挥所需的生理功能;③如为同种异体移植,术后不可避免地会产生排斥反应,致使移植物因免疫因素导致近期或远期丧失功能。因此要通过免疫抑制剂或诱导特异性免疫耐受尽量使移植物在受体内能长期存活下来,并维持正常功能。

四、人体器官移植的历史与发展

作为20世纪人类医学史上重大发明之一的器官移植,其思想萌芽早在远古时代就已出现,各国的古代神话则有相关记载。公元前12世纪,印度神话中有大神湿婆(Shiva)误砍了其与雪山神女帕尔瓦蒂(Parvati)长子鸠摩罗(Kumara)的头,情急之下将大象的头移接到鸠摩罗的身体上,使其复活,成为了代表智慧、财富和成功的象头神伽尼什(Ganesha)。我国公元前5世纪,神医扁鹊为两人互换心脏以治病的记载,则成为人类历史上最古老的文献。古欧洲,在公元348年的拜占庭时代,也有从尸体身上摘取下肢移植治疗下肢疮疽坏死患者的文献记录。外科史最正式的器官移植的记载是希腊医学教科书中提及的公元1世纪印度外科医生苏斯鲁塔(Sushruta)采用自体皮肤移植的鼻再造成型术,后被称为印度移植法,在希腊和罗马广为流传。

随着18、19世纪近代实验科学的产生,器官移植技术也取得了突飞猛进的发展。最初取得成功是在鸡、羚羊和狗等动物身上进行的同种自体或异体移植。真正具有现代意义的器官移植技术,即血管吻合法,始于法国外科医生卡雷尔(Alexis Carrel)。1902年卡雷尔首次报告了"三线缝合法",即将欲缝合的两条血管的末端反褶,用特制的极细的针和丝线缝合,使血管内壁光滑,血流不受影响,极大地提高了血管缝合的成功率,从而开创了现代人体器官移植历史的新纪元。卡雷尔也因此于1912年获得了诺贝尔生理学或医学奖。1933年,乌克兰医生沃罗诺夫(Y. Voronov)利用输血的血清定型方法,首次完成同种人体间的肾脏移植,可惜因为不了解免疫排斥反应,因供、受体源自不同血型,致使移植肾脏丧失功效,手术失败。1942年,英国生物化学家梅达华(Peter B. Medawar)、澳大利亚免疫学家伯内特(Frank M. Burnet)和美国科学家斯奈尔(G. Snell)在研究烧伤患者异体植皮失败的原因时,证实移植排斥反应的机制是供体抗原激活受体免疫系统识别移植物与异己,并加以排斥,从而第一次揭开了移植排斥之谜,促进了移植免疫学的诞生和发展,也使得现代人体器官移植技术焕发出了新的勃勃生机。

世界上第一例成功的肾移植是1954年由美国外科医生莫里(Joseph E. Murray)和哈佛大学的梅瑞尔(John Merril)在一对同卵双胞胎兄弟罗纳德和理查德之间进行的,术后理查德存活8年多。1959年莫里又与法国医生汉伯格(Jean Hamburger)等分别完成了异卵双生子间的肾移植,且患者接受了全身照射作为免疫抑制,又一次获得了长期存活。1962年莫里第一次成功地施行了尸体肾移植,同时改用硫唑嘌呤作为免疫抑制剂,从而移植肾脏的存活时间有了突破性的进展。上述三种不同类型肾移植的相继成功,标志着现代器官移植进入了全新的实际操作阶段,目前肾移植已成为终末期肾病患者的常规治疗手段,挽救了大量患者生命,提高并改善了其生活质量。

此后,现代人体器官移植技术进入了高速发展的新时代。1963年,美国医生斯塔泽尔(T. Starzel)进行了首例肝脏移植;同年,哈迪(J. Hardy)进行了首例肺移植,但由于支气管吻合口不愈合,直到20世纪80年代才取得突破性进展。1967年,美国医生沙姆伟(Shmuway)在《美国医学会杂志》(JAMA)上首次介绍了心脏移植吻合技术的实验研究。之后不到1个月时间,南非医生巴纳德(C. Barnard)便成功地实施了世界上第一例人体心脏移植手术,震惊世界医学界。

与此同时,现代人体器官移植的另外一个重要突破——短期低温保存移植物也获得成功。1967年和1969年美国的贝尔泽(Belzer)和柯林斯(Collins)分别找到了灌洗技术和细胞内液型溶液降温保存的方法,解决了移植物的保存问题。20世纪70年代后期,随着医药技术的发展,新的免疫抑制药物不断出现,其中环孢素的应用,可以有效地特异性抑制淋巴细胞反应和增生。进而器官移植开始摆脱肾移植一枝独秀的局面,在心脏移植、肝移植、胰腺移植、骨髓移植等方面也取得良好的效果,一年存活率达70%~80%。80年代后期,日本研制的名为FK50的新药可以由增加剂量治疗逆转急性排斥反应,由于其强大的免疫抑制作用,90年代初期再次进行了异种肝移植,将狒狒的肝移植给濒临死亡的严重病毒性肝炎患者,至其存活大半年;此后世界各国纷纷加紧免疫抑制药物的开发和研制,同时也积极利用基因工程技术制造表达人源蛋白的转基因动物,使之克服异种器官移植中的超急性排斥反应,从而扩大供体来源,解决器官短缺的问题。

目前,人体器官移植已由单一器官向多器官联合移植发展。1983年医生斯塔泽尔进行了首例临床多器官联合移植,标志多器官移植和器官联合移植开始在临床中应用。从全球范围来看,欧美发达国家在该方面开展较早、累积例数较多、经验和技术相对成熟。对于累及2个或2个以上器官的终末期疾病,器官联合移植及多器官移植能很好地解决单器官移植的缺陷,如肝肾联合移植、胰肾联合移植及上腹部器官簇移植等手术方式可以很好地解决肝肾功能衰竭、糖尿病导致肾衰竭、终末期肝胰疾病等一系列难题,为患者提供治愈和康复的机会,也为部分肿瘤患者提供了根治性切除的手术机会,展现了巨大的临床应用前景。

我国人体器官移植开始于20世纪60年代,1960年著名的泌尿外科专家吴阶平教授开展了第一例同种异体肾移植;70年代器官移植在中国正式展开,1972年,广东中山医学院梅桦教授实施了首例活体肾移植;1977年,上海瑞金医院林言箴教授实施了首例原位肝移植;1978年,上海瑞金医院张世泽教授实施了首例心脏移植;1979年,北京结核病研究所辛育龄教授开展了首例肺移植。到目前为止我国已开展涉及28种以上的人体器官移植,其总量居世界第二位,国际上能够开展的人体器官移植手术在我国几乎都能够实施,有些还达到了世界先进水平。

第二节 人体器官来源的伦理问题

人体器官移植从神话幻想、实验探索到20世纪的临床实践,创造了人类医学巅峰的同时,也彰显了现代生物医学的伟大力量,它改变了传统的药物治疗方式,为终末期器官衰竭患者带来了福音,使其重获健康。然而在器官移植挽救无数生命,不断创造医学奇迹的同时,也面临着许多社会伦理难题。其中最突出的问题就是器官来源的严重不足,长期以来,器官移植患者对供体器官的需求大大地超出实际供应。据世界卫生组织统计,全世界急需器官移植手术的患者人数与可供器官的数量比为20:1,这一数字还不包括依靠药物维持仍在等待器官移植的患者。我国目前大约有400万眼病患者等待角膜移植重获光明,而每年的实际供体只有700个;大约30万肾病患者需要肾移植,但可用肾源只有2000个;每年有3.3万白血病患者等待骨髓移植,但只有2000人在国内唯一的中华骨髓库登记。那么,是什么原因造成人体器官移植供体的严重短缺?可供移植的不同来源的器官都存在哪些争议?要回答这些问题,除了医学技术上的不断创新外,更重要的是从社会伦理的角度予以考量,深入分析并挖掘人体器官来源涉及的伦理问题,如器官的属性是什么?器官是否是物?捐献器官是否符合道德?在什么条件下可以摘取人体的器官用来挽救他人的生命?尸体器官在什么条件下可以摘除?死亡的标准是什么?在供体器官严重短缺的情况下,医学技术还可提供哪些器官来源,又会带来哪些伦理冲突?

一、人体器官的来源

根据器官移植技术的发展历史可知,不同人类文明最初用于满足替换坏死或功能衰竭器官的尝试都是从动物器官移植开始的,随着移植技术的不断进步,人体器官移植才得以实现,因此用于人体的器官来源根据其生物属性,可分为动物器官和人体器官。其中人体器官根据器官供体是否存活,又分为尸体器官和活体器官。生物医学工程学的发展使得一种相对于生物器官而言的由人工材料制成具有天然器官组织和功能的人工器官得以成为人体器官的又一重要来源。由于人体器官可以有多种来源,因此有必要区分这些不同来源的器官供体的特点,它们在器官的摘取和移植过程中又有哪些优势和不足。

(一) 尸体器官

尸体器官移植是指当某人身亡后,将其良好的、仍保存活力的器官或组织摘除,移植给因脏器衰竭急需手术的患者,以延续其生命,提高其生存质量。由于尸体供体自身的生命已终结,其体内的组织或器官如不作他用也会随之凋亡,因此在一定程度上,用于拯救生命,也可视为造福他人的义举,也是对逝者生命的延续,为此较活体器官移植更容易为社会所接受。

根据尸体器官供体死亡的类型,可分为脑死亡供体(donation after brain death, DBD)和心脏死亡供体(donation after cardiac death, DCD)。从医学技术上来说,脑死亡患者因其心肺仍能保持功能,血液循环依旧存在,致使其体内器官可最大限度地保持活力,从而成为最理想的器官供体。但是现实中这一新死亡标准的确立及应用却遇到了伦理和法律规范等极大的阻碍。

目前,心脏死亡器官捐献是我国尸体供体的主要来源,采用传统的心肺死亡标准,也称为无心跳器官捐献,分为可控型和不可控型两类。国际上通常采用1995年荷兰马斯特里赫特(Maastricht)国际会议定义的DCD分类方式:分类Ⅰ,指入院前死亡者,热缺血时间未知,属于"不可控制"类型;分类Ⅱ,指心肺复苏失败者,这类患者通常在心脏停跳时给予及时的心肺复苏,热缺血时间已知,属于"不可控制"类型;分类Ⅲ,指有计划地撤除支持治疗后等待心脏停搏的濒死者——热缺血时间已知且有限,属于"可控制"类型;分类Ⅳ,指确认脑死亡患者发生心搏骤停——热缺血时间已知,可能有限,属于"不可控制"类型;分类Ⅴ,指危重患者发生意外的心跳骤停,热缺血时间已知,可能有限,属于"不可控制"类型。

尽管尸体器官相对于活体器官更容易使人接受,但由于受到传统文化和伦理观念的限制,我国仍存在严重的尸体器官来源不足的问题。20世纪80年代以来,利用死刑犯器官进行移植曾一度为缓解器官短缺,推动在我国器官移植事业起到了一定的作用,但也存在颇大的争议。死刑犯器官移植是指利用被剥夺生命权利,判处死刑的囚犯的器官进行移植手术以挽救患者生命,可分为死刑犯活体器官利用和遗体器官利用。由于利用死刑犯的活体器官严重背离人道,现实中很少实施,因此这里更多的是指死刑犯在行刑后对其遗体器官的利用。

【知识链接】

1984年10月9日最高人民法院、中国人民检察院、公安部、司法部、卫生部、民政部做出《关于利用死刑罪犯的尸体或尸体器官的暂行规定》,提出"为了支持医学事业的发展,有利于移风易俗,在严格执行法律规定、注意政治影响的前提下,对死刑罪犯的尸体或尸体器官"满足如下3种情况可作医学利用:①无人收敛或者家属拒绝收敛的;②死刑犯自愿将尸体交医疗卫生单位利用的;③经家属同意利用的。同时还规定对"死刑罪犯自愿将尸体交医疗单位利用的,应有由死刑罪犯签名的正式书面证明或记载存人民法院备查。""利用死刑罪犯尸体或尸体器官要严格保密,注意影响,一般应在利用单位内部进行。"

如果采用广义的器官移植定义,则利用人体细胞和组织进行的移植也包括在内。为此,在尸体器官来源中,一种利用胎儿组织进行器官移植也逐渐引发人们的关注。利用胎儿组织是指以人体胚胎为供体进行的移植手术。医学上通常将妊娠开始8周内的胎体称为胚胎,妊娠9周起称胎儿,利用不能存活或已淘汰的活胎/死胎进行移植,可以治疗某些疾病。由于相比于其他器官供体,胎儿组织具有:①能生长或增殖;②能进行细胞分化和组织分化;③能产生生长因子;④抗原弱、排斥反应小等优势,大大提高了移植的成功率,因此备受青睐。世界上最早一例利用胎儿组织进行的移植手术是1928年进行的以胎儿胰脏移植治疗糖尿病的手术,但未获成功。目前临床上已实现使用妊娠10周至14周的流产胎儿的活脑细胞可以治疗帕金森和阿尔茨海默等脑部退化性疾病;胎儿的全胰腺移植治疗1型糖尿病;胎儿神经移植修复感觉神经缺损等。

目前我国移植用胎儿组织主要为流产胎儿,而流产又分为自发性流产和选择性流产。其中自发性流产由于胎儿多半存在染色体异常或其他遗传缺陷通常被排除在移植供体之外,因此选择性流产或引产成为移植用胎儿供体的主要来源,进而也无法回避是否合乎道德的伦理争议。

(二) 活体器官

从医学角度来看,活体器官移植与尸体器官移植相比更有优势。首先,人体器官移植的特点决定了用于移植的器官保持活力,这样才能在受体上建立血液循环,发挥其功效,而活体器官移植时"冷缺血时间"少,大大提高了移植物的成活率。其次,为了减少免疫排斥反应,活体器官移植中多为亲属移植,组织相容性好,受体服用排异药物数量较低,有利于减少药物产生的毒副作用,提高患者生存质量;同时也有利于降低患者医疗费用。由此,活体器官移植成为继尸体器官移植后的又一重要器官来源,以缓解器官资源的匮乏。

(三) 异种器官

异种移植在临床上主要指将动物器官(组织或细胞)移植或输入人体的治疗方法。自古人类就幻想过用动物完好的器官代替人类患有疾病或丧失功能的部位,现代医学经过不断的探索与反复试验很好地实现了人类的这一梦想。早在1905年,法国医生普林斯特罗(Princeteau)就试图用兔肾治疗儿童肾衰竭,但患儿16天后死于肺部感染。随着20世纪60年代免疫学的创立和发展,用于人体移植的动物种类逐渐增多,1964年美国医生瑞姆斯玛(Reemtsma)将黑猩猩的肾移植给人体,受者存活了数月;随后医生斯塔泽(Starzl)又用狒狒的肾脏和肝脏进行人体移植。但由于灵长类动物具有与人类亲缘关系密切、传播种属间疾病风险高、繁殖率低、数量少且价值昂贵等特点,摘取其器官进行人体移植不断受到质疑和责难。目前进行的异种移植主要以经过基因修饰后的猪的器官作为供体,通过基因调控增加供体猪器官的匹配性,降低跨物种疾病传播的概率。

(四) 人造器官

人造器官通常指运用生物医学工程学的原理和方法,模拟人体组织、器官的功能,人工制造暂时或永久替代病变组织或器官的人工装置。目前的人造器官分为机械性人造器官、生物性人造器官和半机械性半生物性人造器官。机械性人造器官主要是将材料学、生物力学、组织工程学和电子学特别是微电子学与临床医学相结合,运用没有生物性的高分子材料和电子技术制成能够部分或全部替代人体自然器官功能的人造器官。生物性人造器官则是采用生物工程技术如基因技术、克隆器官技术、干细胞技术制造出具有生物活性的移植器官,通过外科技术植入人体。将电子技术和生物技术相结合也可生产出半机械性半生物性人造器官。人造器官的研制始于19世纪后期,1945年荷兰医生柯尔夫(W. J. Kolff)首先研制出第一例人工肾用于救治急性肾衰竭患者获得成功;1962年美国医生斯达尔(Stall)发明了人工心脏瓣膜;1982年美国犹他大学医疗中心的德弗利斯博士为61岁的美国心脏病患者克拉克(Clark)植入了世界上首例永久性人工心脏"杰维克-7",使其存活了112天。由于人造器官不受来源的限制,无组织配型问题,随时可备利用。目前,除人体大脑还未研制出被替代的人造大脑外,几乎人体的每个器官都在进行人工模拟研制中,其中人造血管、人造关节、人造晶体、人造心脏、人工肺、人工肾等人造器官已成功地用于临床,在一定程度上缓解了器官供体不足的情况,挽救了患者的生命。

二、人体器官来源的伦理问题

为了更有效地发挥移植器官的替代功能,不断拓展和丰富人体器官的来源途径,用于移植的人体器官由动物和人的自然器官发展到人造器官,使器官移植技术得到了前所未有的发展。然而,任何科技的发展和创新与其相伴而生的则是一个又一个伦理的冲突和挑战,人体器官移植由于其器官来源的不同,也凸显出不同的伦理问题。

(一)尸体器官移植的伦理问题

尸体供体一直以来都是人体器官移植的重要来源,我国97%以上的人体器官移植都来自尸体供体。然而尸体供体也未能有效满足器官移植巨大的需求,究其原因,一方面在于我国传统儒家孝道思想的影响;另一方面与人们传统的死亡观以及对死亡标准存在不同争议。

在中国传统儒家思想中,孝道是一切礼仪建制和社会伦理规范的基础,其思想精髓在于提倡对父母、长辈的"敬"和"爱",其重要体现在于对自己身体的保护。儒家思想强调"身体发肤,受之父母,不敢毁伤,孝之始也"。认为遵守孝道要从保护自己身体的完好开始,不能轻易毁伤,因此古人连剃发都不肯,更不用提割取器官。在此思想的影响下,人死后追求"全尸"的观念也自然根深蒂固在国人的心中。即使在21世纪的今天,大多数中国人仍将捐献死者器官视为不仁不孝之举,同时公众也对捐献遗体器官十分淡薄,身后愿意捐献器官者和同意捐献亲人器官者微乎其微。

另外,尸体器官移植中还涉及的一个重要伦理问题则是如何判定器官供体已经死亡,即死亡标准的问题。脑死亡标准的确立为脑死亡器官捐献提供了可能,但也带来了巨大的争议。有人认为判定已脑死亡、但仍有心跳和呼吸的患者死亡,有违伦理,对于亲属来说更是难以接受。在此情况下摘取患者器官,无益于"杀人",在情感上让人无法接受,更会遭到患者家属的拒绝。此外,脑死亡标准的实施,也可能导致"医德滑坡",大大增加了医生为获取新鲜的器官而提早宣布患者死亡的道德风险。因此,尽管有些国家已通过了脑死亡立法,但由于我国传统观念的局限和法制建设的不完善,脑死亡立法仍未付诸实践,成为尸体器官移植受阻的又一原因。

在心脏死亡器官捐献中争议较大的是可控型心脏死亡器官捐献。原因在于可控型心脏死亡器官捐献通常要经历放弃生命维持治疗,照顾潜在捐献者,做出死亡判定,最后实现捐献的一系列过程,而其中谁有权做出放弃生命维持的决策,如何保证潜在捐献者的利益不受侵犯,成为人们关注的焦点。有人担心如果将决策权让渡给家属,可能造成家属为获得自身利益而做出有违患者利益的决策,提前放弃治疗;也有人担心医务人员为了满足移植手术的需要,在经济和科研的诱惑下,将治疗的优先权让渡给器官移植受者。此外,在临床实践中对于宣布死亡的时间也仍未达成一致,根据我国心脏死亡器官捐献指南,循环停止后应观察至少2分钟,但不宜超过5分钟,而国际上通常将此时间间隔定为10分钟。为了解决上述问题,我国于2010年制定了《中国心脏死亡器官捐献工作指南》,进一步明确了心脏死亡器官捐献的工作程序和具体规范,以期缓解我国人体器官移植供体紧缺的现实问题。

我国尸体器官移植中利用死刑犯器官的问题,一直是国际和学术界关注的焦点。这一特殊历史条件下形成的特殊政策,在推动我国器官事业发展中曾起到了一定的作用,但也面临诸多重大的伦理挑战。对利用死刑犯器官持肯定态度的观点认为,死刑犯虽然被剥夺了人身自由,但仍享有对待自己身体的处置权,拥有依照自己的意愿自主处理其身体器官或遗体的权利。因此在获得了死刑犯自愿同意的基础上,利用其"废弃"的器官挽救因脏器衰竭濒临死亡的患者,是一种"救死扶伤"的表现。同时从已经死亡的遗体上摘除器官并不会对死刑犯造成伤害,反而会通过挽救他人生命增进社会整体利益,也是对死刑犯的一种"救赎"。所以,应当在严格监管和规范程序的前提下,对死刑犯器官捐献予以提倡和鼓励,并给予其家属适当的补偿。

但是,随着利用死刑犯器官进行器官移植问题的公开,越来越多的组织和个人,乃至国际社会对此提出了质疑和否定,其关注的焦点在于如何衡量和确定死刑犯做出的捐献决策是出于其真实的意愿。反对方认为死刑犯被剥夺了生命权,其做出自主意愿的前提——自由也从根本上受到了限制,进而处于极其弱势的地位,这一地位不利于死刑犯真实意愿的公开表达,也不利于其真正实现对自己身体的处置权。在器官极度短缺的情况下,允许利用死刑犯器官,有可能导致相关人员简化知情同意程序,器官利用单位或卫生行政管理部门采取各种措施影响法院的判决。此外,允许利用死刑犯器官也可能加剧器官商业化的风险。器官移植费用高昂,往往也会给医务人员带来丰厚的经济回报,由此可能导致一些医务人员与执法人员勾结,违规倒卖死刑犯器官,加剧原本就相对混乱、缺乏统一准入标准的器官移植工作。

目前,我国政府和卫生行政部门已逐渐认识到利用死刑犯器官带来国际影响和各种弊端,卫生部副部长黄洁夫在2012年的政协会议上公开承认死刑犯器官来源问题,并提出要在未来五年内通过建立和完善我国人体器官获取、移植的监管网络从根本上解决死刑犯器官的利用问题。同时进一步加强器官移植立法,从法律上规范我国人体器官移植工作,如2007年国务院颁布的《人体器官移植条例》就明确规定:"公民享有捐献或者不捐献其人体器官的权利;任何组织或者个人不得强迫、欺骗或者利诱他人捐献人体器官。"这为保证死刑犯器官不被非法利用,提供了法律保障。

关于能否利用胎儿组织的伦理问题主要涉及"胎儿是不是人",是否具有生存权;死亡胎儿的处置权;做出流产与捐献决定的关系;以及以用于治疗为目的故意孕育胎儿是否违伦理等问题。

反对利用胎儿组织的人通常从生命神圣和尊重生命的观点出发,强调胎儿是潜在的人,是具有生命的实体,同人一样也具有生命权和生存权,因此从反对任何形式的流产开始,坚决反对利用流产胎儿组织进行移植。相反,赞同利用胎儿组织的人认为,人是生物属性和社会属性的有机统一,胚胎虽然具有人的准生命形式,但仍不是一个完整的生命个体,在已确定其不能存活或淘汰废弃的前提下用于移植以挽救他人生命,能增进人类整体利益,是符合道德的。

对于赞成利用胎儿组织进行移植的情况,一般会将死亡胎儿的处置权赋予胎儿的母亲,因为胎儿曾作为母体的一部分,尽管其脱离母体后已死亡,但其权利仍属于母亲,在不违背法律和公序良俗的原则下,胎儿母亲有权做出捐献的决定。然而,由于胎儿供体多来源于选择性流产胎儿,因此孕妇做出流产的决定是否受之后捐献的影响则涉及了伦理问题。现实中往往遵循流产决定与捐献决定相分离的原则,即孕妇做出流产的决定要早于其被询问捐献意愿,而具体的胎儿组织捐赠也必须是匿名和无偿的。

除此之外,还要警惕为了获得流产胚胎治疗自己或他人疾病而故意孕育胎儿的情况,如某女性为了利用胎儿骨髓组织治疗孩子的白血病,故意怀孕,然后流产;或出于经济原因故意流产出卖胎儿等。所有这些既给女性带来了压力负担,也加剧了器官移植的商业化,因此实践中规定实施人工流产的医生不能直接获取胎儿组织,更不能参与该胎儿组织的移植;同时任何胎儿组织移植都要在严格获得其父母亲知情同意和通过相关机构伦理审查的情况下,才可实施。

(二) 活体器官移植的伦理问题

由于活体器官移植是从活着的个体身上摘取器官或组织以救助他人,因此如何保证活体供体的健康利益得到最大程度的维护?活体器官如何才能得到最有效地应用,即如何平衡风险和收益?以怎样的标准选择活体供者,以哪种方式采集活体器官,才能更符合伦理?是自愿捐献还是允许买卖?所有这些都是活体器官移植得以顺利开展而无法回避的伦理问题。

通常情况下,功利主义伦理思想认为,如果某一行为能够增进全社会和每个人利益的总量,则该行为在伦理上就是应当的、道德的。从此观点出发,活体器官移植要不违反伦理,其前提是必须使这一移植行为的收益大于风险,也就是说必须只有在找不到合适尸体器官的前提下,才能利用活体器官,同时要将活体供者的捐献风险降至最低,保证其生命健康不因移植手术而带来不可挽回的巨大损失。基于此,目前活体器官移植供者仅限于捐献血液、骨髓等再生组织以及单肾、部分肝脏和远侧端胰脏等不影响其生命的器官。此外,为了提高捐献器官的成活率、降低免疫排斥反应,活体器官移植多在具有血缘关系的亲属间进行,进而又涉及了亲属间活体器官移植供者捐献意愿的问题。有人认为,如果将活体器官移植严格限制在亲属间进行,不可避免地会遇到原本不愿意提供器官,但在亲人的压力和情感负担下,不得不做出捐献的情况出现,这样则侵害了活体器官供者同样作为人而拥有的人格尊严和健康权。

在活体器官采集方式上,有人提出应建立器官市场,允许个人自由买卖器官,这样可以增加器官供应,有效解决器官短缺的问题,进而挽救更多患者的生命。然而,更多人反对器官买卖,认为人之所以为人,在于其拥有独立人格和尊严,其身体的任何部分(组织与器官)都区别于纯粹客体的"物",不能作为"物"进行商品交换。只有出于活体供者本人的真实意愿自愿的捐献才符合伦理,得到道德辩护。

活体器官移植中,关于未成年人捐献器官的问题也存在较大争论。反对者认为未成年人正处于生理发育期,如被摘除器官可能对其未来健康造成巨大隐患,同时也可能对其心理健康产生不良影响。此外,未成年人由于生理和心理发展仍不够成熟,往往缺乏理性的自我判断和情绪控制能力,因此很难对器官移植后果进行准确的认识,因而不具备知情同意的能力。如果将其同意权转移给监护人或代理人,又可能存在未成年捐献者违背本人意愿,迫于家庭压力做出捐献决策的情况。但也有人提出,未成年人是否有足够的能力做出有效的同意,要从衡量捐献是否代表其最佳利益这个角度来考虑。只要器官捐献者有一定的认知能力,就有必要听取其本人的意愿,不管是不是未成年人,都应当考虑其承诺,进而强调捐献者本人判断能力的成熟度,而不是年龄。因此,不应当将年龄作为捐献者是否具备同意能力的唯一标准。

(三) 异种器官移植的伦理问题

从理论上看,异种器官移植的研究和发展为突破人体器官移植的种属限制、解决人类器官供体不足的困境具有十分重要的意义;但从实际应用上看,异种器官移植由于安全问题、伦理问题等一直挑战着人们的传统观念、饱受社会争议:异种器官移植将动物的器官植入人体内会不会传播动物疾病?会不会带来人类遗传物质的改变从而影响人类后代?植入动物器官会不会影响人体其他系统的正常生理功能?多大程度上、植入哪些或多少动物器官才不会改变人的本质属性?动物器官移植的受者是否会产生心理问题?如何保护动物的权利?

从安全角度来说,免疫排斥与跨物种感染是异种器官移植面临的首要问题。由于异种移植实施的是跨物种之间的组织和器官交换,与同种移植相比,免疫排斥问题更为严重,如产生超急性或急性排斥反应,表现为数小时或数周内出现血栓、血管内凝血现象,致使移植物坏死,无法发挥对原有器官的替代功能。此外,异种移植还潜藏着将原属于动物的疾病特别是病毒性疾病传播给人类的风险,实践已证实,如艾滋病的 HIV 病毒、乙肝病毒、SARS 病毒等都是由动物传给人类的。这些病毒感染目前仍没有有效的治疗药物,且有些病毒感染存在较长的潜伏期,不易被发现,待发现时可能已感染了大量人群。同时,病毒的突变也使其不断产生抗药性,使人类自身免疫系统的攻击失效,加大了治疗难度。更危险的是,人们担心目前一种内生反转录病毒(endogenous retroviruses)可插入宿主遗传物质,并可传至动物的后代,如移植后此种病毒从动物器官插入人类细胞的遗传物质,则可能为人类后代的健康带来巨大的威胁。因此,通常情况下,对进行了异种器官移植的患者都要予以长期监控,以监测和了解可能带来的跨物种感染,这也给接受移植的患者带来了沉重的心理负担。

除了安全问题外,异种器官移植面临的最大、也是最尖锐的挑战则是人的同一性与完整性问题。由于异种器官移植是将其他非人物种的器官植入人体,这使得人们不得不思考一个根本的哲学问题,即人之为人的本质到底是什么。人类能在多大程度上植入多少或哪些动物器官,才能保证自身的人格同一性?有人认为,人脑是人区别于动物的根本物质基础,只要大脑没有改变,人永远都不会是物。但也有证据表明,人的意识过程是大脑与其他器官协同作用的结果,如果一个人的主要器官被置换了,其生理的变化也必然影响其心理素质,异种器官移植打破了生命的完整性,从而也改变了人本身。除此之外,反对异种器官移植的声音也多来自宗教领域,认为其违背自然法则,打破了物种间的界限,如转基因猪在人体器官移植领域的应用使得跨物种的基因转移得以实现,破坏了生物的多样性,同时也违背了自然法则,有损人类的尊严,后果不堪设想。

最后动物权利保护主义者从动物福利的角度出发,反对以"物种主义"和"人类中心论"为理论支撑的异种器官移植。物种主义和人类中心论认为,人类是高于任何其他非人生物的最高生命形式,其他非人生命存在的根本意义在于维护人类的健康和发展,因此物种主义和人类中心论者往往对不属于人类的其他物种产生歧视,认为牺牲动物的生命以保护人类的健康是无可厚非的。在此观念的影响下,异种器官移植被视为有利于人类福祉的医学技术,是可以被接受的。但是动物权利运动的代表则认为动物也具有自身的内在价值,享有生命、自由、不被侵犯等权利,而为了人类的目的,侵犯动物权利,为其带来不必要的伤害,则是将动物仅仅视为手段的不道德的行为,因此反对牺牲动物,特别是高级的灵长类动物挽救人类的异种器官移植。

(四) 人造器官移植的伦理问题

人造器官移植引发的伦理问题也多发生在植入式人造器官的应用上,即为了部分或全部替代坏死器官,将由人工材料制成的"异物"植入人体。这必然引发对该技术的风险性与安全性的考量,同时还涉及对人的生命本质,人类自我的同一性的思考。

尽管近半个世纪以来,人造器官技术发展迅速,并在临床应用的多个领域取得了巨大的进展。但作为一项新技术,人造器官在模拟人体自然器官的生物功能上,在与其他人体组织和器官的相容性上,在引发有关并发症等方面,仍存在很多局限和技术风险。如有研究认为,即使像人工肾这样临床应用最普遍的人造器官,也只能作为血液净化装置模拟人体肾小球的清除功能和肾小管的选择性复吸功能,而无法具备天然肾脏的红细胞素生成功能。此外,机械性人造器官一旦永久性地植入人体,因摩擦而引发的生物体反应也会带来一系列并发症。因此,尽管科学家们对人造器官广阔的应用前景充满信心,但其在应用中的风险和收益比,成为器官移植受体不得不考量的重要问题。这就要求人们在进行人造器官移植前,必须根据受体的适应证做出技术风险评估,同时严格履行知情同意原则,保证受体在充分了解移植风险和可能造成的后果的基础上做出自主的决策。

同异种器官移植一样,人造器官移植引发的另外一个伦理问题则是对人的生命本质和自我同一性的争议。随着人造器官技术不断向人体重要生命脏器,如心、肺、肾、肝脏等发展,"人机共存"的生命体则开始出现。人们不禁要问,如果一个人多个脏器衰竭,在人造器官技术可以满足移植需要的情况下,植入其体内的人造器官数量应否受到限制,限制为多少才能保证这个人还是其自身。这也就是说,在"人机共存"的生命体内,我们应依据什么来判定一个人的身份?如果技术发展使得人脑可以被人工替代,那么拥有人造大脑的移植受体是否还是原来的自己?同样,如果只剩下大脑,一个人身体的其他器官均被人造器官所代替,他是否还是其本身?类似这样的对人的生命本质的思考和人的自我同一性的问题,是人造器官在实践应用中无法回避的重要伦理挑战。

第三节 人体器官分配的伦理问题

一、人体器官分配的伦理问题

任何医疗资源的分配,其基本的伦理要求就是做到公平、公正,同样,人体器官分配只有在如下两个前提下才涉及伦理问题:①可用于移植的人体器官不能满足所有需要进行器官移植患者的需求,大多数情况下基本没有可替代的移植物或治疗方法以挽救患者生命;②尽管大量的患者等待器官移植,而人体器官却极其稀有,供需严重不平衡。由此带来的问题是,谁有权利分配稀缺的人体器官?依据什么标准进行分配?谁有权优先得到器官?这些问题涉及了人体器官分配中的一个基本的伦理问题,即如何做到既保证每一个器官移植患者享有平等的获取器官的权利,又能最大限度地增加患者接受移植手术的机会,提高器官分配效率,减少因生理、病理和地理,乃至经济、社会等个体差异造成的器官分配不公的情况,最大程度地挽救患者生命,提高其生命质量。

由于器官移植技术有着严格的适应证,因此要保证移植的最大效用,必须遵循医学科学规律,充分考虑患者的年龄、身体状况、病情发展程度,以及器官的适应性和受者的耐受性等总体情况。此外,由于现有移植技术发展尚未完全突破免疫排斥的问题,因此供者和受者的配型相容程度、移植后发生免疫排斥反应的几率和排斥程度仍是重要的评估指标,从根本上决定着移植能否成功。从这个意义上来说,没有谁比医生更加了解患者的病情,可以综合评估移植手术的风险和收益,因此现在普遍接受的做法是由医生对器官移植进行分配。但由此带来了另外一系列问题:实施器官分配的医生是否可以参与遗体器官捐献者的抢救(或宣判其死亡)?经医学标准衡量后,情况完全相同的患者,谁应该优先得到器官?依赖医生个体的判断,能否有效规避器官分配中可能的道德风险?

二、人体器官分配的标准

要全面回答上述器官分配中的伦理问题,在器官分配过程中就必须综合考虑患者病情的急迫程度、移植的预后情况、患者的经济能力、社会贡献以及等待时间等因素,具体可参照如下标准。

(一) 医疗标准

临床急救工作中,遇到突发事件,面对大量受伤患者时,除了要争分夺秒,积极抢救外,非常重要的一个环节就是要对伤情不同的患者进行分类,优先抢救危重症患者,以将损失降到最低。同样,在器官移植分配过程中,为了最大限度地挽救患者生命,有人提出应按照医疗的紧急程度对器官受者进行分级,如"欧洲器官移植中心"就是依据器官移植的"急迫性"标准,将患者分为四个等级,并依据等级高低决定器官分配的优先顺序,例如,0级:患者如果不能很快得到移植器官,就一定会死亡;1级:必须在数周内获得他人器官,否则也会死亡;2级:没有移植器官,也能存活一段时间;3级:因感染等原因暂时不能做器官移植手术的患者。也就是说,患者需要器官移植的程度越急迫,越有可能优先获得移植器官。

从器官移植患者的预后角度来看,患者的年龄、与医生配合的能力、复原的可能性等个体状况也是影响器官分配的因素。如有人认为在同等条件下,将同一个器官移植给年轻人可能要比移植给年老体弱、余年寿命无几的老人更有利,因为年轻人可能更快地从手术中康复,有着更多的人生时光为家庭和社会做出更多的贡献。但也有人持反对意见,认为人的健康并不取决于年龄的大小,老年人尽管余年寿命不长,但也同样拥有延长生命、提高生存质量的需求和自身的生命价值。

(二) 经济标准

从可供移植器官的可及性角度来看,患者的经济承受能力和所处的地理环境也是影响其能否获得所需器官的重要因素。尽管目前器官移植技术的发展已日趋成熟,有能力实施此项技术的医疗机构也在不断增多,但高昂的医疗费用,仍令许多需要器官移植的患者望而却步。器官移植的费用主要包括两大部分,除手术费外,术后维持费用也是一笔巨大的开销。目前在我国,肾移植的手术费用在10万元左右,但术后用于终身服用环孢素(每瓶约3000元)等药物和定期检查、随诊的费用每年就需要3万多元;肝移植手术费用在20余万元,术后每年的维持费用在3万~5万元。此外,大多数器官移植患者术后的生活起居仍需他人照顾,由此产生的长期的护理费用也给其家庭带来沉重的经济负担。因此,在目前医疗保障制度尚未覆盖大部分器官移植项目,唯一被纳入覆盖范围的肾移植也仅仅是每年最高5万元的情况下,经济能力较强的患者往往会优先获得器官,为此有人称器官移植是富人消费,其中不乏对当前器官分配状况的无奈和不满。另外,由于我国目前现有整体医疗资源分配不均,城乡和地区发展不平衡,器官移植中心大多集中在大城市、大医院,无形中造成了农村特别是偏远地区患者的就医困难,影响了器官移植的可及性,因此从治疗需求的便捷上看,患者所处的地理因素也在一定程度上影响着器官资源的分配。

(三) 社会价值标准

从功利主义角度出发,为了使供体器官获得最大效用,除了提高移植的成功率外,还要充分考虑受者获得器官后,自身的康复状况和可能为社会带来的正效用。因此有人提出,根据受者的社会地位,创造社会价值的大小(过去或未来的社会贡献)的标准决定器官分配的优先顺序。历史上,1970年美国西雅图肾脏移植中心就曾采取此标准选择肾透析患者,引发了社会的激烈争论。有人强烈反对,认为这一标准严重侵害了人类的平等生命权和健康权。在器官分配中,坚持公正原则的首要前提是不分种族、性别、贫富、地位或职务等,人人平等享有获得移植器官的权利。这种以社会价值和社会贡献为标准的分配原则,极有可能剥夺社会"弱势群体"的生存机会,最终导致分配不公。

(四) 登记先后顺序和等待时间

鉴于上述各种情况的利弊,也有人提出,只有在充分考虑客观医学标准,尽量排除经济能力、社会地位等个体差异的情况下,依据器官移植申请者登记的先后顺序和等待时间决定获得器官的优先顺序,为此才能保证人体器官的公正合理分配。如我国2003年深圳市人大常委会表决通过的《深圳经济特区人体器官移植捐献条例》规定:"患者接受移植的顺序由红十字会按照申请登记的时间先后确定。只有当前一名备选患者不适合接受该人体器官移植时,方可选择后一顺序的备选患者。"也就是说,在符合医学标准的情况下,先登记的患者有权比后登记的患者优先获得移植器官。此外,为了扩大器官来源,鼓励人体器官捐献,维护等利交换原则,该条例还规定:"最近亲属中已经有捐献人体器官的患者在接受人体器官移植时享有优先权。"

事实上,在具体临床实践中,某一患者是否适合器官移植,移植成功的可能性的大小,获得可供移植器官的机会等都不尽相同,医生在做出确切的诊疗决策时很难单一依照某一标准,往往要综合考虑上述多个因素。同时,由于医患信息的不对称,尽管医生有权决定器官分配,但作为有着不同文化背景和价值取向的个体,完全依赖医生的个人判断,难免加大了分配不公的道德风险。因此,有人提出,应该设立器官移植伦理委员会,且在全国的范围内建立统一的器官分享网络,以更好地保证有限的人体器官资源的合理公正分配。如美国的医院伦理委员会就曾规定人体器官移植的分配要综合考虑如下原则:回顾性原则,即考虑患者过去对社会的贡献;前瞻性原则,即考虑患者未来对社会的作用;家庭角色原则,即患者在家庭中的地位;余年寿命原则,即考虑患者的年龄状况;科研价值原则,即有科研价值的患者优于一般患者。我国2010年公布了《中国人体器官分配与共享基本原则和肝脏与肾脏移植核心政策》,就是在借鉴国外先进经验,根据自身国情,从国家制度层面保证器官资源公平、公正、合理分配的有益尝试,标志着我国器官移植管理体系的不断完善和发展。

【知识链接】

1984年,美国通过了《国家器官移植法案》,并根据该法成立了"国家器官获取和移植网络"(OPTN)。法律规定,"国家器官获取和移植网络"是唯一能够与所有器官捐献和移植系统中的专业人员相联系的公开而独立的合作组织,其职能是使美国的器官移植系统更加合理高效地运行。在器官分配过程中,该网络严格根据公认的医学标准,考虑患者等待时间、病情轻重缓急、年龄、血型等因素,并考虑已捐献器官者及其近亲属的优先地位,配型过程透明化。

该网络具有独立、统一、公开的特点。根据法律规定,OPTN组织在财务、人员等方面具有非营利性和独立性;美国各地的器官信息都可以在OPTN中查询,患者不会因为地域关系而影响器官信息的获取;患者的排序情况也是公开的,随时接受公众和卫生行政部门监督。

三、人体器官买卖与商业化

器官移植技术的快速发展,挽救了许多患者的生命,但器官供体的严重不足,也使得许多有着移植需求,但无法通过正常渠道获得器官的患者,要么眼睁睁地等待死亡的降临,要么想方设法获取器官。正所谓需求助长买卖,巨大的人体器官需求,在相关法律缺失、社会伦理规范失效,但市场经济却十分发达的情况下,催生了以公开出售人体器官为目的,以器官供体、受体为主体的器官买卖活动,当这种买卖活动不再仅限于供体和受体间的私下交易,逐渐形成了以赢利为目的的买卖中介时,器官市场得以形成,即人体器官在器官市场上可以像商品一样进行自由的商业交易。

目前,许多国家和地区都不同程度地存在着器官买卖现象,如肾移植、肝移植患者通过互联网查找肾源、肝源,直接给予供体一定经济报酬购买其器官;也有验尸官或殡葬工在未征得死者或其家属同意的情况下盗取尸体器官用于出售;还有不法之徒拐卖妇女儿童强行摘取其器官谋取暴利;甚至有极少数医务人员与犯罪分子勾结,通过提供买家信息获取高昂中介费用等。据报道印度、巴基斯坦、孟加拉、菲律宾、巴西等国家的器官黑市交易十分活跃,大多数器官供者都是生活在社会底层的贫困人口,为了改善自身生活,自愿或被迫出售器官,其中主要以肾脏为主。如印度的孟买,各种出售肾脏、角膜的广告常见诸报端,有着700万人口的钦奈也是印度器官非法交易的主要集散地。近年来,随着人体器官需求量的不断增多,我国的人体器官交易黑市也日渐猖獗,巨大的利润空间催生了一个不该有的行业——人体器官买卖中介,俗称"豢家"。这些黑中介以年轻、身体健康、经济贫困的成年男性为主要对象,通过诱骗、暴利等手段,将其豢养起来,免费提供食宿、体检,伪造各种虚假身份证明,待找到合适买家后从中获取高额的中介费用,而这些供体在整个交易过程中只获得很少的经济报酬。如有报道称,在15万元的肝移植交易中,供体只能拿到2.5万元,大部分被器官买卖中介瓜分。

这种由器官中介寻找、豢养"供体"——经网络发布"供体"配型数据,寻找买家——"受体"支付经济费用,提供虚假身份证明材料——医疗机构实施移植手术,有着完整的利益链条的人体器官买卖活动,不仅在出现在个别落后国家,而且在国际范围内广泛存在,逐渐地跨国器官移植旅游应运而生,即发达国家的患者迫于本国的法律和难以承担的高昂移植费用,以旅游的名义转入发展中或欠发达地区寻找器官供体来源,以较低的费用或更便捷的方式进行移植手术。据2007年《南方周末》报道,在中东要花费20万美元的肝移植手术,在我国只需8万美元;同时,相比美国平均12个月的等待时间,在我国往往会在很短时间内寻找到供体,因此许多来自沙特等国的患者纷纷转入我国进行肝移植手术。

然而,无论是器官市场还是器官移植旅游,实践已充分证实,器官买卖和商业化本身为人类带来了一系列伦理、社会和法律问题。支持和赞同器官买卖的人通常坚持这样的观点:首先,人有权处置自己的身体。器官如同血液、毛发、精子、卵子一样,都是自己身体的一部分,作为有独立行为能力的、自主的成年人,在不伤害他人的情况下,有权自愿出售属于自己的器官以获得一定的经济报酬,改善现有的生活状况。此外,在目前人体器官捐献率不高,器官严重短缺的情况下,允许器官在市场上自由买卖,鼓励有偿捐献,也有利于扩大器官来源,挽救更多患者的生命,因此加以规范的器官市场无可厚非。

事实上,面对全球范围内的器官买卖问题,大多数政府和组织持坚决的反对态度,其中最根本的理由在于人体器官不能被完全视为具有商品属性的"物"用于商品交换,器官买卖有损人类的尊严。德国古典哲学家、著名的义务论倡导者康德认为,人之为人的根本在于人是目的而不应仅仅被视为手段。也就是说,在康德眼里,人的本质在于人是理性的存在物,是自在的道德主体,人本身具有绝对的价值,而人的任何行为无论是对自己或对他人,只有将人作为第一目的,而不是作为被其他意志支配的工具才合乎道德。由此可见,在器官买卖中,作为同样享有生命尊严和价值的供体,将构成自身完整性不可或缺的器官以商品的"物"的形式出卖(无论是否出于自愿)以满足他人的健康需要,此行为本身就是对生命尊严的亵渎,直接挑战人类社会的伦理底线,是应该被坚决制止的。

从社会角度来看,由于器官移植费用的昂贵,使得有能力享有这一技术的通常是社会富裕人群,而遵循商品经济规律的器官买卖无疑加重了器官分配的不公。现实表明,涉及国际间经济不平等的器官市场,其器官流动的路径总是由南到北,由穷人流向富人,由有色人种流向白人,由女人流向男人。因此,为了保证社会的公正,应坚决禁止器官买卖,避免其沦为富人享有的专利,加剧社会不平等。此外,在巨大利润的趋势下,器官市场的存在还可能刺激不法之徒以盗取、掠夺器官为目的的违法犯罪行为,增加不稳定因素,危害社会的长治久安。

任何器官移植手术最根本的目的都是要最大效用地利用可移植器官挽救患者生命,而器官的质量则是移植手术成功的根本前提。然而商品市场以追逐利润为根本目的,同样器官市场中非法的黑市交易在巨额回报的趋势下,供体器官的质量、患者的利益常常被抛在九霄云外,只要有利可图,就可能故意掩盖病史,甚至将艾滋病等染病器官移植给受体,严重损害了患者的利益。

因此,鉴于人体器官买卖和商业化的有违人类道德和严重的社会危害性,各国普遍对这类行为予以明令禁止,在一定程度上遏制了世界器官移植市场的形成。

第四节　人体器官移植的伦理原则与国际准则

一、人体器官移植的伦理原则

鉴于人体器官的多种来源和器官分配过程中涉及的诸多法律和社会问题,如何从社会道德层面出发,保证器官来源的合目的性,保证器官分配的公平公正,以促进器官移植技术的可持续发展,更好地维护患者利益,成为器官移植伦理的基本问题。因此,有必要从总体上,对人体器官移植活动加以规范,总结起来人体器官移植的伦理原则通常有如下几点。

(一) 安全有效原则

器官移植需要将供体的重要器官摘除(尤其是活体器官移植中用于移植的器官对维持供体本身生存需要也具有重大意义),用以置换受体相应的坏死或衰竭脏器,是一种具有高风险的有创医疗技术,稍有不当就会危害患者的生命安全;同时作为十分宝贵的稀有医疗资源,每一个移植器官都来之不易,且受体患者为了获得器官往往要承担巨大的经济负担。因此,在器官移植中,首要考虑的就是安全有效原则,即在充分衡量风险/收益比的前提下,最大的效用地保证器官移植手术的成功率。在术前严格按照适应证,评估对供体和受体可能造成的伤害、发生免疫排斥的大小、手术的风险及预后效果,在保证器官移植手术为唯一挽救患者生命的不可替代的治疗方案时,才可进行移植,保证收益大大超过可能的风险。同时,要尽量缩小供需不平衡带来的损害,通过各种途径扩大器官供体来源,使更多的患者受益。

(二) 知情同意原则

同临床实践中任何特殊检查和治疗一样,作为风险大、代价高的器官移植手术,也需要遵循知情同意原则。具体而言,器官移植中的知情同意涉及供体和受体两个方面。对供体来说,特别是活体供体,由于用于移植的器官对供体本身具有重要的价值,因此要格外注意对摘取器官可能造成的健康损害、手术的风险、术后可能的并发症和对未来生活的影响等内容的告知,要在保证供体充分理解、经深思熟虑、自愿捐赠的前提下方可摘取其捐献器官。同时,对于未成年活体供者,由于其缺乏完整的自主决策能力,通常将其捐献意愿视为无效同意,严格禁止此类器官移植。对于尸体供体而言,尽管移植器官对于保存供体生命已失去实际价值,但从尊重逝者家属和维护生命尊严考虑,仍要严格遵守知情同意原则,在尊重死者生前明确意愿和家属同意的前提下,方可摘取尸体供体器官。对此,有些国家和地区曾就"推定同意原则"进行过政策性探讨,即在广泛宣传教育后,如果捐献人未明确表示反对,则推定认为其同意身后捐献自身器官。如有些地区在申领驾驶执照时,申领人在申请书中明确表示是否愿意"在发生交通意外身亡后自愿捐献器官"。就器官移植的受体而言,知情同意原则要求器官移植手术前,充分告知患者病情的严重程度,是否存在可替代移植手术的其他治疗方法,器官移植成功或潜在风险的大小、费用(包括术后用于抗排斥反应的药物、定期检查的费用)及预后的效果等等。总之,只有在严格且充分履行知情同意原则的前提下实施器官移植手术,才是对患者自主权的尊重,才能最大程度地维护患者利益。

(三) 保密原则

由于器官移植无论对供者还是受者都会带来身体、心理和社会上的压力,因此医务人员要充分尊重个体的隐私权,对于器官捐献者、接受者和申请者的个人信息予以保密。在器官捐献过程中,受社会文化和传统观念的影响,无论是活体供体还是尸体供体,捐献者本人或其家属都不愿意他人获知因器官移植而带来的身体缺损和健康状况,因此医务人员对此要予以保密。同时,要坚持实施器官移植手术的医生、器官受体和器官供体的"互盲原则",以避免器官捐献者对受体施加额外压力,或受体对配型成功但不愿意捐献器官的潜在捐献者予以威逼利诱迫使其做出有违其初始意愿的捐献决策。

(四) 公正原则

在人体器官供需严重不平衡的情况下,合理公正地分配稀有的器官资源是器官分配应遵循的基本伦理原则。公正原则要求,在器官分配过程中,在严格尊重医学标准的前提下,充分考虑患者的病情紧迫程度、等待时间和登记的先后顺序,尽量避免因经济、社会地位等个体差异造成的分配不公,有效保证人人享有平等获取移植器官的权力。同时,在具体分配过程中,为了最大限度地避免因医生个体的价值判断带来的道德风险,应设立器官移植伦理委员会,通过伦理审查维护程序正义从而实现器官分配的公正。此外,还要从国家层面建立器官资源共享网络,收集全国的器官资源,建立配型数据库,在专门机关的统一监督下,实现器官分配的高效、公开与透明,最大限度地实现捐献器官的合理利用。

(五) 互助原则

为了鼓励和提高人体器官的捐献率,尽最大限度满足器官衰竭患者的移植需求,为其带来重生的希望,社会有义务建立有效的机制,鼓励社会成员间彼此的互助,如可通过立法保护近亲属中曾有过捐献器官行为的家庭成员在需要器官移植时,享有获得器官的优先权。

(六) 自愿无偿与非商业化原则

器官移植技术的发展,挽救了无数濒临死亡患者的生命,为造福人类做出了巨大贡献。为了促进这项事业保持正确方向可持续的发展,要坚决反对有损人类尊严、对社会具有严重危害的器官买卖行为,坚持自愿无偿与非商业化原则。也就是说,作为人体重要组成部分的器官,只有在充分尊重其所有者意愿,在器官供体不受任何经济、政治、家庭等压力下,自主做出捐献意愿时,摘取其器官用以挽救他人生命才是在伦理上可以得到辩护的。任何组织和个人不得以强迫、利诱等任何形式,贩卖和盗取人体器官,从事器官移植的医生不得参与器官供者的治疗或宣判其死亡,除移植手术和术后维持费用外,医疗机构不得变相收取任何中介费用。

二、人体器官移植的国际准则

尽管器官移植伦理原则可以在一定程度上对器官移植技术的合理应用起到一定的规范作用,但面临器官严重短缺,器官交易黑市的猖獗,严格的器官移植立法是进一步保证器官移植供、受体安全和权益的有力武器。为此,我国于2007年5月1日起,由国务院正式颁布实施了《人体器官移植条例》(以下简称《条例》),对保证器官移植质量,保障人体健康,维护公民的合法权益起到了积极的推动作用。《条例》明确规定,我国"活体器官的接受人限于活体器官捐献人的配偶、直系血亲或者三代以内旁系血亲,或者有证据证明与活体器官捐献人存在因帮扶等形成亲情关系的人员。"同时在第三条规定:"任何组织或个人不得以任何形式买卖人体器官,不得从事与买卖人体器官有关的活动。"第九条规定:"任何组织或者个人不得摘取未满18周岁公民的活体器官用于移植。"

为了进一步打击人体器官买卖的非法行为,2011年5月1日开始实施的我国刑法修正案(八)中又详细规定了"组织出卖人体器官罪",即在刑法第二百三十四条后增加一条,作为第二百三十四条之一:"组织他人出卖人体器官的,处五年以下有期徒刑,并处罚金;情节严重的,处五年以上有期徒刑,并处罚金或者没收财产。"

自20世纪80年代开始,许多发达国家均已完成了对器官移植的立法工作,虽各自的侧重点有所不同,但均涉及器官移植的条件、范围、原则和程序等。如英国分别于1961年和1989年制定了《人体组织法》和《人体器官移植法》;法国于1976年制定了《关于器官摘取的法律》;美国在1984年是制定了《国家器官移植法》,同时在2000年还制定了《联邦规例守则》对器官收集及网络共享做出了详细规定。

2008年5月,世界卫生组织执委会第123届会议上讨论了人体细胞组织和器官移植问题,形成了《世界卫生组织人体细胞、组织和器官移植指导原则(草案)》,共包括11项指导原则,旨在为以治疗为目的的人体细胞、组织和器官的获得和移植,提供一个有序、符合伦理标准并且可接受的框架。同时提出,只有在符合如下指导原则的情况下,才可以以移植为目的,从死者或者活体身上摘取细胞、组织和器官。

指导原则1:细胞、组织和器官可以从死亡或者活体身上摘取用于移植,如果:①已得到符合法律规定的任何同意意见;②没有理由相信死者生前反对这种摘取。

指导原则2:确定潜在捐献人死亡的医生,不应直接参与从捐献人身上摘取细胞、组织或器官,或参与随后的移植步骤;这些医生也不应负责照料此捐献人的细胞、组织和器官的任何预期接受人。

指导原则3:死者的捐献应显现出其最大的治疗潜力,但成年活人可在国内法律允许的范围内捐献器官。活体捐献人一般应与接受人在基因、法律或情感上有关系。活体捐献在以下情况下才可接受:捐献人知情并获得其自愿同意,已保证对捐献人的专业照料和完善组织后续步骤,并已审慎执行和监督捐献人选择标准。应以完整和可理解的方式告知活体捐献人,其捐献可能存在的危险、捐献的益处和捐献后的影响;捐献人应在法律上有资格和能力权衡这些信息;捐献人应自愿行动,不受任何不正当的影响和强迫。

指导原则4:除了在国家法律允许范围内的少数例外情况,不可出于移植目的的从未成年人身上摘取任何细胞、组织或器官。应当具备保护未成年人的具体措施,在任何可能情况下都应在捐献前获得未成年人的同意。对未成年人适用的内容也同样适用于没有法定能力者。

指导原则5：细胞、组织和器官应仅可自由捐献，不得伴有任何金钱支付或其他货币价值的报酬。购买或提出购买供移植的细胞、组织或器官，或者由活人或死者近亲属出售，都应予以禁止。禁止出售或购买细胞、组织和器官不排除补偿捐献人产生的合理和可证实的费用，包括收入损失，或支付获取、处理、保存和提供用于移植的人体细胞、组织或器官的费用。

指导原则6：可依据国内法规，通过广告或公开呼吁的方法鼓励人体细胞、组织或器官的无私捐献。应禁止登广告征求细胞、组织或器官并企图为捐献细胞、组织或器官的个人提供或寻求付款，或在个人死亡情况下，为其近亲属提供或寻求付款。参与对此类个人或第三方付款的中间行为也应予以禁止。

指导原则7：如果用于移植的细胞、组织或器官是通过剥削或强迫，或向捐献人或死者近亲属付款获得的，医生和其他卫生专业人员应不履行移植程序，健康保险者和其他支付者不应承担这一程序的费用。

指导原则8：应禁止所有参与细胞、组织或器官获取和移植程序的卫生保健机构和专业人员接受超过所提供服务的正当费用额度的任何额外款项。

指导原则9：器官、细胞和组织的分配应在临床标准和道德准则的指导下进行，而不是出于钱财或其他考虑。由适当人员组成的委员会规定分配原则，该原则应该公平、对外有正当理由并且透明。

指导原则10：高质量、安全和功效好的操作程序对捐献人和接受人同样极为重要。对活体捐献人和接受人双方都应进行细胞、组织和器官捐献和移植的长期效果评估，以记录带来的好处和造成的伤害。移植用人体细胞、组织和器官属于具有特殊性质的卫生产品，其安全、功效和质量水平必须不断加以维护并做到最大化。这需要有高质量的系统加以实施，包括可追踪机制和防范机制，并伴有不良事件和不良反应的情况报告，这对国内和输出的人体产品都应如此。

指导原则11：组织和实施捐献和移植活动以及捐献和移植的临床后果，必须透明并可随时接受调查，同时保证始终保护个人匿名以及捐献人和接受人的隐私。

【思考题】

1. 人体器官移植中的主要伦理问题是什么？
2. 人体器官移植应遵循哪些伦理原则？
3. 如何有效解决当前器官供需不平衡的矛盾，最大限度地满足器官移植患者的需求？
4. 我国器官移植在管理和立法中还需从哪些层面对器官移植加以规制，以促进器官移植事业的可持续发展？

（杨　阳　宫福清）

第十二章 放弃治疗与长期照护的伦理道德

【案例与讨论】

2010年2月初,天津一名刚出生的肛闭女婴"小希望"被父母放弃治疗送进临终关怀医院,但是网友不甘女婴就此死去,在网上发动救援并把全过程进行了直播。报道引起很大反响,包括中央电视台在内的各方媒体赶赴当地及时跟进。最终,"小希望"被送到了天津儿童医院并已实施了手术。天津肛闭女婴事件引发了放弃治疗的伦理争论。

讨论:

对肛闭女婴能放弃治疗吗?什么样的患者才能放弃治疗?

第一节 放弃治疗的伦理问题

一、放弃治疗的现状概述

现代急救医学在救治危重患者时广泛使用支持器官功能不全的各种治疗措施,诸如气管插管、机械通气、血液透析、主动脉内囊反搏、血管活性药物、心肺复苏术、营养支持等。这些措施可在一定时间内支持患者的生命,为原发病的诊断和治疗提供宝贵的时间,使在过去可能死亡的部分患者得以存活,并恢复健康。

但对一些目前的医学水平尚无法治愈、病情无法逆转的患者,如晚期癌症、脑死亡、植物人、多器官功能衰竭终末期等,这些生命维持技术并不能挽救其生命,而只能是患者处于极低的生存质量状态,如持续昏迷、依赖呼吸机或血液透析、接受各种有创监测和操作等,以此改变其死亡的自然过程和推迟死亡的时间,这种情况使患者及其家属承受巨大的痛苦,也给家庭和社会带来沉重的经济负担。在医疗工作中,常常有一些患者家属明知救治无望,患者已处于疾病终末期,却因感情、舆论、伦理等方面原因,坚持要抢救,在当前的医疗体制和相关的法律制度尚不完善的情况下,医生为自我保护,避免不必要的医疗纠纷和可能的法律诉讼,难以拒绝患者家属的要求。无效治疗使大部分原本在短时间内自然死亡的患者,在相当长的时间内"存活"下来,不但耗费了巨额的医疗费,而且浪费了有限的卫生资源。拒绝放弃治疗的大多为公费患者,而主动提出放弃治疗的则大多为自费患者,表明经济影响力在其中的重要作用。因而,在享受医疗待遇方面有悖于公平、公正的原则。

一部分比较重视生命质量和生存价值的患者及其家属,在面对治愈无望时,当医生向患者家属充分说明病情,交换各自的意见后,他们能够比较理智地、坦然地接受放弃治疗的建议,有时少数家属也会主动提出放弃治疗的要求。虽然由于种种原因,一般不会放弃全部治疗措施(如仍维持机械通气和普通输液),但这也将大大缩短病程,避免了无谓的努力。

二、放弃治疗的含义和内涵

放弃治疗是指患者被确诊后,临床医师针对不可治愈的晚期患者或仅能维持呼吸心跳但生命质量极度低劣且不能恢复意识的患者,不给予人为地延长生命的治疗。也就是说,针对无益治疗、无效治疗等"不可为"的情况而选择"有所不为"的临床决策,它包含两个基本的条件:①放弃的对象必须是不可治愈的晚期患者;②不给予任何人为的维持生命的治疗。

放弃治疗不仅仅是一个医学问题,也是一个社会问题。在决定放弃治疗时必须回答 who(谁主张放弃治疗)、what(放弃什么样的治疗)、how(怎样放弃治疗)、when(何时放弃治疗)等问题。

从"谁主张放弃治疗"这个层面看,其主体一般是患者本人、患者家属;有时,临床医师也以某种婉转的方式提出"放弃治疗"的建议和暗示;值得注意的是,现在某些医疗保险的承保者也会提出类似要求。

从"放弃什么样的治疗"这个层面看,这种现象涉及两个密切相关的问题:一是放弃哪一类患者的治疗,即是有治疗价值的患者,还是无治疗价值的患者;二是对某一特定患者来说,放弃的是何种性质的治疗决策和手段,即是全部治疗,还是积极治疗、抢救治疗,或者是实验治疗、姑息治疗等等。

从"怎样放弃治疗"这个层面看,依据医患双方的观点、态度的不同,分为主动放弃和被动放弃。放弃治疗的临床决策在程序上过于简单化,往往只是一些口头协议、心照不宣,这使得"放弃治疗"极易引发医疗纠纷。

从"何时放弃治疗"这个层面看,当患者处于脑死亡、去大脑皮层状态或不可逆的重症昏迷、多器官功能衰竭终末期、癌症晚期时可以选择放弃治疗。

三、放弃治疗的伦理要求

(一) 人有无选择放弃治疗的权利

对常人而言,由于他能够扮演正常的社会角色,有能力履行其责任和义务,所以选择死亡或自杀并不被认可和鼓励。然而,当一个人罹患疾病,生命质量非常低劣或已无意识时,就已没有能力履行其自身义务、没有能力履行社会责任,而且这种不履行义务的行为并非患者本人所期望的,患者对此没有任何过错和责任。此时其生存的义务就随之减弱或消失,而死亡的权利就得以彰显,具有了现实的合理性。当然,对于罹患严重疾病的婴儿等无行为能力人而言,他们本人无法行使其死亡权,只能由监护人根据特定的要求和条件代其实施。因此,死亡权并不具有绝对性,不属于基本的自然人权,它是特定主体在一定条件下具有的一种请求性或选择性质的权利。

(二) 什么样的患者可以选择死亡、放弃治疗

只有当患者永久丧失其履行生存义务的能力、人格尊严面临挑战之时,选择死亡放弃治疗的权利才具有合理性。那些迫于人力、物力、财力、自杀等原因而选择死亡放弃治疗的行为不应得到伦理的支持。但在临床实践中,因家庭经济窘迫或无人照料、精力不济等因素而明示或暗示医务人员放弃治疗者并不鲜见。据广东省进行的一次问卷调查结果显示,接受调查的882名儿童中,脑瘫、先天性心脏病等这些本不应放弃治疗的患者中,因家庭经济困难明确放弃治疗的达两成之多。尽管该现象是由经济因素所致,但这决不能作为临床放弃治疗的理由和条件。否则,就是对患者尊严和生命权的亵渎。

【知识链接】

为了规范放弃治疗行为,避免放弃本不应当放弃的治疗措施,美国心脏学会和急症心脏护理学会主张,只有符合以下条件的末期患者才可以考虑放弃治疗:①当患者保持无意识状态时;②当患者继续治疗的经济负担超过任何好处时;③当公认的科学数据提示成功复苏的机会相当遥远时。而针对新生儿期选择性放弃治疗有三个原则:①不可避免死亡:即无论给予什么治疗,患儿正逐步走向死亡,继续治疗并不能代表患儿的最佳利益而是徒劳的;②无目的情形:即经过努力治疗,尽管死亡并非不可避免,但患儿如果存活将冒极大风险,留有严重的身体和智力的残疾;③无法忍受的结果:当患儿生存下来伴有重度残疾,患儿可能遭受长期痛苦,需要反复住院,终生接受侵入性治疗,以及在儿童期或成年人有早期夭折的可能。

1997年,中华医学会医学伦理学分会在第九届学术年会讨论并通过了《慢性病患者生命末期治疗决策与伦理要求》,该文件第三、四、五条对终止(放弃)治疗做出以下规定:"存在明确的临床死亡体征,可不予复苏;对按常规进行心肺脑复苏且30分钟后仍无效者可中止复苏"。以上条件和标准只能作为放弃治疗的必要条件而不是充分条件,能否放弃治疗还需要依据患者及其家属的意愿而定。而此又涉及患者及家属的价值理念、宗教信仰、对生活品质的观感、对治疗效果的期望等问题,这些都是医生所不能单方面决定的,而要与患者或其代理人达成共识。

(三) 医务人员在放弃治疗中的责任和权利

1. 在符合放弃治疗的条件下 如果患者及其家属要求放弃治疗,那么医务人员配合患者放弃治疗的行为就能够得到伦理的辩护。因为在此情形下,放弃治疗不仅符合患者及其家属的自主意志,而且体现了现代责任伦理对整体性、长远性利益的要求,符合患者、家庭及社会的整体利益和长远利益,那种不惜一切代价维持生命、延长死亡的传统观念已不合时宜。正如邱仁宗先生在其著作《生死之间:道德难题与生命伦理》一书中提出的:生物医学技术的进步救活了本来要死亡的患者,延长了许多临终患者的生命。这种延长,到底是延长生命还是延长死亡,如果是延长死亡,这种延长是否应该?但是,也不能说医务人员放弃治疗的行为只要得到了患者或家属的许可就合乎了道德性,关键在于患者符合放弃治疗的条件,且已无治愈恢复之可能。

如果患者及其家属反对放弃治疗,医务人员也没有继续治疗的责任和义务。因为此时的治疗措施已经无效,医务人员积极作为的治疗义务已经终止,如某病患送到医院时已被确诊无恢复的希望,医务人员就无使用呼吸机抢救的义务。香港《医院管理局对维持末期患者生命治疗的指引》明确规定:在生理上治疗明显无效用的情况下,医护小组没有义务应患者或患者家人要求提供无效用治疗。但该文件同时强调:若然患者或患者家人对广义解释的无效用治疗未能理解,则医护小组有需要与患者及患者家人作进一步沟通,谋求共识。当被要求继续进行所有技术上可行的治疗,而患者实际上并无复原希望时,医生并无义务答允一些对有限资源的不公平的索求。患者或家属之所以在治疗无效的情况下仍然要求继续治疗,这可能与他们对医学发展水平、患者病情的认识和理解有关,但医务人员有责任向他们进行充分、翔实的告知。

2. 在不符合放弃治疗的条件下 如果患者及其家属要求放弃治疗,那么医务人员有无责任和义务实施?此时放弃治疗只能说是患者及其家属自主决定的权利,而不应成为医务人员的责任和义务,二者不具有对应性。

放弃对患者可能有效的治疗不仅不符合医务人员的职业精神,而且尽管这种行为是在患者及其家属要求下实施的,对医务人员而言仍属于以积极的作为方式实施了对患者的侵害性行为,不符合"有利不伤害"的基本伦理原则。如撤除本不应撤除的气管插管、呼吸机等设施。面对该种情形,医务人员不但不应听任患者及其家属的要求,而且在履行告知义务的前提下有权实施必要的特殊干预措施,行使医务人员特殊干涉的权利。尤其在患者本人无法表达自己的意愿或不愿放弃,而家属却意在放弃的情况下,医务人员更应当进行积极的干预。香港《医院管理局对维持末期患者生命治疗的指引》指出:有些时候,某项延长生命的治疗被医护小组视为必要及符合患者最佳利益,但患者家人未必赞同。就法律而言,医护小组可继续进行必要及符合患者最佳利益的维持生命治疗。但是在目前"特殊干涉权"作为一种伦理范畴尚未得到法律许可的情况下,若患者及其家属极力阻止医务人员的特殊干涉,仍应以患者及其家属的意见为重,这也是尊重患者自主权、减少医患冲突的需要。

3. 如果患者及其家属既未要求放弃也未反对放弃 放弃治疗完全是出于医务人员的临床判断和价值评估,是出于对患者、家属及社会最大利益的价值考量,那么医务人员就不具有道德上的责任和义务去实施。因为在未经患者及其家属同意下放弃无效治疗的行为,尽管可能对减轻患者痛苦和家庭负担、维护患者尊严、节省卫生资源有利,但也可能不符合患者及其家属的价值判断,从而引发医患纠纷。在此情形下要求医务人员放弃治疗的行为只能是一种具有选择性的行为,因为这些不是道德要求,个人可以选择做或不做。

(四) 代理人有无权利代理患者选择死亡、放弃治疗

为防止代理人基于其自身利益而非患者之最佳利益的考虑做出放弃治疗的决定,代理知情同意权的履行应当符合以下条件:①对医疗决策代理人的选择须在末期患者有意识能力时,且代理权限应自该患者丧失意识能力时才能得以行使;②为确保末期患者之利益,若代理人有不当使用代理权之情形,不得借此代理行为而受利;③代理人必须确信所拟放弃的治疗行为造成了委托人不当的痛苦,且不违背患者的意志;④经治医师需确信代理人对患者病情有足够的认识和理解;⑤应确保代理关系符合法律之规定;

⑥患者之其他利害关系人如亲属,有权向主管机关申请撤销该代理人的代理权。而对于根本不曾有意识自控能力人的婴儿、儿童等无行为能力人,放弃治疗的代理更需严格控制,应当按照放弃治疗的条件建立规范的伦理审查制度和具体的评估机制,只有在医务人员做出符合放弃治疗的伦理审查和评估后,才可由代理人决定是否同意实施。

四、放弃治疗的伦理原则

(一) 科学判断原则

某个患者该不该放弃治疗,或者某种治疗手段该不该放弃,都必须首先进行医学判断和评价,只有具备充分翔实的科学依据,才可做出放弃治疗的医学决策。这些必备的科学依据是:由两名以上的胜任医师(最好经多学科会诊)做出明确诊断,证明确属符合放弃治疗指征;按现有医学发展水平,实施和坚持治疗已无临床治疗意义,而只是卫生资源的无谓浪费,且给患者带来巨大的痛苦和严重的并发症。经医学严格认定"不可为",才可"有所不为"是放弃治疗的前提条件。

(二) 尊重自主原则

患方主要是指患者本人及其家属。从实质上说,自主权是属于患者的,家属只是"代理人"。当且仅当其满足以下三个条件中的任何一个时,代理放弃治疗是合理的:①放弃治疗决定反映了被代理患者在有决策能力或行使决策能力时就当下选择或者相关选择做出的预先指示;②放弃治疗的决定反映了没有就当下选择或者相关选择做出预先指示的被代理患者如果是有决策能力或者行使决策能力时将可能做出的自主决定;③放弃治疗的决定反映了从未具有决策能力或者其自主决定不可辨识的被代理患者的最佳利益。

(三) 适当干涉原则

医生特殊干涉权(paternalism),又称"父权主义",它是医生的一种权利,医生在特定情况下,限制患者自主权利,以达到对患者应尽责任的目的。一般来说,医生权利应该服从患者权利的基本要求。因此,医生使用的特殊干涉权限制患者自主权,必须是在患者自主原则与生命价值原则、与有利和不伤害原则、与社会公益原则发生根本冲突的时候,才是必要和合乎道德的。医生特殊干涉权是一种关于限制自由的伦理观点,限制患者的自由,通常应该在不得有害于自己、不得有害于行为所涉及的他人、不得有害于社会公益的道德原则下使用。医生不能任意的行使特殊干涉权,只有在下列特殊情况下行使才有效:①当患者拒绝治疗时,如晚期肿瘤或确诊已无望治愈的患者不再接受治疗,这种拒绝必须合乎:是患者理智的决定,医生已全面陈述利害后果、法律许可范围内的、符合社会长远利益,则医生不得干涉。但对精神病等意识丧失的患者或自杀未遂的患者拒绝治疗时,医生可以特殊权利干预,强迫治疗;②人体实验性治疗时,虽然患者出于某种目的已知情同意,但对一些高度危险,如可能致死致残或严重后果的实验,医生必须以特殊干涉权保护患者的利益;③患者有疾病知情权,但当患者了解诊治和预后情况有可能影响治疗过程或效果,形成不良影响时,医生以特殊干涉权而隐瞒真相是正当的;④必须行为控制时,传染病患者、发作期的精神病患者或因外界刺激导致反应性精神分裂症患者等,他们意识不清或丧失自制力,有的可能对他人和社会造成严重后果,为保护人群、保护患者、避免伤害,医务人员有权采用特殊干涉权来控制患者的行为。

(四) 遵循程序原则

在临床过程中,为了确保放弃治疗的严格实施,维护患者的切身利益,避免不应有的纠纷,需要遵循以下程序:①要经过医学专家的充分论证。根据患者的病史、临床表现、治疗经过、结合各项客观检查,必要时请相关科室专家会诊,对患者的预后及生存质量进行科学的判断和评估,分析患者是否符合放弃治疗的条件。②要向患者(家属)详细交待病情。由专家向患者(家属)交代病情,详细说明患者的诊断结果、诊断依据、治疗效果、目前状况、预后及费用情况,务必让患者(家属)对患者病情有全面的认识和理解,以便做出真实、自愿、有效的选择。③由患者(家属)提出并签字。在患者(家属)完全理解病情并做出放弃治疗的选择后,由患者(家属)在医疗文书上签字。④终止治疗措施。履行放弃治疗的医疗文书后,由经治医师根据医疗文书的内容实施放弃治疗措施。

此外,由于在临床过程中可能出现患者与家属之间、医务人员之间、医务人员与患者及其家属之间意见分歧的情形,为了统一意见解决分歧,医疗单位可设立专门的认定与协调组织,以审定放弃治疗要求及措施的合理性。一般来说,如果患者或其家属所做出的放弃治疗的选择明显是错误的,或者是迫于某种利益和条件而做出的无奈选择,医务人员应履行其解释说明的责任,向患方详尽地、客观地介绍病情及各种可能发生的情况,为患方提供正确选择的依据。如果医务人员劝阻无效,仍不能改变患者及其家属的错误决定,应当尊重他们自主选择的权利。因为医务人员的医疗判断仅仅是基于临床分析及自身的价值理念做出的,并不能代替患者及其家属的价值选择。

第二节 人口老龄化的伦理问题

人口转变过程出现的人口老龄是世界经济和社会发展到一定程度的结果。法国在1865年就成为世界上第一个进入"老年型"的国家。瑞典、挪威、英国、比利时等国家在2006年时老年人口就占总人口的20%左右。人口老龄化,既是一种严峻的挑战,又是一个重大的社会问题。

一、人口老龄化的现状及特点

(一) 我国人口老龄化的现状与发展趋势

人口老龄化是指总人口中因年轻人口数量减少、年长人口数量增加而导致的老年人口比例相应增长的动态。国际上通常把60岁以上的人口占总人口比例达到10%,或65岁以上人口占总人口的比重达到7%作为国家或地区进入老龄化社会的标准。

21世纪是人口老龄化迅速发展的世纪。1999年中国进入国际公认的老龄化社会,60岁以上老年人口占全国总人口的10%,而据国家统计局公布的第六次全国人口普查主要数据显示,截至2010年11月1日,大陆31个省、自治区、直辖市和现役军人的人口中,60岁及以上人口为177 648 705人,占13.26%,其中65岁及以上人口为118 831 709人,占8.87%。人口老年化的主要原因是人口平均预期寿命的延长以及人口生育率和死亡率的迅速下降,同时,全国人口再生产模式转变为"低出生率、低死亡率、低自然增长率"。

(二) 我国人口老龄化的特点

1. 老年人口规模巨大 预测到2050年,我国65岁及以上老年人口比例将达20.43%,绝对数3.068亿,相当于所有发达国家老年人口总和,导致社会养老保险、医疗保险等费用将会迅速增加,社会负担加重。

2. 高龄化、"空巢"化日益严重 随着独生子女的逐渐增多与人口流动范围的逐步扩大,年轻人与老人分开居住的趋势已经成为一种普遍的社会现象。中国老龄科学研究中心调查显示,中国城市地区有近一半的老人没有子女相伴,而农村"空巢"老人的比重也占到四成左右。如果考虑农村大量劳动力外出打工因素,农村"空巢"化更加严重。作为典型案例,广州市芳村区单身老人户、一对老人夫妇户、一个老人与未成年亲属户、一对老人夫妇与未成年亲属户占全区有老人家庭户数的比重2000年为25.06%,高龄老人占老年人口比重2000年高达15.97%,而广州市80多万老年人中"空巢"老人比例高达35%,其中有约一半没有配偶相伴。

3. 高龄老人数量增多,并伴有一种以上慢性病 95%以上的老人患有高血压、糖尿病、冠心病、呼吸系统疾病、肿瘤、脑卒中、骨关节等疾病,对医疗服务的需求最为迫切。卫生部2009年统计年鉴数据显示,我国城乡居民慢性病的患病率城市地区由2003年的177.3‰上升至2008年的205.3‰,农村地区则由2003年的104.7‰上升至2008年的140.4‰。由于老年人生理机能衰退,健康水平下降,患病率增高,老年人口对医疗服务的需要量远高于其他人群。

4. 失能老人数量逐渐增多,照护服务压力增大 失能老人主要是指生活完全不能自理,必须依赖他人照料的老年人。他们因各种慢性疾病、躯体损伤等导致身体功能受损、心理失衡,进而导致日常活动受限,出现情绪低落、焦躁不安、孤僻、抑郁等心理问题,严重者会并发老年精神障碍、老年失智症等疾病。据我国首次"全国城乡失能老年人状况研究"显示,2010年末全国城乡部分失能和完全失能老年人约有3300万,其中完全失能老年人1080万,占在家庭居住老人口的6.4%。预计到2015年,我国部分失能和完全失能老年人将达4000万人,其中完全失能老年人口将超过1200万人。我国由于实行计划生育,大多数家庭只有一个孩子,随着独生子女的父母进入老年空巢,失能老人的养老照护服务压力增大。

二、人口老龄化的伦理挑战

我们头上顶着人口总量问题,肩上担着人口老龄化问题,脚下踩着尚不平坦宽阔的社会主义初级阶段之路走进了21世纪。老年人口成为社会生活中一支举足轻重的力量。在有关老年人口的一系列问题中,医疗保健问题处于重要地位。据国家统计局《中国统计年鉴2009》公告:恶性肿瘤、心、脑血管疾病占发病和死亡人数的前三位,疾病谱已由以前的传染性疾病转变为慢性非传染性疾病,而老人平均寿命的提高,更预示着因机体细胞自然老化而引起的各种慢性病发患者数的增加,因此而造成的老年医疗矛盾凸显。

(一) 我国的老年医疗服务及其体系的建设明显滞后

(1) 绝大部分患病老年人只能滞留在养老机构或居家养病,现有的老年医疗条件无法满足快速增长的老年人口需求。相关统计数据显示:北京医疗机构三级医院老年病床位数900张、二级医院1900张、一级医院500张,而北京65岁及以上户籍人口168.8万,老年病床位数仅为2‰,还不包括全国各地在北京的就医需求。上海市有老年护理机构63家,核定总床位为6640张,全市老年病总床位数只占65岁及以上老年人口的3.5‰。

(2) 就国家卫生体系而言,国家《医疗机构管理条例》和《医疗机构基本标准》中均没有"老年病医院"专科医院类别,国家医学学科设置中把"老年病学科"设在"保健医学"下面的三级学科,国家医学院校里尚没有独立的老年病学专业,国家卫生部有妇幼保健与社区卫生司,下设妇女卫生处、儿童卫生处,但无老年卫生处,所以,还没有一个专门卫生行政机构主管老年医疗专业,这也在一定程度上制约了老年医疗的发展。

(二) 老龄化是当前重要课题

如何针对老龄化系列问题为老年人提供更有效地卫生服务,控制、管理人口老龄化地区常见病、多发病,慢性非传染性疾病发病率、死亡率,是当前面临的重要课题。年老体衰、多病共存,是老年人的共性,老年人的生理特点决定了老年医疗的特点。老年医疗服务的内容包括疾病预防、康复保健、医疗和长期护理照料、健康促进和康复教育等多学科内容,即"六位一体"的医疗服务模式,同时兼顾因病所致的失能、失智等问题,如此才涵盖了老年人由于生理衰退、心理脆弱而导致的失健、失能、失智、精神障碍等几大困境的各方位、全过程、多功能的服务提供。

> **【知识链接】**
>
> 美国老年医疗保健服务的经验是:把老年人的医疗保险、医疗服务和社会服务计划作为主要内容纳入法律,其中分为医疗照顾和医疗援助两部分。医疗照顾包括强制性住院保险和自愿性补充医疗保险,一般对象为65岁以上的老人、严重残障人士以及患有晚期肾脏疾病者;而医疗援助是针对低收入者的政府保险项目,可以为生活困难且需长期照护者提供最低限度的医疗服务,这值得我们国内借鉴。

为适应未来老龄社会的需要,需要改善老年人的医疗保健保障。建立社区为基础的"六位一体"医疗体系;大力发展老年医院与护理院、康复院和临终关怀医院;拓展和延伸医保范围,养老机构除了门诊医保外,可考虑享受住院医保;除现有的医疗保险外,可新增老年护理保险和老年护理意外保险为老年受助人群的长期照护费用和养老机构的良性生存环境提供必需的保障;媒体也应对弱势群体(包括老年人及养老护理机构)进行正面的、积极的呼吁。此外,国家应该提升"老年病学科"的设置等级,设置独立的"老年病学专业"学科,培育"老年医学"和学科专业人才的健康发展,促进老年医疗服务与养老福利服务的有效整合。2002年联合国召开第二次国际老龄问题大会,会上发表了《2002年老龄问题国际行动战略》,明确指出世界各国、地区、组织、机构在面对人口老龄化挑战时需要优先考虑的三方面内容:老龄化世界的发展,促进老人的健康和福利,确保创造有利的保障体系。

第三节　长期照护伦理道德

随着老年人口数量的增加,寿命的延长以及老年人个体技能因年龄增长而衰退,健康问题逐渐成为老年人和社会面临的主要威胁。不能自理老年人的比例持续增加,导致需要照顾的老年群体规模不断增大,照护问题成为社会关注的焦点。

一、长期照护的现实需求和现实困难

(一) 长期照护概述

1. 长期照护的含义　世界卫生组织(WHO)将长期护理(long-term care, LTC)定义为"由非正规照料者(家庭、朋友或邻居)和专业人员(卫生和社会服务人员)进行的照料活动体系,以保证那些不具备完全自我照料能力的人能继续得到其个人喜欢的以及较高的生活质量,获得最大可能的独立程度、自主、参与、个人满足及人格尊严"。长期照护主要指针对失能者和失智者,约60%的65岁及以上老人在有生之年需要长期护理。

目前关于长期照护的研究大多是以失能老人为基础,失能老人对照料护理的需求最多、最迫切。调查显示老年人年龄每增加5岁,失智症(老年性痴呆症)的发病率就会增加1倍;在85~90岁时,罹患该病症的老年人将高达25%~33%,即每3~4位老年人中,就有一位需要接受长期照护服务。目前的研究较少涉及同样需要照护的失智者,但是在老年人口规模不断增大的今天,将失智者纳入长期照护服务体系将是未来的发展趋势。

2. 长期照护的内容　世界卫生组织根据20世纪80年代凯茨提出的"日常生活自理能力指标"将需要照护的老年者划分为7种状况和4种类型,并据此提供多方面的照护服务,其中最基本的照护服务内容有护理服务、生活照料服务、物资援助服务和特殊服务。

美国长期护理服务包括专业家庭护理、日常家庭护理和中级家庭护理3种护理类型。专业家庭护理是一种医疗护理,有专业医生负责提供服务,由护理专长的护理人员在医生的指导下24小时看护患者;日常护理是最基本的非医疗性质的安养看护,不需要专业的护理人员,只需提供日常起居活动(activity of daily living, ADL)的帮助;中级护理是一种非连续性护理,介于以上两种之间,主要群体是那些不需要专业医护人员全日看护的患者。

此外,长期照护需要向被照护者提供一系列长期性的健康服务,包括医疗护理和生活帮助。长期照护的时限暂无统一标准,但较为合理的"长期"应为6个月以上。

3. 长期照护的特点　纵观国外长期照护的发展实践,具有以下特点:

(1) 典型的服务特性:老年长期护理服务的价格伸缩度低,服务提供者往往无价格设定主导权;所提供的长期护理服务,可以是连续性或间断性,但一般要持续很长时间,必须针对某位老人的需求,涉及生理、心理、精神及社会等各层面;提供照护的场所可能是专门机构性设施,如医院、护理院,也可能是家庭;居家护理是一对一的服务,劳动效率有限。

(2) "去机构化"(deinstitutionalization)趋向明显:自20世纪70年代英国倡导社区照护政策以来,以社区为基础的老年长期护理机构和方式,正逐步取代集中性的长期护理机构,成为高龄化社会发达国家老年长期照护的主体。如90年代的瑞典、挪威、英国、丹麦、芬兰等65岁以上老人接受居家/社区式照顾

的百分比在13%~24%,另外约有5%~7%老人住进机构中;日本实行长期护理保险(2000年)一年后,也显示在其介护保险对象中,32%住在机构中,68%在家中接受居家服务。社区照护不仅可以提高照护质量,而且节省费用,其花费约为长期机构照护花费的10%。英国长期机构照护人口占用了社会局预算经费的3/4,而住在自己家中的老人则仅花费社会局预算的1/50。

(3) 提供全方位的服务项目和完善的服务网络:发达国家老年长期照护服务的内容和形式是多种多样的,包括居家式(在宅服务、居家照护、居家护理等)、社区式[送餐服务、日间照护、喘息服务/暂歇照护(respite care)、支持性服务等]和机构式[居住照护(residential care)、私人养老院]。北欧各国,政府和卫生机构共同投入大量资金建立了老年长期护理服务网络。

(4) 先进的管理模式和严格的专业人员要求:德国、韩国、美国对入住养老机构老人,根据老人身体系统功能状态、生活自理能力订出护理级别,按照评估级别将资源分配,满足不同老年人的需求。丹麦和荷兰等国老年专业护理工作者必须掌握各种功能训练技术;需接受护理专业或社会工作专业正规教育,一般具有本科及以上学历;需掌握系统适宜的作业疗法训练,主要针对老年精神或智力残障的患者;需会使用先进的护理设备器械。

(5) 长期照护制度差异大:世界各国日益重视老年长期护理服务的发展,不断推进相关社会福利制度改革,并完善相应的医疗服务支持体系和保险融资体系。北欧国家有较为完善的长期照护制度,2006年其受益人口占65岁及以上人口的比率超过15%,其他有普及性长期照护方案的国家包括德国、日本、卢森堡与荷兰的受益人口也相当高;韩国、意大利、东欧国家(除匈牙利之外)等国的长期照护服务还不够普及,老年受益人口所占比例约为0.6%~3.6%。

(二) 长期照护的现实需求

从世界范围来看,研究表明65岁以上的老年人在特定时期需要机构照护的概率是49%,需要居家照护的概率是72%。超过75岁的老年人对于医疗和社会照护的消耗非常高,许多老人即使在年轻时购买了养老保险,但是在年老时却发现自己因为需要长期照护而会变得一无所有,在资产耗尽后去领取救助金,而政府也由于老人的长期照护占据了大量的医疗保险支出而不堪重负。据估计,到2050年欧盟国家中超过60岁的老年人会由2004年的1146亿人增至2118亿人,增长率接近50%,这种老年人口的快速增长已经成为一种沉默的革命。

从国内需求来看,随着我国工业化、城镇化的推进,劳动力逐渐迁移,计划生育政策的深入贯彻,使得家庭规模日益小型化与核心化,家庭的照护功能逐步得到弱化,数量庞大的失能老年群体需要社会提供大量的照料资源。但在我国经济社会发展不够的前提下,绝大多数失能老人还很难在养老机构安度余生,家庭长期内都将充当着失能老人长期照护的主要角色。如何通过强化家庭成员照护老人能力,使老人体面、有尊严地走完人生中的最后一段时光,已经成为一个亟待解决的社会问题。

(三) 长期照护的现实困难

我国人口老龄化正在加速,而长期照护服务的制度建设却严重滞后,具体体现在以下两个方面:

(1) 我国目前医疗保健和养老福利服务体系的组织管理存在着明显的分割现象。医疗保健服务由卫生部门组织实施、养老服务由民政部门组织实施,长期照料护理服务没有明确的部门组织实施,分散在医疗、民政、社区、居家等处适者生存,而没有一个统一的整合体系,造成了医疗卫生和服务资源的分割。

(2) 长期照护服务力量不强、机构服务能力不足。现行的医保制度以关注治疗为主,对长期照料护理没有专门的制度和资金保障,大多数养老福利机构仅有门诊医保,各类昂贵的护理费用只能由个人买单。长期护理费用保障无力、长期照护专业机构及护理人员匮乏,给家庭、社会带来了无尽的负担和压力。

老年人的看病就医难,而老年人的长期照护更难。这些老人必须长期依赖他人提供基本生活护理、失智失能康复、精神心理安慰、培养回归社会能力和得到临终关怀等多方面的服务。因此,我们要思考政府或社会能否扩展社会保险范畴、建立长期照料护理保障机制,以满足不断增长的老年服务需求。

二、促进长期照护的制度建设

老年长期照护涉及老年人的生存权和有尊严的生活权利,是老年社会保障的重要内容,也涉及了每一个老年家庭中的每一个家庭成员生活质量和社会的稳定,因此,老年长期照护服务必须认真对待。

(一) 构建以老年长期照护服务体系为核心的社会政策制度体系和法律体系

我国是一个以"儒家文化"为主导的传统国家,大部分老年人在家庭养老。但随着经济发展及老龄化步伐的加快,传统养老方式正在逐渐弱化。出现以下现状:第一,家庭支持系统被"4-2-1"型家庭结构和"空巢家庭"存在所破坏;第二,自我照顾方式由于慢性病高发和经济条件而受到限制;第三,社会支持系统也因不充足的老年照护设施和不完备的养老法律、保险系统等而不能满足老年人长期照护的社会需要。

为了应对老龄化带来的老年长期照护服务问题,我国有必要在体制上重新整合现有的各种卫生和福利社会资源,向需要老年长期照护服务的老年人倾斜。建立一个从家庭到养老机构,从社区卫生服务中心到医院的连续照护体系,并有相应的国家鼓励政策、激励体制、法律保障等实现老年长期社会照护制度化、体系化、职业化、社会化和法律化。完善以老年长期照护服务为中心的养老保障制度,加大对需要老年长期护理服务的老年人的最低生活保障制度、救助制度、医疗制度、福利制度的支持力度;完善具有我国特色的传统孝道美德的家庭赡养制度,以政策和法律手段鼓励和强制子女对老年父母的赡养义务,履行老年长期照护服务的责任。

(二) 建立老年长期照护服务保险,促进老年长期照护服务可持续发展

在欧洲、美国、日本等发达国家老年护理保险制度和法律建设已较完善,老年护理保险制度分为社会保险制和商业保险制两大类。前者以德国、日本为典型代表;后者以美国为典型代表。20世纪60年代,瑞典社区照顾作为老年福利政策中最关键的部分加以强调和实施;20世纪80年代末和90年代上半期,美国长期护理保险发展迅速,成为美国健康保险市场上最重要的产品之一;1991年,英国发布《社区照护白皮书》,强调以"促进选择与独立"为总目标,现已建成分工明确、条理清晰的老年照护体系;1994年,德国正式立法通过《护理保险法》,使社会性护理保险成为并列于健康保险、意外保险、年金保险及失业保险的第5种社会保险;1998年,日本颁布了《护理保险法》,实施强制性互助型的护理保险制度。

我国的老年长期服务保险制度应该覆盖所有需要长期照护服务和潜在的需要长期照护服务的人口,并提供全面的照护服务,其支付范围包括医院、社区、居家照护和家庭帮助服务等方面的费用,最终建立一个包括多元服务保险在内的体系。老年长期照护服务保险是老龄化社会发展的必然产物,由于商业保险有其固有的局限性,因此,有必要建立具有强制性的社会保险的模式。

(三) 改革传统的"三无"、"五保"的老年人赡养体制

通过设立新的标准体系,重新归类,将低龄、健康、有生活自理能力的老人转化为老年长期照护服务的提供者,使有限的社会资源转移到真正需要的失能、失智、残疾及长期病患的老年人身上。另外,政府的补贴直接落实到需要长期照护服务的老年人身上,而不是过去的补贴到社会服务机构上,使社会资金真正资助到需要照护的老年人,杜绝资源的浪费。

中国养老服务事业的长期照护模式可大致分成以下三个体系:

1. 卫生服务体系 包括有护理之家及日间机构等,护理之家收容患慢性疾病需长期照护的个案、出院后须持续性照护的个案;日间照护机构提供持续性且需部分医疗照护的个案日间照护服务。

2. 社政服务体系 包括有养护机构、赡养机构及长期照护机构等,养护机构以照顾生活自理能力缺损且无技术性护理服务需求的老人为目的;赡养机构以赡养自费老人或留养无扶养义务的亲属或扶养义务之家属无扶养能力的老人为目的;长期照护机构则以照顾罹患长期慢性疾病且需要医护服务的老人为目的。

3. 退辅服务体系 包括有政府行政部门所设置的医院附设照护机构或床位等,其服务对象可包括退除役官兵,其服务的类型则涵盖护理之家、赡养机构、养护机构等。

(四) 建立依托社区卫生服务站(中心)的社区老年长期照护服务的老年长期照护服务体系

欧洲是世界上人口老化现象发生最早的地区,该地区政府投入相当数目的经费,建立了完善的组织

机构和服务网络。主要通过建立健康护理管理委员会(简称HCB)领导各类型老年护理机构,并提供包括老年人出院后的延续护理和家庭护理、综合性老年康复护理等。另外,政府要求从业者一般具有本科以上学历,接受护理专业或社会工作专业的正规教育,待毕业后还需接受一年以上的老年护理专科实训。1981年,中国香港进入老龄化社会,开始积极完善老年社区照顾体系,其中介组织发挥了强大的组织管理作用;中国台湾地区长期照护隶属社会福利行政体系和卫生体系,其中私立安老机构和公办民营机构发挥重要作用。

社区照护同家庭照护、机构照护相比机构照护更体现人性化的要求,比家庭照护更符合经济的原则,社区照护体现了社会的整合、服务的个性化、选择性和独立性。失能、失智以及残疾和病患是老龄化社会的一个重要特征,随着这部分群体的增多,长期照护的压力与日俱增。由于家庭随着人口计划生育的实施,核心化、小型化的特质无法应付长期照护的压力。机构照护尽管专业化、职业化较强但受到社会资源的制约也无法应付这种压力,因此社区照护成为必然的选择。社区照护具有许多天然的优势,如活动半径小,需要长期照护的老年人可以随时就近接受护理服务,数量和质量能够得到切实的保证;能够发挥社区卫生服务的优势,有效地利用自身的资源;覆盖面广,相对稳定,能够比较准确的预测并合理配置社会资源。

【思考题】

1. 简述放弃治疗应该遵循的伦理原则。
2. 在哪些情况下医生行使医疗干涉权是合理的?
3. 简述长期照顾的特点。

(韩　丹　刘俊荣)

第十三章 临终关怀与死亡伦理道德

【案例与讨论】

影片《深海长眠》是西班牙导演亚历桑德罗·阿曼巴于2004年拍摄的一部启人深思的关于死亡的影片,该片获得2004年威尼斯国际电影节评审团特别奖和最佳男演员奖,以及2005年奥斯卡最佳外语片奖。

影片取材于一个真实的故事,故事的原型雷蒙·桑佩德罗26岁时因一次海边跳水意外导致自颈部以下全身瘫痪,饮食等生活方面都需要别人照料,但其神智完全清醒,也没有其他并发症和病变。1993年,当时50岁的雷蒙展开诉讼,要求西班牙政府准许他由别人协助自杀,实施安乐死。他同时上诉到欧洲人权法庭,但最终没有如愿。1996年,雷蒙出版了名为《地狱来信》的书,诉说了他的经历和感受。最终,雷蒙在1998年1月由未能证实身份的人士协助服毒自杀。当时西班牙警方以协助自杀的罪名逮捕了雷蒙22岁的女友,但之后的一星期,雷蒙所居住的小镇几乎所有的居民(约3000人)陆续"自首",承认协助雷蒙自杀。这一事件轰动了全世界,至今还有着极大的影响。

讨论:
1. 怎样看待雷蒙争取死亡的权力?
2. 如何看待尊重个人的生命自主权?
3. 通过此案例,对生命质量、价值与尊严产生怎样的伦理思考。
4. 我们该如何看待安乐死。

就人的一生而言,生命的开端与生命的终端都极具有标志意义,人生的全部价值就是在这两极之间的运动过程及其结果。相比较而言,生命的终端要比生命的开端复杂得多。一个人生命的开端远非自觉自愿,他是无意识的,对于个人来说是无法选择的,而一个人在生命的终端则是有意识的,是可以进行选择的。在生命的开端个体生命仅仅具有生物学意义,而在生命的终端个体生命则具有了广泛而深远的社会意义。在生命的开端,人生的大幕才刚刚开启,一切还都是一个空白,而在生命的终端,人生充满了沉甸甸的内容,这幕人生话剧尽管对于个人来说行将谢幕,但是对于他人或者社会来说,或许又是一个新的开启。总之,人生的终端对于当事人以及他人来说有着太多太多值得思考的问题,人生的终端极具有伦理道德意义,这就使临终关怀、死亡、安乐死以及死亡教育等成为现代医学伦理学所热切关注的研究领域。

第一节 临终关怀伦理

人们在经过了一生的追求与奋斗之后,理应愉悦地度过那生命的临终阶段去达到永恒的归宿。而事实则与此相反,往往是无情的病痛折磨尽人的最后一丝气力,使人痛苦地、无可奈何地接受死亡,这不符合人的追求幸福的天性。对于身患绝症或濒临死亡的患者来说,如何使他们能够正确认识生命与死亡的客观存在,如何在有限的时间内减轻痛苦和对死亡的恐惧,提高临终阶段的生命质量,安详平静地走完人生最后旅程,舒适而又有尊严地离去,这是现代社会所面临的医学伦理学课题,临终关怀正是满足这种社会需要的有效医学举措。

一、临终关怀的含义及发展

(一)临终关怀的含义

临终关怀译自英文的Hospice,我国大陆与港台的汉译略有不同,香港译为"善终服务",台湾译为

"安宁照顾",但其内涵都是一致的。所谓临终关怀,是指由社会各方面(包括医生、护士、社会工作者、宗教人士、志愿者及政府和慈善团体人士等)组成的机构,为临终患者及其家属提供生理、心理和社会的全面支持与照护,使临终患者的生命受到尊重、症状得到控制、心理得到安慰、生命质量得到提高,也使患者家属的身心健康得到照顾。临终关怀不以延长临终者的生存时间为重,而以提高患者临终阶段的生命质量为宗旨。

临终关怀主要从生理学、心理学和生命伦理学等角度对患者及其家属提供照护。生理学角度的临终关怀,包括了解和帮助患者解决各种生理需要,控制疼痛等症状,尽最大可能使患者处于舒适状态,例如使用麻醉性止痛剂和采取松弛、娱乐等非药物方法控制疼痛,以及营养保证、排泄控制、缓解呼吸困难、皮肤护理等其他满足患者生理需要的照护措施。心理学角度的临终关怀,包括了解和理解患者的心理需要,并予以心理支持,采用各种切实有效的方法使患者正视现实,摆脱对死亡的恐惧,勇敢地面对死亡。生命伦理学角度的临终关怀则偏重于指导临终患者正确认识生命的价值及其弥留之际生存的社会意义,使患者至死保持人的尊严。对临终者家属的照护也是临终关怀的重要内容,包括给予安抚鼓励,指导参与患者护理,协助解决社会、经济等方面的问题,帮助他们做好面对失去亲人的心理准备,接受死亡的现实,并在患者去世后积极指导帮助家属处理居丧事宜等。

临终关怀是一门涉及医学、护理学、心理学、伦理学、哲学、社会学等诸多学科的新兴的交叉学科,它有其独特的研究对象和内容,即临终患者的生理、心理及其照护,以及相关的社会问题。

(二) 临终关怀的历史发展

临终关怀的提出与兴起源于西方,最早可追溯到西欧修道院为重病、濒死的朝圣者、旅游者提供的照顾与护理。现代临终关怀事业则始于20世纪中叶,1967年桑德斯博士在英国创办了圣克里斯多福临终关怀院是最早的以照护临终患者为主要宗旨的服务机构。此后,现代临终关怀运动蓬勃兴起,世界其他一些国家都纷纷建立临终关怀机构。美国自1974年建立首家临终关怀医院以来,这项事业迅速发展,临终关怀机构计划数量每年以近17%的速度递增,到20世纪末,美国国家临终关怀组织(NHO)在50个州正在运行和计划之中的临终关怀机构数量超过3100个,自1998年以来,美国约有54万患者和他们的家属接受了这项服务。

20世纪80年代,临终关怀进入我国,引起我国社会的广泛关注,自1988年我国第一个研究死亡的机构——天津临终关怀研究中心成立后,中国心理卫生协会临终关怀专业委员会和临终关怀基金会也相继成立,上海、北京也随之成立了相应的临终关怀机构。近年来,临终关怀医院或综合性医院中的临终关怀病房在许多城市纷纷涌现,我国临终关怀事业正在快速发展,临终关怀正在为越来越多的人所认知,也正在改变着中国人对病痛和死亡的观念。

(三) 临终关怀机构的类型

临终关怀机构的分类,从组织结构上看,归纳起来有三种,即专门的临终关怀医院(包括临终关怀院、护理院及研究中心等)、综合性医院中的临终关怀病房(或病区)和家庭临终关怀;从机构的经营性质上看,又可分为营利性机构、非营利机构及政府组织等。

临终关怀医院是指专门接收濒临死亡的患者,即通常诊断生命只有六个月或不足六个月的患者。按照常规,临终关怀医院不向患者提供治疗,而是通过提供缓解性照料、疼痛控制和症状处理等来改善临终患者的生命质量,要体现患者的尊严。临终关怀病房(或病区)是指在综合性医院中设置的专门为临终患者提供临终关怀服务的病房(或病区),其功能与临终关怀医院相同。家庭临终关怀是指从事临终关怀的人士到临终者家中为患者及其家属提供临终关怀服务。

二、临终关怀的伦理分析

(一) 临终关怀的道德价值

临终关怀是一种新的生命道德理念以及在这一新的道德理念下的一套医疗服务模式,它极具有现代道德价值。

1. 临终关怀是人类社会文明进步的体现　人类社会从荒蛮时代走向现代文明的进程,也是人们对生命与死亡的认识不断发展和提高的过程,人们在认识自然界的同时,也认识到了自身生命的客观性,那就是有生就有死,生死相伴是客观规律。人类早期,生命是纯自然的,人们无法抗拒自然对人的生命的摆布。然而,自从人类具有了利用自然的能力以来,人们就在追求生命不息,或借助医药维护生命,或祈求神祇保佑长生不老,正如古人所云"人之情莫不恶死而乐生",但人们最终还是认识到死亡必将来临。随着社会愈加文明进步,人们也愈能科学地认识和面对死亡,临终关怀正是人类现代文明的体现。

2. 临终关怀是现实社会发展的客观要求　人口爆炸和人口老龄化是当今社会发展所面临的严重问题。到21世纪中叶,全球人口将达到90亿。而目前世界上许多国家60岁以上人口已经超过10%,进入老龄化社会,并且这种人口老龄化程度在明显加重。我国人口及老龄化问题尤为突出,预计到2050年,总人口将达到15亿,老龄人口将占25%,这必将使进入临终期的人口迅速增加。另外,随着社会的发展,人类的疾病谱发生了根本变化。早年作为威胁人类生命头号杀手的各类传染病已基本得到有效控制,而恶性肿瘤、心脏病、脑血管疾病等非传染性疾病在威胁生命的疾病谱中跃居首位,而这些疾病往往呈现相对缓慢的发病过程,致使大多数患者在疾病与死亡之间徘徊,更使临终患者急剧增多。在我国,现行计划生育政策,又会形成一对夫妇同时赡养多位老人的家庭模式,临终患者的增多势必给家庭成员带来身体的、精神的及经济的巨大压力。因而,加强对临终患者的关怀和服务已成为客观存在的普遍而急迫的社会要求。临终关怀作为一种社会事业,既满足了社会和家庭的这种需求,又维护了患者的价值和尊严。因此,在我国努力发展临终关怀事业,具有迫切的现实意义。

3. 临终关怀符合价值论和公益论的伦理学理论　现代生命伦理学强调在对待人的生命时要坚持生命神圣论与生命质量论和生命价值论的统一,强调医务人员对个体患者尽义务的义务论与对社会整体尽义务的公益论的统一。临终关怀采取各种有效措施,为临终者提供生理和心理的照护,充分体现其珍惜生命,完善生命,追求更高的生命质量和价值,维护临终者生命尊严的宗旨,符合人道主义精神和人类生命发展的需要,是人道主义在现代社会的充分体现。临终关怀既维护临终者利益,又维护了社会利益。就临终者方面而言,临终关怀使其减轻了肉体及精神的痛苦,缓解了对死亡的恐惧,安详而有尊严地离去,同时也使其家属得到慰藉;就社会方面而言,对临终者不做毫无意义的抢救与治疗,势必节省大量的医药卫生资源,用于众多可救治患者,将更大限度地满足公众利益。同时,临终关怀在为临终者及其家属提供服务的过程中,倡导文明观念及行为,必将促进社会文明,形成更好的社会效益。

(二) 临终关怀的道德原则

临终关怀不同于一般的医疗救治,因而也就有着特殊的道德原则。

1. 坚持照护为主的原则　对临终患者的医学照护主要以高质量的全面护理为主,而不进行无谓的治疗与抢救,其目的不在于延长患者的生存时间,而在于提高患者临终阶段的生命质量。

2. 注重心理的原则　美国医学博士库伯勒·罗斯将晚期患者的心理活动分为五个阶段,即否认期、愤怒期、协议期、绝望期、接受期,从而逐步进入死亡。临终患者的心理是极其复杂的,且因患者的经济水平、政治地位、文化程度、宗教信仰、职业与年龄等因素的不同而有所差异。一般来说,临终患者的精神痛苦远大于肉体痛苦,因此,对临终患者应加强心理治疗与护理,因势利导,使其心理获得平衡,从而正视现实,勇敢面对死亡。

3. 整体服务的原则　临终关怀既要关心患者自身,又要关心患者家属及社会关系;既为患者生前提供服务,又为其死后提供居丧服务等,其实质是以临终者为中心的、全方位的整体服务。

4. 坚持人道主义的原则　在从业过程中,要充满爱心,关心、同情和理解临终患者,尊重患者的尊严,维护患者的权利,最大限度地满足患者的临终要求。同时,对患者家属也要给予更多的人道主义关怀。

(三) 临终关怀的道德要求

与临终关怀的服务模式和道德原则相适应,对从事临终关怀服务的相关人员有着特殊的道德要求。

1. 临终关怀人员要有高度的责任感和事业心　高度的责任感和事业心是做好临终关怀的重要保

证。临终关怀不同于普通的临床医疗活动,临终者具有特殊的生理表现和心理活动。临终关怀人员要本着高度负责的精神,同情和体贴患者,吃苦耐劳,甘于奉献,确保患者生命质量,使其安详平静地离去。

2. 临终关怀人员要有高水平的综合素质 临终患者的痛苦是双重的,一方面是来自疾病所致的肉体痛苦;另一方面是濒临死亡而带来的精神上的焦虑与恐惧。因而,临终关怀既要用医疗手段解除患者肉体的痛苦,又要用非医疗手段解除患者精神的痛苦,这就要求从业人员不仅要有精湛的医学知识和技能,而且要有深厚的人文社会科学的知识与能力,努力学习心理学、伦理学、社会学、哲学、宗教学及生命科学等各学科知识,并转化为自身的实际工作能力与素养。

3. 临终关怀人员要尊重患者的人格和尊严,维护患者的权利 虽然临终患者作为生命个体即将死亡,但其仍有与其他人平等的权利、人格和尊严。因此,临终关怀要从人道主义出发,强调人性化的服务,提高患者临终阶段的生命质量。更要禁绝一切不良企图,谴责一切不人道行为。

4. 临终关怀人员要帮助患者解除恐惧和痛苦 临终患者对死亡有着程度不一的恐惧心理,并伴随着消极、悲观、绝望等不良情绪和行为反应。因此,医务人员要主动、热情地与患者接触,鼓励患者表露其内心感受,帮助患者排解不良心理,满足患者的心理需要;要积极主动地给临终患者以精神上的鼓励和支持,帮助患者以平静乐观的态度度过其生命的最后阶段;要通过各种方式的死亡教育,帮助临终患者理智、冷静地认识和承认自己面临死亡的事实,勇敢地面对死亡。

5. 临终关怀人员要同情和帮助患者的家属 患者处于临终状态,其家属会有沮丧、抑郁、悲伤等不良心理反应,甚至出现过激的情绪和行为。因此,医务人员要能够设身处地地予以理解和同情,使他们伤感的情绪得以缓解。同时,给患者家属实际的帮助,如针对家属悲伤的原因,采取相应的措施冲淡忧郁的气氛;帮助他们安排好陪伴患者期间的饮食、休息,以减少精神和体力上的疲劳;经常与他们交谈,增强相互间的信任和合作等。另外,针对家属希望自己的亲人在临终阶段得到最好的照顾和尽到"孝心"、"爱心"的愿望,医务人员要做好患者身心两方面的照顾,让家属放心,并对家属提出的愿望尽力满足,如支持并指导家属为患者做些力所能及的工作,让其心灵得到慰藉,患者也享受到亲人的关爱。

第二节 死亡伦理

现代医学科学技术的发展使人的生命的死亡变得越来越复杂。个体生命的死亡不仅是生物学意义上的生命的结束,同时它还具有了广泛的社会学、价值学以及伦理学等含义。与死亡相关的一系列问题,如死亡的概念、死亡的标准、死亡的态度、死亡的文化背景与社会现实问题等等都成为现代医学伦理学需要重新思考与研究的对象。

一、死亡的含义及标准

(一) 死亡的含义

哲学意义上的死亡是指一个人的自我意识或意识经验能力的完全和永久地丧失。现代医学死亡的概念是指机体生命活动和新陈代谢的终止。死亡的定义只反映了死亡的本质,而临床所需要的是从可观察的现象中找到反映死亡本质的检测方法,也就是死亡的标准。

(二) 死亡标准

1. 死亡标准的发展及争论 死亡标准,也即人们用以衡量与判断死亡的标准或尺度,它随着医学科技的发展和人们观念的改变而在不断地演变,新的死亡标准都是在旧的标准基础上的进步。传统的死亡标准是以心肺功能的停止为标志。但是,自20世纪50年代以来,随着现代医学科技和社会文化的发展,传统的死亡标准在实践中屡屡受到挑战。

首先,现代大量的临床实践表明,人体是一个多层次的生命系统,死亡并不是生命的骤然停止,而是分层次的、连续发展的过程。心肺功能的停止,并不一定意味着死亡。在许多情况下,心跳和呼吸停止时,人的大脑并没用死亡。脑细胞的死亡是在心跳停止搏动后十几乃至几十分钟后才开始的,而这时的肝脏、肾脏、肌肉、皮肤等组织、器官还没有死亡。因此，对传统的心肺死亡标准提出了挑战。

其次，现代人工维持心肺功能的技术和药物的应用，心跳和呼吸停止的患者经抢救也可以复苏，甚至治愈出院。在临床实践中，有的患者在停止了自主呼吸或心跳几十个小时以后，通过呼吸机或心脏起搏器的作用，又重新活了过来。即使某些已丧失脑功能的患者，也能在生命维持装置的监护下，心跳、呼吸维持很长时间。可见，心肺功能的人工维持，并不等于生命的继续存在。因此，医学高技术的发展向传统的死亡标准提出了挑战。

最后，20世纪60年代，现代医学在心脏移植技术方面取得的突破性进展，从根本上动摇了心肺死亡标准。1967年12月，在南非开普敦市由班纳德医生做了世界第一例心脏移植手术，把一位24岁女性的心脏移植到一位56岁男性患者的胸腔中，并使之存活了19天。在手术的第二天，舆论界就提出"患者真的死了吗？"的新闻，由此引起了死亡标准的讨论。经过多年的研究与争论，最终由病理生理学证明：脑死亡是不可逆的，从而把人的生命的主导器官由心脏转向了大脑，提出了死亡的现代标准——脑死亡。

1968年以贝彻为主席的美国哈佛大学医学院特设委员会发表了题为《不可逆性昏迷定义》的报告，首次提出了"脑死亡"的概念。脑死亡就是整个中枢神经系统的全部死亡，即"包括脑干在内的全部脑功能丧失的不可逆转的状态。也就是某种病理原因引起脑组织缺氧、缺血而坏死，导致脑组织功能和呼吸中枢功能达到了不可逆转的消失阶段，最终导致的病理死亡。"其主要标准有四：①不可逆的深度昏迷。患者完全丧失了对外部刺激和内部需要的所有感受能力，以及由此而引起的反应功能均全部消失；②无自主呼吸。人工通气停止3分钟（或15分钟）仍无自主呼吸恢复的迹象，即为不可逆的呼吸停止；③脑干反射消失。瞳孔对光反射、角膜反射、眼运动反射（眼球-前庭、眼球-头部运动等）均消失，以吞咽、喷嚏、发音、软腭反射等由脑干支配的反射一律消失；④脑电波平坦（等电位）。以上四条，在24小时或72小时均反复多次检查，结果无变化，即可宣告其死亡。但此标准对于体温过低（<32.2℃）者和服用过巴比妥类等中枢神经系统抑制剂者不适用。

2. 脑死亡标准的特点

（1）科学性：现代死亡具有严密的科学性，它的提出为医务人员及时地抢救假死状态的患者，维护患者的生命，为临床救治行为提供更加完善的道德标准。服毒、溺水、冻死等患者，特别是服用中枢神经抑制剂自杀造成的假死者，使用心跳、呼吸停止作为死亡标准，不容易鉴别出假死状态，往往造成放弃抢救或延误抢救时机，而脑死亡标准的确立，为真假死亡的鉴别提出了科学的依据，使假死状态的患者能够得到及时的抢救和治疗，从而更好地维护了人类生命的尊严。

（2）现实性：现实性主要表现在有利于器官移植技术的开展和有利于合理使用卫生资源。器官移植技术要求从死者身上摘取的器官越早，越新鲜，移植后的成功率就越高。但传统的死亡标准影响了移植器官的新鲜度，限制了此项技术在临床上的广泛应用。确立脑死亡概念可使移植器官的来源有可靠的保障，更能保证移植器官的新鲜度，从而确保移植器官的质量，提高移植成功率。

随着现代医学和科学技术的巨大进步，人工维持心、肺功能技术的发展，可以维持心跳、呼吸停止的人的植物性生命，但是这是一个毫无意义的"生命"。如果无节制地延长这种状态，其家庭和社会所承担的人力、财力无疑是巨大的，对卫生资源是一种浪费，这样做是不符合社会公益的。然而，脑死亡标准的使用为终止这种患者的抢救提供了依据，从而避免将有限的卫生资源浪费在毫无救治希望的人身上，将省下来的卫生资源用于救治可以救治的患者。

（3）时代性：现代脑死亡是时代发展的产物，是现代医学伦理学的要求，是从传统的生物医学模式转化为现代生物-心理-社会医学模式的结果。

在生物医学模式的理论条件下，脑死亡的人还活着，因为他还有呼吸和心跳；但在现代医学模式的范畴里，人的生命与生物学的生命有着本质区别。人只有在有理性，有自我意识，与社会的其他成员发生相互关系时，才是社会的人，只有社会的人才具有人的生命。因此，在现代医学模式理论范畴里，脑死亡的人死了，因为他既没有人生命的本质特征——自我意识，也不能在社会上与其他人进行交往、联系，在社会上做为人存在的实际基础已经丧失了。所以说，随着时代的进步和医学科学的发展，医学模式的转化，促使人们对死亡概念重新认识，提出脑死亡。

二、死亡的伦理分析

死亡的含义以及死亡标准的演进充分说明死亡的复杂性,因此死亡不仅仅是医学或法学所关注的,同时要求我们必须从伦理学的角度进行分析。

(一) 死亡观的伦理分析

死亡观是人类对待死亡的一种基本态度,文化背景及宗教信仰的不同也就形成了各种各样的死亡观。

儒家坚持"未知生,焉知死"、重生轻死的生死观。儒家与道家的死亡观不同,虽然他也强调生命价值,但它所说的"生命"不同于道家的含义,指的是人的自然生命,并将伦理道德赋予生命之中,使生死观带有浓重的道德责任感。因为儒家思想在中国影响之深,被中国广大民众所接受,所以,大多数的中国人往往从伦理道德的角度去思考、规定死亡的意义与价值,从而使中国人的死亡态度散发着浓厚的伦理气息。儒家的代表人物孔子,提出"舍生取义"、"杀身成仁"的观点,就是这种思想的例证。《论语·先进》中记载:"季路问事鬼神。子曰:'未能事人,焉能事鬼?'曰:'敢问死。'曰:'未知生,焉知死?'"儒家轻视死亡,不是说面对死亡而逃避,而是能够正视死亡。这在儒家继承者李贽的《焚书·伤逝》中也有说明:"生之必有死也,犹昼之必有夜也"。那么,超越死亡的途径是什么呢?是修身养性,提高道德境界。因为儒家的死亡观以道德标准为基础,死若有利于天下,有利于国家,则虽死无憾。这种死亡观,积淀于中华民族之中,在我国的历史中培育了许多激励后人的英雄人物。

道家主张"死生,命也"、"生死齐一"的死亡观。道家学派从一开始就注重人生目的与死亡态度关系的认识,它从个体生命价值来探讨对死亡的态度。老子提出保身全性之道,认为:"知足,不辱;知止,不殆;可以长久"。告诫人们无为不争、顺应自然,为贵生之道。庄子将这一思想给予发展,提出了"生死齐一"的观点。认为生与死是自然现象,生为气之聚,死为气之散,生与死没有幸与不幸之别,不必悦生恶死。据记载庄子的妻子死了,其朋友惠子前来吊唁,见他"鼓盆而歌",十分惊异。庄子解释说,人之死,犹如春夏秋冬四季运行一样,死不过是安卧于天地之间,而我如果悲痛欲绝,是不通晓天命的表现,所以我就停止了哭泣。道家解释生命,认为世间的一切皆为"元气",生命也是如此。都是由"元气"演化而来,由无形实体变为有形实体,最后形成生命。人的死亡是自然而然的事情,没有必要大呼小叫,这是由有形实体复归"元气"的过程,我们不应该改变这种自然的变化。道家提倡对待生命要顺乎自然,"生死之道,弘之在人,生死常也,确乎在天,但禀以自然,则生死之意,无可而无不可也"。这种"生死齐一"论实际上是对生死超脱、豁达的态度,生命的泯灭是不同生存形式的转换,"方生方死,方死方生"为道家生死观的基本精神。

佛教的死亡观是建筑在生死轮回的思想基础之上的。佛家不同于儒家和道家之处在于把生和死统一起来,用轮回思想来解释生死,所谓轮回是指"转生"、"流转"、"轮转",即生老病死、新陈代谢、循环流转的交替过程。佛法认为整个生物界,从单细胞到多细胞再到高级动物的人类,人的各种感觉、认识等活动,时时刻刻都在运动流行、生灭变化,从而形成了因果相续、无始无终的生命之流。佛教把这种生死现象(天、人、鬼、畜等)概括为六道轮回。佛教认为死亡并不意味着生命的结束,从另一种意义上讲,又是生命的开始,今生不过是很多次生命中的一次。知道轮回,就要珍惜每一期的生命,不自暴自弃,我们才能在每一期生命中,再度创造美好的未来。佛教的生死观植根于对苦的忍受上,苦与生俱来,人生在世离不开苦,所以要安于忍受世间的一切痛苦,消除一切欲望、追求,最终走向"涅槃",通过死获得新生。

基督教遵循"恶生存恋"死亡观。基督教与佛教的死亡观相比较,有三个共同之点:其一,人注定要死亡;其二,人死之后可以升"天堂"(基督教的理想世界)或"极乐世界"(佛教的理想世界);其三,人要想死后升"天堂"或"极乐世界"必须忍受现世所遭受的一切苦难,并把它们看作是死后必须付出的代价。两者的不同之处,佛教认为人生的苦难来自于自己,而基督教认为人生的苦难来自于人类的始祖——亚当与夏娃。

伊斯兰教独具特色的乐观主义死亡观,把人之"生"、"死"视为自然而然的事情,强调出世和入世,认为后世优于今世,后世是人的最终归宿,是永久的。当肉体失去,灵魂得到拯救,真主会赐予他永久的快乐。生死不由人,全由真主决定。"不得真主的许可,任何人都不会死亡。"人一生注定要死,"每个有生命气息的都要尝死的滋味。"面对死亡,谁也不能逃避。人死了,还回复活,"我从大地创造你们,我使你们复返大地,我再一次使你们从大地复活。"所以,伊斯兰教在教导人们透悟死的同时,对生的态度就获得某种坦然与和平。

(二) 死亡态度的伦理分析

就人的一生而言,不同的年龄阶段对死亡的认识和态度也不尽相同。

青少年处于生理和心理的发育时期,世界观还没有形成,对死亡问题的看法还比较幼稚。据香港学者何敏贤研究,青少年认为死亡是"与爱的人分离",以及"人们在旁边哭"。青少年对死很少加入自己的感受,他们多注重别人对死的感受和态度。

青年人处于生理和心理的快速发展期,随着知识的丰富和一定经验的形成,对待社会和死亡有了一些认识。但此时青年人性格稳定性差,缺少对人生哲学的深入理解,面对社会竞争的压力,容易产生空虚、焦虑感。青年人一般不能理解生命的起源和走向,把生死看得比较简单,认为死亡或者是一种生活压力的解脱,或者是一种英雄式的行为,对生命的珍惜和对死亡的尊重把握不好。

中年人是心理和世界观的成熟时期,长期的生活经验,使他们对生命的意义有了比较清醒的认识。他们亲眼目睹了长辈们相继过世,从中发现,死亡实际上是我们每个人一生成长的必经阶段,是生命的事实。美国心理学教授华尔顿在研究死亡过程后认为,面对死亡,人们首先是接受丧失的事实,承认事情已经发生,逝者不会再回来。然后,要经历悲伤与痛苦。逃避和压抑这种痛苦,反而会使痛苦延长,甚至会在日后引发抑郁症。另外,是重新适应一个死者不存在的新环境,这也包括重新面对自己。中年人已经有了面对死亡的抗拒能力,开始意识到死亡的意义。死亡能使我们倍感生命的可贵,从而积极地建构健康的人生观和人生态度,并注重自我生命的保护。

老年人已经走完了生命的大半生,他们留恋曾经拥有的幸福时光,感叹人生,认为生命短暂。这个时期,他们对死亡已经有了充足的思想准备,能够坦然面对。因此,他们希望尽可能地享受生活的快乐。据调查,老年人是社会整个人群中最注重锻炼的群体,他们比起青年人,更加理解生命的宝贵。但老年人的心理又是非常脆弱的,一旦死亡来临,他们对生命又流露出很强的向往。

(三) 死亡权力的伦理分析

在伦理学上,"死亡权利"是相伴于"安乐死"的提出而出现的,其目的是让患者有权决定自己生命临终阶段的医疗或放弃医疗、生活以及生命等等。

医学自诞生之日起,就一直被视为与死亡抗衡的"生人之术"。无论何时何地、何种情况,医学在死亡面前只有一种选择,即不惜一切代价地反对死亡。即使患者进入了不可逆转的死亡状态阶段,医学也要采取"死马当活马医"的策略,与死亡抗衡到底。基督教认为,人类到世界是应该忍受疾病带来的痛苦,虽然他们的呻吟将刺穿人心,他们用强烈的哭喊和泪水乞求解脱,但我们不能听从他;必须等到上帝约定的时刻,他衰竭下去,直到最后被自己的痛苦压垮。从这些描述可知,人是没有死亡权利的。

随着医学科学的发展和人们认识的深入,人们知道:人总有一死,在病魔的折磨下,不可抗拒的死亡来临时,任何医疗措施都无效。人们对死亡的恐惧和担心死亡之际的痛苦使得人们追求安乐死亡,要求获得死亡权利。人应该不应该有死亡权利?按照英国哲学家休谟的观点,如果人类可以设法延长生命,那么人类也可以缩短生命。换而言之,生与死都是人的权利。在死亡已成为不可避免的事实面前,无论是临终患者或是其家属或是医务人员,现在认为人有死亡的权利,可以决定自己的生死。死亡权利的获得是人类用理智战胜情感,用勇气战胜软弱的体现。

【知识链接】

巴比斯曾提出一份"濒死患者的权利",主要内容有:

我有权被人们以活人看待,直到死亡;我有保持希望的权力,虽然我的希望可能是变化无常的;我有权接受那些保持希望者的照护,即使我的情况是难以预测的;我有权以自己的方式表达对接近死亡的感受和情绪反应;我有权参与对我照护的决策;我有权期待持续性的医疗和护理照护,即使"治愈"

的目标已转为"舒适"的目标;我有权不必孤独地面对死亡;我有权免于痛苦;我有权要求我的疑问获得忠实的回答;我有权不被欺骗;我有权在"接受死亡"这件事上获得家人的帮助,而我的家人也获得他人的帮助;我有权以安详、尊严的方式死亡;我有权保有我的个性,不应因为我的理念与别人不同而被批判;我有权与相同信仰的人讨论或扩展自己的宗教信念;我有权要求死亡后的遗体受尊重;我有权接受那些细心、敏锐、有知识,而且善解人意的照顾。

可见,死亡权利是特指患者在疾病不可救治,且非常痛苦的情况下,需要结束自己生命时而行使的一项权利。可见,行使这项权利必须有严格的界定:一是权利主体是患者,其他任何人都没有这项权利(有法律或其他规定的除外);二是权利客体是不可救治且非常痛苦的生命个体。我们认为,随着社会的发展,文明的进步,人们的观念的更新,死亡权利应纳入患者所应享有的权利之中。

从法律角度讲,对于身患绝症、有价值的生命已不复存在、且受到了疾病的长期折磨,如果继续生存已毫无意义和乐趣可言,这样的患者有资格和需要结束生命,实现死亡。

从伦理角度讲,首先是死亡权利的运用,是个人自主意识增强的表现,是符合患者个人利益的。出生,人们不可以决定和选择,死亡是可以由个人决定和选择的,当与其说是延长生命,不如说是延长痛苦和不幸的时间时,结束这种痛苦无望的生命也是符合患者的人道主义。

其次,死亡权利的运用符合患者家属的利益和要求。对于身患绝症、挽救无价值且身心极度痛苦的人,其家人在精神和经济上一般都付出了极大的代价。这种代价的付出,既是家人应尽的道德义务,同时在客观上也给家人在感情上带来了某种平衡与慰藉。

再次,死亡权利的运用符合整个社会的利益和要求。这种社会的合理性有二:一是社会越发展就越充分地尊重个人的正常权力和决定;二是一定社会中的医药卫生资源是有限的,将它们用于救治有生还希望的且能为社会再创造价值的人身上,这符合社会的整体利益。

死亡权力在具体的运用过程中主要包括三方面内容:选择死亡地点、选择死亡时间、选择死亡方式。

第三节 安乐死伦理

出生与死亡构成个体生命的两极。现代医学可以在一定程度上延长人的生命,但是,死亡作为个体生命的必然归宿是谁也无法抗拒和改变的。现代理性推动着人们在追求优生的同时,也开始以科学的态度研究并实践着优死。人类渴望能够以从容淡定的姿态向自己的生命告别,渴望能够主动地把握自己从生到死的全部人生过程,对安乐死的深度思考就是人们达到这一目的的一个突出标志。

一、安乐死概述

(一) 安乐死的含义

安乐死,源于希腊文 Euthanasia,是由美好和死亡两个字所组成。原意是"快乐的死亡"或"尊严的死亡"。指舒适或无痛苦地死亡、安然去世,中文直译成"安乐死"。他所表达的是人们的一种希冀和向往,即在身心安泰之中走完人生最后一程路,从容地告别人生。这类似中国人的寿终正寝、无疾而终的"优死"之意。

安乐死作为一种特殊的死亡形式,现代意义上的安乐死已与原本意义相去甚远,至今尚无一个统一完整的定义。《Black 法律词典》认为安乐死是:"从怜悯出发,把患者不治之症和极端痛苦的人处死的行为或作法。"《牛津法律指南》将安乐死定义为:"在不可救药的病危患者自己要求下,所采取的引起或加速死亡的措施。"美国医学会认为安乐死的通常定义是:"出于仁慈的原因以相对迅速的并且无痛的方式造成不治之症和病痛患者死亡的行为。"《中国大百科全书·法学卷》对安乐死的定义是:"对于现代医学无可挽救的逼近死亡的患者,医生在患者本人真诚委托前提下,为减少患者难以忍受的剧烈痛苦,可以采取措施提前结束患者的生命。"我国学者认为,安乐死是"患不治之症的患者在危重濒死状态时,由于精神和躯体的极端痛苦,在患者或其亲友的要求下,经过医生的认可,用人为的方法使患者在无痛苦状态下度过死亡阶段而终结生命全过程。"

根据上述定义,安乐死并不是生与死的选择,而是每个人都必须面临的是安乐死亡还是痛苦死亡方式的选择。安乐死不只是指人为地导致死亡,而且是指死亡过程中的一种良好状态,以及达到这种良好状态的方法,其目的是通过人工调节和控制,使死亡呈现出一种良好的状态,以避免精神和肉体的痛苦折磨,达到舒适或愉快,即改善死者濒临死亡时的自我感觉状态,维护死亡的尊严。

(二) 安乐死的历史发展

安乐死同人类生死相依,有着悠久的历史。在原始社会,由于环境险恶、生存艰难、文明低下,一些游牧部落在迁移时,常常把患者、老人留下来,用原始的办法加速他们的死亡。古希腊罗马时期虽然禁止抛弃老人,但可以随意处置有缺陷的新生儿,并允许患者自我结束生命,甚至可请旁人协助死亡。在东方的印度也是如此,在那里,老者被人用恒河的泥土塞住嘴巴和鼻子,然后扔到河里去。他们这样对待老人和有缺陷的儿童并非出于什么道德目的或伦理观念,而是在当时的环境条件下不得已而为的方法,以确保人类整体的生存和繁衍。不难看出,加速死亡或强迫死亡在古代社会已被广泛采用,只是这种加速死亡的方法带有很大的野蛮性和愚昧性,现代人是很难将这种做法冠之以"安乐死"的名称的。尽管如此,我们还是应当承认古人毕竟已开始从优生和实用主义的立场出发来对待自身的死亡了。

中世纪西方由于基督教盛行,禁止人为结束生命。到了17世纪社会对安乐死的态度有了改变,人们开始将Euthanasia视为医学领域中医生采取措施让患者死亡或加速死亡的一项技术,弗兰西斯·培根在他的著作中多次提到"无痛苦致死术"。

近现代意义上的安乐死一般认为是从19世纪开始的,那时安乐死已被看作一种减轻死者不幸的特殊医护措施,并已有人开始应用于临床实践之中。到20世纪30年代,欧美各国都有人积极提倡安乐死。美国成立了"无痛苦致死学会",英国建立了"自愿安乐死协会"。在美国和其他一些国家安乐死已经合法化。但是,"二战"时期安乐死的命运和本质被歪曲使用,成为纳粹法西斯分子屠杀人民的借口。据统计,希特勒在1938~1942年间用所谓"安乐死计划"(Euthanasia Program)的名义杀死了20多万人(其中大多数是犹太人)。安乐死的本意被完全歪曲使用,安乐死随之声名狼藉,因此,欧美等国在20世纪50年代曾中断了这一做法。

20世纪60年代以后,由于医学科学和生物医学工程技术的进步和发展,传统的生命价值观念受到很大冲击,社会开始重新认识评价了安乐死。各国就安乐死所进行的民意测验结果表明,对安乐死持赞同态度的百分比不断呈上升趋势。2001年4月10日,荷兰议会议院以46票赞成,28票反对通过了安乐死合法化的法案,从而使荷兰成为当今世界第一个将安乐死合法化的国家。我国对安乐死的讨论开始于20世纪80年代,1986年陕西汉中地区发生了我国第一起安乐死案件,引起社会各界的热烈讨论。总体来讲,人们对安乐死的心理承受能力越来越高,这符合社会的发展要求和人类对自身认识的不断深化的趋势。

【知识链接】

荷兰是20世纪60年代以来在关于安乐死的讨论和立法方面取得较大成效的国家,荷兰的司法程序要求安乐死必须满足下列条件:

必须有明确证据显示,存在一个长久的、深思熟虑的关于结束自己生命的请求。这是所有条件中最基本的;患者必须表明对自身处境的彻底了解,它是基于恰当的信息而做出的;患者必须正在经受不可逆转的、难以忍受的痛苦;必定不存在患者可以接受的其他合理选择;自愿安乐死只能在一位正式医师与另一位正式医师商讨后进行;医师在接受和确认患者的请求时以及实施安乐死的过程中,要给患者以足够的关心。

二、安乐死的对象和分类

(一) 安乐死的对象

一般地说,人们把安乐死的对象归为如下几类:一是晚期恶性肿瘤失去治愈机会者;二是重要生命脏器严重衰竭,并且不可逆转者;三是因各种疾病或伤残致使大脑功能丧失的"植物人";四是有严重缺陷的新生儿;五是患有严重精神病症,本人已无正常感觉、知觉、认知等,经长期治疗已无恢复正常的可能者;六是先天性智力丧失、无独立生活能力、并无恢复正常的可能者;七是老年失智症患者,高龄的重症和重伤残者。

(二) 安乐死的分类

现行对安乐死最常见的伦理分类为:主动安乐死和被动安乐死。

1. 主动安乐死 又称积极安乐死,是指患者、家属和医生在穷尽医疗方法也无法挽救患者生命的情况下,采取措施主动结束患者痛苦的生命或加速其死亡过程,使患者安然舒适地死去。根据患者的意愿和执行者的不同,人们又把主动安乐死划分为以下三种:

(1) 自愿自己执行的主动安乐死:即当患者得知自己所患的疾病在现有的医学技术条件下无法治愈,病情又进一步恶变,死亡的来临已是无法避免的事实,为了缩短死亡过程和减少死亡过程中的痛苦,患者依据自己的意愿,并由自己选择采取加速死亡的方式而结束自身无法忍受的痛苦的生命。

(2) 自愿他人执行的安乐死:这是一种患者在无法忍受病痛折磨,而医学又对其痛苦无可奈何的情况下,由患者自己提出借助某些无痛苦的医学手段和措施主动结束其痛苦的生命或加速死亡的过程的要求,而由他人(如医务人员、家属等)执行。

(3) 非自愿他人执行的安乐死:患者没有许诺,完全是由家属或医务人员执行的主动安乐死。采取这种主动安乐死,常常以患者的生命不再有意义为前提,或以认定患者若有表达自己意愿的能力或是对自己的行为选择有判断能力,他一定会表达出求死的愿望为前提。

2. 被动安乐死 又称"消极安乐死",是指不治之症的患者,包括脑死亡者,虽没有向医生主动提出自愿死亡的要求,但医生仍可以终止维持患者生命的一切治疗措施,任其自行死亡。国内外不少医院实际上早已实施。其基本指导思想是:任何医疗措施对某些晚期疾病无能为力的时候,让这些患者在自然、舒适、尊严中离开人世。从患者的角度区分,依据患者是否有安乐死的意愿,被动安乐死又分为两种:

(1) 自愿被动安乐死:即垂死患者有安乐死的意愿,并正式向家属和医务人员提出以安乐死的方式加速其死亡过程,经医务人员的认可,然后停止一切治疗措施,任其自然死亡。

(2) 非自愿被动安乐死:即在垂死患者始终未表示要求以安乐死的方式加速其死亡过程,实际上也无法表示意愿的情况下,停止一切治疗和抢救措施,任其自然死亡。非自愿安乐死指对那些无行为能力的患者,包括婴儿、脑死亡者、植物人、严重精神患者、智力严重低下者实行安乐死,因为他们无法表示自己的要求、愿望或同意与否。

无论是主动安乐死还是被动安乐死,一旦确定了安乐死的两个前提:一是疾病不可挽救、不可逆转、处于濒临死亡阶段;二是肉体和精神的极端痛苦,那么两者在伦理学上没有质的区别。对增加痛苦、延长死亡的措施,停用与不用是一样的,让患者自行死亡与主动结束患者的生命在意向和后果上并无差别,也就是说主动安乐死与被动安乐死在表述上不同,但本质却是相同的。

关于自愿和非自愿安乐死的问题首先要区分两种情况:一是对有行为能力或意识清楚的患者,自愿与非自愿安乐死的区别是有重要的道德意义的。必须得到他们自由表示的愿望或知情同意,如果患者没有表示安乐死的愿望和他的知情同意,对患者实施安乐死在道德上是绝对不允许的。二是如果生命对于患者除了痛苦已无意义,而本人又没有行为能力,由别人代表他做出安乐死的决断不但是允许的,而且是必要的。

三、安乐死的伦理分析

安乐死是一个充满矛盾的生命伦理学命题,对这一命题的理性分析涉及医学、法律、伦理、哲学、社

会、心理等各个方面,这就使在安乐死问题上不管是支持还是反对都各有其充分的理由,安乐死命题的矛盾性表现为:

一是安乐死反映了医学的进步与无奈。医学在其发展过程中,取得了巨大的进步,这是不争的事实,但另一个事实是,医学在许多疾病面前仍然是那么疲软、苍白和无可奈何。从根本上说,医学的理论和实践能力是无限的,人类没有"不治之症",但就一定的历史时期来说,医学又是有限的,人类还存在着"不治之症"。

二是安乐死反映了人类理智与情感的冲突。人类的理智要求安乐死合法化,而人们的情感反映则较复杂,特别是当自己的亲人面临安乐死时,又可能无法做到顺利接受。

三是安乐死反映了积极的人生观和消极的人生观的对抗。积极的人生观要求人类与疾病进行坚决的斗争,与死亡进行顽强的抗争;消极的人生观则认为死亡的到来是必然的,与其忍受痛苦而生,不如免除痛苦而死。

四是安乐死反映了生命神圣与生命质量的差异。人的生命的神圣应与生命的质量和生命的价值相互结合,人类追求的是高质量的、高价值的生命而非单纯的生命神圣。

五是安乐死反映了法律与道德的矛盾。法律对安乐死是否应该实施的问题常感到非常棘手,因而也使安乐死的立法变得非常艰难,而从道德的角度,从人们思想观念更新的角度,对安乐死则较容易接受。

尽管如此,总体而言安乐死还体现了人类理性的进步。每个人都有生存的权利,每个人都有权活着,然而人的生存权利本身就包含着对死亡选择的权利,死亡是生命过程的最后阶段,在生命的最后阶段人也应该享有选择的权利,即死亡方式选择的权利。安乐死能够为人们接受与支持可以从如下方面得到伦理辩护:

第一,安乐死反映了患者及家属的根本利益。对患者而言,实施安乐死应该是一种身心解脱,免除了他们被疾病折磨的巨大痛苦,这也是人道主义的一种表现;对家属而言他们也不愿意看到亲人所遭受的病痛折磨,另外,不做一些毫无意义的医疗救治也节省了医疗费用,缓解了家庭的经济负担,这也是为生者考虑的、合理的。

第二,安乐死符合生命价值原则。新的生命伦理观念要求把生命神圣论、质量论与价值论统一起来,特别是在现代社会中,要突现个体生命的价值。当患者处于永久性的不可逆昏迷时,就是说仅仅有生物学的生命而无作为人的生命时,无论从生命的内在价值,还是从生命的外在价值来看,他的生命已失去社会存在的意义,生命处于一种低价值的或零价值的甚至是负价值的状态之中。在医学上,不惜一切代价去维持这种无价值的或价值趋向于零的生命,实际上是在拖延其死亡时间而已,对他们实施安乐死是符合生命价值原则的。

第三,安乐死有利于卫生资源的合理配置。不管是对于个人还是国家,卫生资源的合理配置都是一个需要认真思考并合理实施的现实问题。有关资料表明,平均一个人的一半的医疗费用花在死亡前的一年,而这一年的医疗费用的1/2又是花在临终前的一周的治疗和生命维持上。这就是说,花费大量医疗卫生资源仅仅是为了延长几十天的或几天的生命。如果将一些不治之症患者临终前的医疗费用、卫生资源节省下来,用于治疗可以康复的患者,无疑既符合卫生资源的合理、公正分配原则,又能产生良好的社会效益。

第四,安乐死继承并发展了中华民族优秀的死亡文化,并使之发展到一个新阶段。如中华民族对于死亡历来就有"善终"、"寿终正寝"等良好追求,但所追求的这种理性死亡状态还主要是心理、伦理上和社会评价上的,如何在个体死亡中具体操作,还缺乏有效的调控手段,安乐死是达到这一良好死亡状态的有效举措,因而是一种新的死亡文化。

安乐死是目前世界性的一个热门话题,提倡者和反对者的争论在多层次和多角度展开。除了道德和法律因素外,还有人们的理性和情感的冲突等,比如说,我们理性上认可安乐死,可是当自己的亲人面临这种状况时我们如何抉择?但是,人类死亡的现实、人们观念的更新、医学技术的进步以及操作体制的完善等都使人们越来越接纳安乐死。马克思逝世后,恩格斯在写给左尔格的信中说,医术或许还能保证他勉强拖几年,……但是,这是我们的马克思绝不能忍受的,眼前摆着许多未完成的工作,受着想要完成它们却又不能达到的唐达鲁士式的痛苦,这样活着比安然死去还要痛苦一千倍。这对我们用唯物主义态度对待安乐死很有启示。

第四节 死亡教育

死亡是每一个人所必须面对的人生课题,但在社会现实生活中人们多是有意无意地回避死亡。在我们的社会教育中,也没有或很少有关于死亡教育的内容,以至于人们当自己或面对别人的死亡时心生恐惧或无所适从,这与死亡教育的缺失有着密切关系,为此要加强死亡教育,使人们客观、科学、正确地认识死亡、面对死亡,确立起合理的死亡价值观。

一、死亡教育的意义

1903年,俄国科学家艾列梅奇尼可夫在《人类的本质》一书中最早提出"死亡学"的概念,认为研究死亡学可以减少人类承受痛苦的过程,改善人类生活的本质。1912年,美国医学家教授罗威·柏克在医学协会的期刊中撰文,认为"死亡学"主要研究"死亡的本质及原因"。现在公认的定义是:死亡学涉及人自出生到死亡所面临的各种和死亡或濒死有关的问题、态度与情绪方面的处理等等,是一跨学科的综合学问,包括法学、医学、哲学、社会学、文化人类学、心理学、精神医学、教育学等相关领域。以死亡学理论为指导,帮助人们了解死亡、了解生命的教育就是死亡教育。

死亡是人世间唯一确定的事情,只是不晓得它何时到来与如何实施而已。虽然死亡是个体生命无可逃避的最终归宿,人类也无时无刻不在经历着死亡,但是由于死亡是生命的结束,一切关于生命的内容都会随着死亡的来临而不存在,这就造成人们一种普遍存在的意识——乐生而恶死。这种意识制约了人们对死亡的科学合理的认识,以至于人们对人生的许多领域都进行了研究并取得了许多相关成果,唯独对于死亡,人们关注的少、研究的少,至今许多人"谈死色变"。

可见我们需要从科学研究上重视死亡问题,像对待人生的其他问题一样对待死亡,把死亡看作是人生的内容去进行研究,形成关于死亡的科学认知体系。从教育上,把死亡纳入到社会教育体系之中,使人们像接受人生的教育一样接受关于死亡的教育,死亡教育是社会教育的有机组成部分,有着重要的社会意义。

首先,在对死亡的观念认知层面,死亡教育有助于人们从科学的角度认识死亡,消除对死亡的种种误解,以正视死亡。死亡的独特性在于它是一次性的、不可重复的,它就像一个黑厢,人们无法进入它的内部,人们也无法体验它,至今人们对于死亡的认识仍然非常少,越是这样,它在人们面前就越神秘,这也是人们在死亡面前深感恐惧与迷信的根源。虽然如上述,死亡不可重复、不可体验,但是人们还是可以通过其他途径(如研究动物的死亡或者研究死去的人)去研究死亡、认识死亡。事实上,与大千世界万千生命的死亡一样,人的死亡也是生命的必然归宿,是自然而然的事情。

其次,在对死亡的实践操作层面,死亡教育有助于人们面对生命的临终阶段采取合理的医疗护理措施。当生命处于临终阶段时,不仅仅是临终者,包括家属以及医护人员在内都能够在对死亡的理性认知的基础上,坦然面对这一现实,不做无意义的伤害临终者尊严的医疗救治,这不仅减轻了临终者的身心痛苦,提高其生命末端的生活质量,也会为社会节约医药卫生资源,这符合社会的"公益论"道德原则,有助于临终关怀与安乐死等的实施。

第三,在对人生的积极引导层面,死亡教育有助于人们反思生命本身,珍爱生命。人们每天都在做着许许多多有关生命的思考与事情,也应该利用一部分时间与精力思考死亡的事情。一个人只有真正冷静地思考过"死亡"的问题才可能真正的成熟。正确地理解死亡及其意义十分重要。在许多人看来,死亡是人生最后阶段之事,生老病死是分阶段持续递进的,人在孩童时期、青壮年时期不必考虑死,因为死神离得很远,只有进入衰老期,疾病丛生,死亡才是需要认真考虑与对待的问题。这不能说没有道理,因为若按正常的自然的发展,老年期比中青年期确实更接近死亡。但在现实生活中非正常的、意外的死亡不时发生,未必都降临在老年人身上。西方哲学家海德格尔认为:死亡不能只理解为"临终"这一生理上的结局,而应看成是人的存在的一种方式。死是包容每一个人的整个生活以及承担自身责任的实际存在,它笼罩、覆盖、贯穿整个人生的过程,并决定着生的内容、内涵价值与责任,以及生活的走向。因此,正确认识死亡有助于人们反思生命的价值和意义。

正视死亡在生命中的如影随形和不可避免是建立生存意义和价值的基础和前提。我国文学家史铁生说:"我觉得人对死的想法很苍白时,对生的想法也会很不清晰。古人说,不知生,焉知死。但还有一种看法,是不知死,焉知生。""生"和"死"是一对相生相克的矛盾体,"死"的存在让"生"的一切努力最终都将戛然而止,同时,"生"的全部意义也都是在"死"的衬托下才彰显出来。只有直面死亡、"向死而生"(海德格尔语),才能真正洞穿一切外在的无意义的蝇营狗苟,获得精神世界的平静和自由,这才是人生的大智慧。

一个人从出生开始就在走向死亡,人生就是在为死亡做准备。动物没有死亡意识,人则具有,人有这种死亡意识其实是反过来促使我们更加珍爱生命。恰如朴树在他的歌曲《生如夏花》中所表达的——生命如"惊鸿一般短暂,如夏花一样绚烂,我是这耀眼的瞬间,是划过天边的刹那火焰"。既然生命无法挽留,我们只有珍惜,就像蝴蝶——"蝴蝶计算的,不是月份,而是刹那,蝴蝶乃有充足的时间"。

二、死亡教育的内容

(一) 死亡教育的医学内容

从医学科学发展的角度死亡教育的内容主要包括死亡的概念(心脏死亡、脑死亡等)、死亡过程(濒死期、临床死亡期、生物学死亡期)、死亡分类(暴力死、非暴力死)、死因及死因分析死亡机制、死亡时间的推断、死后变化。

(二) 死亡教育的伦理学内容

从伦理道德的角度关照死亡,主要包括现代意义上的临终关怀、安乐死、器官移植、人们的死亡态度等。

(三) 死亡教育的价值内容

死亡教育的价值内容就是让受教育全面认识人生的价值,这种价值不仅仅包括人的生前,也包括人在死后,恰如诗人臧克家在《有的人》中所写的:有的人活着,他已经死了;有的人死了,他还活着。有的人,把名字刻入石头想"不朽";有的人,情愿作野草,等着地下的火烧。把名字刻入石头的,名字比尸首烂得更早;只要春风吹到的地方,到处是青青的野草。人死亡以后并不是其全部价值的消失,人的高尚的精神价值会永存人间。

人生价值之中内在地包含了死亡的价值,死亡绝不是人生价值的消失,恰恰相反,往往是在人死亡之后才更容易对之做出价值总结和概括。对死亡价值的探讨应从个体价值、群体价值及社会整体价值三方面分析,特别是当社会需要个人做出牺牲时,更能体现出死亡的价值,为此,必须制定出科学、合理且可现实操作的价值衡定标准。

(四) 死亡教育的哲学内容

死亡一直是哲学所关注的,尤其是西方哲学,许多西方哲学家都有专门论述死亡的文章与著作。马克思主义哲学从辩证唯物主义的角度阐述生与死的关系,阐述死亡的问题。恩格斯指出:"今天,不把死亡看作生命的本质因素,不了解生命的否定本质上包含在生命自身之中的生理学,已经不被认为是科学的了,因此,生命总是和它的必然结果,即总是以萌芽状态存在与生命之中的死亡联系起来加以考虑的。辩证的生命观无非就是这样。但是,无论什么人一旦懂得了这一点,在他面前一切关于灵魂不死的说法便破除了。死亡或者是有机体的解体,除了构成有机体实体的各种化学成分,什么东西也没有留下来;或者还留下某种生命本原,或多或少和灵魂相同的东西,这种本原不仅比人,而且比一切活的机体都活得更久。因此,在这里只要借助于辩证法简单地说明生和死的本性,就足以破除自古以来的迷信。生就意味着死。"站到哲学的高度来观照死亡,使死亡教育上升到哲学的境界,对死亡作哲学的思辨和探讨,即帮助人们形成一种具有现代意义的死亡观。使人们在人生的历程中珍惜生命,同时,为死亡作好理性准备,当死亡将至时又能坦然待之。

(五) 死亡教育的文化内容

按照文化学观点,死亡教育也是文化的一部分。中国传统文化是一种"乐生"文化,自从孔子的"未知生、焉知死"的名言说出后,人们始终是在求生的道路上追索,很少涉及对死亡的认识,尽管对中国人来说死亡仍是不可避免的,这一点与西方文化有很大差异。应该说,对死亡的思考始终是萦绕在西方思想家心头的一团挥不去理不清的情结,使西方文化带有一股凝重深沉的思想气息。古老的拉丁格言曾说道:生命中最确定的事情是,我们都会死亡;最不确定的则是,死亡将于何时降临。这是极为深刻的死亡断语。对死亡这一人生必然归宿、死亡的不可逆,自古至今似乎已成定论。从古希腊大诗人荷马吟唱的:一个人的生命一去不复返,到文艺复兴时期的文坛巨擘莎士比亚指出的:人活着终有一死;从古希腊哲学家苏格拉底于思想、行动上笑迎死神的召唤,到当代存在主义先驱海德格尔的"趋向死亡",无不如此。

比较东西方死亡文化的异同,进而构建起符合中国特色的具有现代意义内容的死亡文化。

三、死亡教育的途径

(一) 学校教育

当前尤其是在中小学生中加强死亡教育显得尤为迫切,近些年来,频频发生的校园自杀事件或其他自毁行为暴露出我国广大青少年学生并未真正地理解生与死,生死教育也宜尽早进行。让学生了解有关人生与死的具体问题。比如人的出生的与成长过程,人该如何去面对成长过程中许许多多的生理与心理烦恼,人该如何去面对死亡等。只有了解了人的生死的基本过程与现象,才会消除关于生死问题的神秘感、恐惧感和相关的心理困惑。在确立了生死观的基础上,再进行富有成效的价值观教育,提高青少年学生对"生命"的敬畏感,尊重与真爱自己与他人的生命,这是降低学生的自杀率,构建和谐校园的思想基础。

(二) 医院教育

在医院晚期患者及其家属中开展死亡教育,旨在帮助患者减轻对死亡的恐惧,学会"准备死亡、面对死亡、接受死亡",让生命"活得庄严、死得尊严";同时帮助患者家属缩短悲痛过程,减轻悲痛程度,使其认识自身的继续生存的价值与意义,达到让"死者安息,生者满意"之目的。

(三) 社会教育

要把死亡教育列入全民健康教育之中。目前,要把在老年人口中开展死亡教育作为重点人群。面对我国人口老龄化趋势,在认真解决好"老有所养,老有所医,老有所学,老有所为"的同时,应适时地开展"老有所终"的研究,其中死亡教育应作为老年教育的重要内容之一。死亡教育上手段也是综合的:包括理论讲述、电化教学、影视欣赏、参观展览,名人讲演等等,调动多种教育手段以增强死亡教育的科学性、针对性、吸引性、有效性、增强教育效果,开设出一门新的具有中国特色的现代死亡教育课程。

死亡是世间所有生命的必然归宿,但是人的独特之处在于人能够意识到死亡、科学的认识死亡、正确地对待死亡并进而超越死亡。生死实为人生之大事,也是每个人需要学习需要面对的严肃的人生课题。既然无法逃避,我们只能从经验中学习成长,让生存时活得有品质,让临终时死得有尊严,以彰显人生的价值与意义——"生如夏花之绚烂,死如秋叶之静美"。

【思考题】

1. 临终关怀的当代价值及其道德要求?
2. 对安乐死的多维思考?
3. 死亡教育的内在价值及有效途径?

(刘云章)

第十四章 医学科研工作的伦理道德

【案例与讨论】

1998～2001年,浙江省海宁市马桥镇593名农民参与了韩国癌症中心医院与浙江大学肿瘤研究所合作研究的,由海宁市肿瘤防治研究所主持的人参防治大肠癌的药物试验——每天服两粒人参丸。

海宁市肿瘤防治研究所隶属浙江大学肿瘤研究所,每年浙江大学肿瘤研究所会有一笔资金划拨过来,资助海宁市的肿瘤研究。在这一项目中,海宁市肿瘤防治研究所并没有承担任何的研究工作,也没有与韩国方面直接联络和交流研究情况,而是充当为浙江大学和韩国方面寻找人参丸服用者的角色。浙江大学肿瘤研究所也只是负责试药项目的具体实施,对人参丸的生产研制过程并未参与。所有试验用人参丸每月从韩国空运到海宁,由海宁市肿瘤防治研究所分发到海宁市各镇卫生院。记者电话联系卫生部规划处,卫生部表示该研究项目并未备案。

服药过程中,受试者陆金松于2000年6月脑出血死亡,2004年2月,受试者沈新连患尿毒症去世,村民陆利金的妻子参加试验,在服用人参后常常感到头晕,血压非常不稳定,海宁市人民医院医生诊断时说"高血压患者不能服人参",于是她向海宁市庆云卫生院申请"停服人参丸"。但该卫生院负责人竟然告之:"上面有规定,中途停服需要支付已经服过人参丸的费用(据韩方提供,免费服用的人参丸价值3900元)。"为了不去负担这笔昂贵的费用,陆利金妻子坚持服用人参到期满,另有多人死亡。

讨论:
1. 这项研究存在哪些伦理问题?
2. 如何防止涉及人的生物医学研究中再出现这样的不良事件?

第一节 涉及人的生物医学研究中的伦理问题

涉及人的生物医学研究(以下简称"人体研究"或"人体试验")是医学科学发展的基础和前提,古今中外人体研究都是客观存在的。出于发展医学科学,促进人类健康的需要,人体研究不可能被禁止,而将会朝向规模越来越大,研究内容越来越深入,所需受试者越来越多的方向发展。由于人的特殊道德涉及研究者和受试者双方以及与社会、传统观念等各方面的关系;遵循一些最基本的伦理原则,建立伦理审查的机制,正确处理人体试验和人体受试伦理的矛盾对于促进医学科学的发展,维护人类自身利益,具有极其重要的意义。

一、涉及人的生物医学研究概述

(一) 涉及人的生物医学研究的含义

涉及人的生物医学研究,也叫"人体研究"或"人体试验",是指所有以"人"为研究对象的生物医学活动。人体试验是指用人为的试验手段,有控制地对受试对象进行观察和研究,以判断假说真理性的实践活动。必须进行人体研究的原因,是由于根据世界医学会共同认定的程序,任何一种最后准备使用在人类身上的药品、治疗器械或方法,必须先经过动物试验与人体试验通过后,方可上市正式使用。

(二) 涉及人的生物医学研究的意义

首先,人体试验是医学的起点和发展手段。在人类与疾病作斗争的起始阶段,人们就是通过亲身的尝试、体验来研究各种药物的治病效果的。人体试验开启了人类医学科学。而医学科学固有知识的获得和确立,最终必须要靠人体试验来证明;其次,人体试验是医学基础理论研究和动物试验之后,常规临床应用之前不可缺少的中间环节,也是医学试验的最后阶段。动物试验的结果不能直接推广应用到人身上,从临床和道德的角度讲,不管进行多少次动物试验,都不能代替人体试验。只有经过人体试验,在验证了其成果有效率的高低、毒副作用的大小、安全性和有效性、证实其确实对人体无害和有效,才能将其最终应用于人体。

(三) 涉及人的生物医学研究中的丑闻

人类历史上某些时期某些研究人员打着科学研究的旗号,做了许多惨无人道的人体试验,给受试者造成了严重的伤害。近一个世纪以来,人体试验中的丑闻频繁曝出。"二战"期间纳粹及日本法西斯所进行的极端反人道的人体实验令世人深恶痛绝,而发生在现代生命科学发展及其技术应用方面的其他各种非法人体实验也让人瞠目结舌。人体试验缺乏原则规范和伦理监督其后果是严重的,违反伦理的人体试验对生命伦理和生命法带来了极大的挑战,医学界不得不直接面对一些最根本的问题:人体试验应该采用什么标准?人体试验应当在什么样的条件下被允许?伦理应该如何介入人体试验的具体操作?伦理的介入是否会阻碍现代生命科学技术的进步等。

【知识链接】

美国医学史学家里维尔比梳理美国公共卫生署资料时发现,1946~1948年间,美国公共卫生署医生卡特勒在危地马拉的监狱里展开了一项秘密人体试验。期间,监狱囚犯在与妓女发生性关系后身患淋病或感染梅毒。当美方医疗人员认为患者不够多时,会让实验对象"接种"性病病毒。共696名男性和女性接触了梅毒或淋病病毒,甚至包括医院里的精神病患者。感染性病的受害者中大约有三分之一的人一直未得到足够的治疗。该事件曝光后,危地马拉总统称之为"违背人性的犯罪",美国总统贝拉克·奥巴马就这一事件向危地马拉道歉;国务卿希拉里·克林顿说,美国政府为医学工作者当年的行径"感到愤慨"。

危地马拉秘密人体试验事件唤起不少美国人一段可怕记忆,即"塔斯基吉梅毒实验"。自1932年起,美国公共卫生部门以免费治疗梅毒为名,把亚拉巴马州400名非洲裔男子当作实验对象,秘密研究梅毒对人体的危害,而当事人实际上未得到任何治疗。公共卫生部门对实验对象隐瞒真相长达40年,使大批受害人及其亲属付出了健康乃至生命的代价。这一研究项目直到1972年经媒体曝光才终止。尽管美国政府在"东窗事发"后下令彻查、予以赔偿并最终于1997年做出道歉,却无法挽回带给受害人的莫大伤害。

"塔斯基吉梅毒实验"的领衔研究人员正是从事危地马拉秘密人体试验的医生卡特勒,他在1985年以教授身份从匹兹堡大学退休,2003年去世。

二、涉及人的生物医学研究伦理分析

人体试验和伦理道德之间产生矛盾有其必然性,很大程度上是由人体试验的内在道德矛盾引起的,人体试验内在的伦理矛盾可以表现为以下八个方面:

1. 利与害的矛盾 通过了动物试验与毒性试验进行人体试验并不代表人体试验是"安全"的,在试验过程中容易出现头晕、恶心等症状,或者局部或全身的抽搐、颤抖、脱水、水肿、各种疼痛或灼热感,甚至是肾衰竭等致死病症。某些试验在执行期间看似安全,但难保在许多年后,某些症状才会显示出来,甚至造成永久性的伤害。人体试验本身处于利与弊的矛盾状态中,许多新疗法、新器械和新药物同时存在着利害两面性;也使医学研究者畏惧人体试验,受试者质疑人体试验。

2. 动机和效果的矛盾 这是道德行为过程的两个方面,是伦理学中关于道德评价的一对重要概念。人体试验由于试验本身所具有的不确定性、受试者的个体差异等因素的影响,动机与效果的统一是一个复杂曲折的过程,任何一个环节出现意外都有可能导致伤害受试者或损害社会利益的结果。为确保好的效果,首先要保证研究者在进行科研时具有纯正的善良动机,其出发点和落脚点应是一切为了受试者的利益。

3. 主动和被动的矛盾 人体试验中研究者是试验的设计者、实施者，完全明确试验的目的、要求、途径和方法，在一定程度上对后果的利与害也有所估计，且对可能出现的危害制定了相应补救措施，甚至为了研究能顺利进行，研究者会隐瞒不良信息和研究中的严重利益冲突，因而是主动的。而受试者只是试验的对象，对研究项目的来源、资助方、利益关系无从知晓，对试验的目的、要求、方法及后果都不太明确，对可能发生的危害亦无相应的措施，因此是盲目的，也是被动的。受试者先天的弱势或劣势地位，极易导致其权利无法得到维护。而双方的这种地位是人体试验的本质，是人体试验内在的伦理矛盾，是不容易改变的。

4. 自愿和强迫（无奈）的矛盾 人体试验是以人体作为受试对象的，因此作为受试者应是自愿的。但有的自愿者是由于金钱、生活所迫或是出于对自己疾病救治的期望，这种情况在道德上就会出现自愿与无奈的矛盾。至于非自愿试验，即迫于武力或政治压力、受医师的欺骗、胁迫、诱导而参加的试验更不是真正的自愿。

5. 科学利益、社会利益和受试者利益的矛盾 人体试验不管成功还是失败，对科学发展都是有益的，但对于受试者和社会却不一定。成功的人体试验对三方都有益，但失败的人体试验或是对人体无害，或是对人体有害。对人体有害的失败的人体试验在伦理上是无法得到辩护的。科学利益与受试者利益从根本上看是一致的，但在实践过程中又是矛盾的。如果试验内容与治疗受试者所患疾病有关，这种矛盾可以得到缓和；如果没有直接关系，或受试者是健康人，那么这种矛盾就容易激化。

6. 安慰剂对照和双盲法与知情同意的矛盾 在严格的临床试验设计过程中，为消除患者主观感知和心理作用对试验结果的影响，客观反映治疗效果，应遵循安慰剂对照和双盲法的联合运用，这种方法可以确保试验结果的客观性，但受试者是完全不知情的。反对者认为双盲法明显与知情同意原则相矛盾，而安慰剂的使用则将社会利益凌驾于患者的个人利益之上。受试者的知情同意自主权与医学科学发展的功利追求，在这里发生了严重碰撞。

7. 受试者无偿参加与研究者有偿回报的矛盾 根据国际伦理规范，为避免利益引诱和无效的知情同意，人体试验不能向受试者支付高额报酬。但试验结束后形成的试验成果，比如开发出某种疗效很好的新药或新的治疗手段，则可以为研究者带去可观的经济回报和荣誉，为其他能享用到这些成果的患者带去利益，为医学知识的积累和医学科学的发展带去好处，而唯独对付出自己健康代价、冒着生命风险的受试者没有任何利益。受试者无偿参加研究而研究者获得有偿回报似乎形成了非常明显的内在利益和负担分配方面的不公正。这样的矛盾也是人体试验内在特有的。

8. 发展中国家和发达国家的利益格局矛盾 现代医学科研国际合作越来越多，由于发达国家占有技术和财力上的优势，在研究中发展中国家往往充当参与者和受试者的角色，成为国际生物医学研究的基地和新药试验场，而发达国家占据最终的研究成果。弱化并消除发展中国家和发达国家的利益格局矛盾，需要发达国家主动承担起拉近差距的责任，以确保人体试验在知情同意、有利无伤和公正公平原则上合理进行。

总之，人体试验发展过程中面对的诸多伦理矛盾是不可避免的。医学界需要将道德与科学取得平衡并落实在人体试验中。在人体试验中遵循一些最基本的伦理原则，才能在最大程度上消除人体试验的"伤害性"。

三、涉及人的生物医学研究的伦理原则

由于人体试验中存在着上述诸多内在复杂的伦理矛盾，就必须确立医学道德原则对人体试验行为加以规范，以减少这些矛盾带来的伤害。为此，国际社会和许多国家制定并通过了大量伦理法规文件。

(一) 涉及人的生物医学研究的伦理规范文件

国际上第一个关于人体试验的伦理学文件是《纽伦堡法典》（*Nuremberg Code*），是 1947 年由纳粹战争罪行特别法庭在对纳粹的医生和科学家审判之后制订的；1964 年第 18 届世界医学大会制定了《赫尔辛基宣言》，以更细致周全的条款对人体试验制订了伦理规范并已进行了多次修改，成为当前最具影响力

和普遍性的人体试验的伦理文献;1979年美国国家保护生物医学和行为研究受试者委员会出台了《贝尔蒙报告》,明确提出"尊重"、"有利"、"公正"的生命伦理学原则;国际医学科学组织理事会(CIOMS)与世界卫生组织(WHO)于1993年共同制订了《涉及人的生物医学研究国际伦理准则》,成为最具操作性的一个人体试验伦理文献,使临床研究得以规范,受试者的尊严、权利、安全和健康得到越来越多的保护;我国于2003年,由国家食品药品监督管理局颁布实施了《药物临床试验质量管理规范》,保证药物临床试验过程规范,结果科学可靠,保护受试者的权益并保障其安全;2007年由卫生部颁布实施了《涉及人的生物医学研究伦理审查办法(试行)》,指出成立伦理委员会,依据国际生命伦理原则、遵循伦理审查程序,加强对伦理审查的监督管理,是涉及人的生物医学研究伦理审查的关键。

(二) 涉及人的生物医学研究的伦理原则

涉及人的生物医学研究须遵循"尊重"、"有利"、"无伤"、"公正"等共同原则,根据国际文献,结合我国具体情况,在人体试验中应遵循以下伦理原则:

1. 维护受试者利益原则 人体试验中出现伦理问题最多的方面就是如何对待受试者。对人体试验进行伦理规范最根本的目的也是为了保护受试者。在维护受试者利益方面需要客观严谨地进行风险利益的评估,避免伤害;制订受试者入选和排除的科学标准,公平选择受试者,避免随意性;在以患者、犯人、儿童、孕妇等特殊对象为受试者的试验中,尤其要注意避免强迫、利诱和不正当的影响。

2. 科学性和医学目的原则 科学的试验设计不一定就是符合伦理的,但不科学的试验设计一定是不符合伦理的。保证人体试验符合伦理原则,避免对受试者造成伤害,其前提条件是确保人体试验方案设计严谨科学,有确实可靠的动物试验数据,严密监督试验过程,并符合医学为人的目的。

3. 知情同意原则 知情同意指受试者有作出同意的能力,处在没有任何压力、胁迫、利诱、哄骗的情形下,并且不受隐瞒。需要告知研究的性质、目的、持续时间、程序以及可预见的风险和收益;告诉他们其他可供选择的治疗办法、不便之处、附加代价、额外程序或是否需要住院等;还需要告知他们的资料将被保密,他们有权随时退出试验而不受任何影响;告知他们是否有不同的组,是否随机化和是否使用安慰剂等。

4. 保密和保护隐私原则 在人体试验中,受试者的隐私如果没有得到很好的保护,会对受试者的社会生活造成严重不良影响。所以,当研究人员与医务人员联系,打算利用患者的病历资料,或要求患者参加某项研究时,就出现加入研究的隐私风险;当收集或利用受试者的信息可能伤害受试者时,就产生了受试者信息的隐私保密问题;当媒体或公众对参加比较特殊试验的受试者有特殊兴趣时,会出现研究发现或成果公布的隐私风险;当第二次使用研究病历和生物标本的情况时,就出现旧资料新使用的保密问题。

5. 试验对照原则 试验对照原则是现代人体实验的一个科学原则,也是一个道德原则,是科学性原则的特殊要求,它是医学科学发展的需要。设置对照组,进行科学对照,是消除偏见、正确判断试验结果客观效应的需要。但在危重患者和病情发展变化较快的受试者中使用安慰剂和双盲法存在伦理学问题。所以,要注意分组采取"随机化",正确使用安慰剂对照和双盲法。

总之,矛盾是一切事物发展的动力和源泉。医学科研工作者在进行人体试验时必须以人体受试伦理的评价和价值判断为指导,遵循一些最基本的伦理原则,以伦理判断的合理性来保证人体受试判断的正确性,找到医学科研发展与伦理道德共同进步的逻辑通道,使医学科研活动和伦理道德相互促进、协调发展。

第二节 动物实验伦理问题

生命科学是一门实验科学,动物实验对于理解疾病机制、探寻更为有效的药物是不可缺少的。据统计,我国每年用于科研的实验动物约为2000万只,全球每年约有数十亿只动物为科学而献生,其中大部分用于医学研究,因此实验动物为人类健康作出了巨大的牺牲。但动物实验必定会给受试动物带来不同程度的疼痛、痛苦、伤害。所以,几乎与动物实验同时出现了动物保护主义者的各种活动,他们提出了动物权利论、动物福利法。动物实验和动物保护主义是互补的,从伦理学的角度去思考善待实验动物的伦理原则,不仅保证生命科学研究的可持续发展,也是和谐社会文明进步的一种表现。

一、动物实验伦理概述

1. 动物实验及动物福利 动物实验就是以实验动物为载体,在特定的条件下进行各种操作处理,以得到预期结果的过程。动物实验结果的可靠性受到各种因素的影响,包括来自动物自身的健康和心理因素、饲养环境因素、营养因素以及动物实验技术因素等,为了实验结果的准确性和科学性,必须使用真正标准化的实验动物,而"身心健康"才是真正标准化的实验动物,要达到这一目的,就必须维护实验动物的福利。因此,动物福利是动物实验结果准确可靠的重要保证。

2. 动物福利伦理理念的起源和发展 动物福利就是让动物在健康快乐的状态下生活。早在19世纪初期,英国人就开始关注动物福利问题。1822年,英国马丁的反虐待动物法即"马丁法令"获得上下两院通过,被公认为动物福利史上的里程碑。随后,美国动物福利研究所成立,并通过了动物福利法。1975年,辛格的《动物解放》一书的出版使动物保护运动进入高峰。目前,全世界已有几千个动物保护团体,有100多个国家或地区制定了禁止虐待动物法或动物福利法。在我国,有关动物保护的法律很少,动物保护的范围也很狭窄,1988年,我国出台的《野生动物保护法》明确了野生动物的法律地位,但对其他动物尚缺乏专门的动物福利法。在现代社会,动物福利已经不仅仅是一个观念问题,它是社会进步和经济发展到了一定阶段的必然产物,体现了一个国家社会文明的进步程度。

3. 动物实验的伦理学争论 自然界的生物经历了一个由低级向高级不断进化的发展过程,在这个过程中人类处于自然界现有物种进化的顶端。人类在情感、自我意识、交际能力、正义感等方面优于其他动物,是有理性的道德行动者,这就决定了人类具有最高的道德地位。现代医学和行为学研究表明,动物与人类相似,是有感情的,它们在受到伤害或疼痛刺激时,也会表现出痛苦的表情和反应;特别是高等脊椎动物是具有情感、记忆、认知和初级表达能力的。至于动物的理性,现在正处于研究状态,因此,有关动物权利的伦理学争论从未间断过。

【知识链接】

1979年,由英国反活体解剖协会(NAVS)发起,定于每年的4月24日为"世界实验动物日"(The World Lab Animal Day),前后一周则被称为"实验动物周"。

根据Taylor等于2008年发表的全球实验动物使用量数据估计(Taylor K, Gordon N, Langley G, Higgins W. 2008. Estimates for worldwide laboratory animal use in 2005. ATLA. 36:327~342.),全球179个国家在2005年由各国官方资料统计或估算之实验动物使用只数约有5800多万只,若再加上为了提供实验用途而生产、淘汰的动物,以及为了采样而牺牲的动物,还有为了维持基因改造小鼠而衍生的繁殖族群,预估每年会使用到1.153亿只以上的动物,非常惊人。

二、动物实验伦理原则

在国际伦理规范中,动物实验一般需遵循以下三个伦理原则:

1. 3R原则 1959年,W. M. S. Russell 和 R. L. Burch 在研究有关动物实验人道主义技术的基础上出版了《人道试验技术原则》(*The Principles of Humane Experimental Technique*)一书,第一次全面系统地提出了"3R"原则,即减少、替代和优化。减少(reduction)指减少使用实验动物的数量;替代(replacement)指采用其他手段替代实验动物;优化(refinement)是指动物实验技术路线和手段的精细设计与选择,使动物实验得到良好的结果并减少实验动物痛苦。

2. 善待原则 无论在实验动物的运输、饲养和管理过程中,还是在使用实验动物的过程中,都应该采取各种人道主义的措施避免、减少或减轻对实验动物造成恐惧、疼痛和痛苦,即维护实验动物的福利。实验动物福利(laboratory animal welfare)的内涵可用"3H"加以简单概括,"3H"是指健康(healthy)、快乐(happy)、有益(helpful)。动物福利通常被定义为一种康乐状态,在此状态下,动物的基本需要得到满足,而痛苦被减至最小。

3. 伦理审查原则 随着国际上对实验动物福利和动物实验伦理的日益重视,越来越多的国家要求涉及实验动物的科研项目必须进行全程覆盖的实验动物福利与动物实验伦理审查。国外发表的论文往往都必须注明动物实验设计得到了动物实验委员会的许可；而国内也开始了这方面的尝试，如北京市的动物实验各个环节从2005年1月1日起必须符合《北京市实验动物管理条例》的各项规定。

第三节 遗传研究中的伦理问题

近几十年里，遗传学研究在基因的本质、行为、表达及其操作技术方面多次发生"划时代"的突破，我们在享受科学的大餐的同时，也应该看到在这背后有太多伦理的困惑与忧虑。

一、遗传病检测与诊断中的伦理问题

基因检测是从血液或从其他体液和细胞检测一个人的DNA的技术。基因检测可以检出某种遗传性病理状态，或检出能导致病理状态的某种遗传特征，以及某种能传给后代的遗传突变。狭义的基因检测是预测性基因检测，是一种能够显示未来的疾病倾向的身体检测，而非对现有疾病的诊断。广义的基因检测包括了疾病预防和疾病诊断两个方面。其中的伦理问题包括：

1. 风险和收益 随着基因与疾病关系研究的深入，越来越多的个人有可能通过基因检测和诊断获知自己的遗传信息和可能的疾病。个人及早获知遗传或基因信息的好处在于，可以让有遗传疾病倾向的个人早日寻求医疗帮助，获得恰当的治疗，也可以使他们及时避免可能引发疾病的环境因素，也有利于个人对自己的生活早日做出安排，增加个人选择的自由度。但另一方面，过早获知遗传信息可能增加个人的心理压力和负担。因为个人携带有某种基因，并不表明就会发展成疾病。何况，目前尚缺乏对遗传疾病的防治方法。所以，知道自己是遗传病患者，会产生孤立和自卑的情绪，甚至导致精神抑郁和自杀。

2. 对家庭成员的责任 个人的遗传信息会显示家族其他成员，甚至一个种族群体的遗传倾向和信息，因此，处于一定社会和家庭关系中的个人是否有义务和责任将遗传风险告知家人是一个重要的伦理问题。在这种情况下，遗传学家有责任对参与检测的个人和家庭所承担的利益和风险进行评估，应当鼓励在家庭成员之间共享DNA信息并相互支持。

3. 孩子的同意和利益冲突 基因检测和诊断还会引发父母与孩子的同意和利益冲突的问题。如是否有权对胚胎作产前检测与筛查，取决于对胚胎的道德地位以及随之而来的权利的立场。对于未成年人的检测，因其不具备知情同意的能力，需要由父母代替做出选择，如果父母替子女做出接受检测的决定，能使孩子从早期诊断和治疗中受益，那么在伦理上是可以接受的；但如果这一决定不能使孩子受益，甚至还可能有害，那就得不到辩护，如普遍反对对未成年人作亨廷顿舞蹈病检测和诊断。

4. 隐私和保密 基因检测和诊断涉及的另一个伦理问题是有关个人基因隐私的保密问题。随着基因检测和诊断技术的日益完善，获得和侵犯个人隐私变得更加可能。保护个人基因隐私是为了尊重人，防止伤害人，特别是防止个人受到基因歧视。为了保护基因隐私，就要为个人的基因信息严格保密。

二、遗传病治疗中的伦理问题

遗传病治疗即"人类基因治疗"(human gene therapy)，是指出于治疗、预防或诊断的目的，有意识地将基因物质转移到人类活细胞的医学干预手段。基因治疗是将外源的功能基因在载体系统的帮助下定向地导入到靶细胞，直接操纵的是体内发生突变、缺失的遗传基因，标本兼治。根据靶细胞的不同，基因治疗可分为体细胞基因治疗(somatic gene therapy)和生殖细胞系基因治疗(germ-line gene therapy)两种类型。体细胞基因治疗是将外源基因转移并整合到体细胞并使之表达产物；生殖细胞系基因治疗是将外源基因转移并整合到生殖细胞或早期胚胎内并使之表达产物。当前，只有体细胞基因治疗进入临床试验阶段。

1. 基因治疗的现状与伦理争论 目前基因治疗的研究总体不令人满意，疗效不理想，有诸多技术瓶颈，关键的技术难题有待克服，研究实践中严重不良事件频频发生，反映了基因治疗潜在的高技术风险。另外，基因治疗的非技术类风险也不可忽视，如部分科学家急功近利的心态、公众过高的企盼以及媒体炒作等诱发非技术类风险的因素。

在基因治疗进入临床试验前,学界已就基因治疗潜在的伦理问题讨论了近30年。在学术界,除了科学家是否应该"扮演上帝"外,争论双方的焦点还有:"后代人是否应拥有一套未被更改的基因组权利"、"干预后代人基因是否滑向纳粹优生"、"当事人的代理同意问题"、"生殖细胞是否导致后代的医源性伤害"等。

2. 国际社会关于基因治疗的管理经验　为了适应基因治疗研究的需要,20世纪80年代以来,欧美国家和国际组织加强了对基因治疗的监管力度,例如,在政府机构设立或调整现有的职能部门,责任分工明确;在现有伦理准则或法律框架下出台针对基因治疗的实施细则;在已有的伦理审查制度和机制上,加强审查基因治疗临床试验的能力建设;不少国家的生命伦理学咨询机构颁布了基因治疗伦理准则,提出监管建议,开展面向研究者和社会公众的宣传教育和培训,并积极引导各界的公开辩论。

3. 我国在基因治疗方面存在的伦理问题

（1）知情同意中存在语义误解:"基因治疗"给人的印象是一种成熟的疗法,但实际上它仅仅是一种存在高风险且疗效不确定的研究或临床试验,受试者的权益可能会因"语义误解"而受损。为避免"基因治疗"引发误解,美国NIH用"人类基因转移研究"代替"基因治疗"这个模糊提法。我国多数专业人士仍沿用"基因治疗"一词的原因有二:其一,它是一种约定俗成的用法,短期难以从专业行话中剔除;其二,多数专业人士认为它比"人类基因转移研究"更直观、易于被公众理解和接受。

（2）知情同意中表达同意的主体模糊:在欧美国家开展的基因治疗临床试验中,同意的主体是个人。在中国,家庭在知情同意过程中担当着重要的角色。我国药监局(SFDA)1999年颁布的"人基因治疗申报临床试验指导原则"指出,"在患者家属充分理解并签字后才能开始治疗。"2003年药监局的"人基因治疗研究和制剂质量控制技术指导原则"中改为:"在患者及家属充分理解并签字后才能开始治疗。"两个指导原则中的同意方式都突出了家庭成员在决策中的重要性,但家庭同意有其弊端:其一,家庭成员的集体意见并不一定代表了受试者本人的心愿;其二,当出现家庭意见不一致时,难以决策。

（3）对经济利益冲突的严重后果认识不够:庞大的患者队伍和昂贵的治疗费用使得大医药公司开始密切关注基因治疗的临床应用,基因治疗被重重地烙上了商业印记。目前,在经济利益的驱使下,国内媒体已经有了各种各样的基因治疗医疗广告,诱骗患者上当。例如:基因治疗风湿病、白癜风、糖尿病、乙肝以及卵巢早衰等等,无所不包。借鉴美国和欧盟针对基因治疗中的利益冲突提出的相应预防措施（如严厉的处罚和公开的利益安排）,中国开展基因治疗临床试验,应以"公开经济利益安排"为主,同时辅之以调停、节制、没收所得、禁止等措施。

（4）伦理审查的体制和机制不健全:在审查基因治疗临床方案的伦理态度方面有两种不好的倾向:一是只要不违反科学原理和相关法规就可以了,没有必要进行伦理审查;二是既然西方已经充分讨论了相关伦理问题,也有较成熟的伦理审查制度,直接"拿来",或略加修改即可,没有必要再小题大做。应当承认,当前我国进入临床的基因治疗方案很少,在伦理审查方面不必过于死板,以免束缚自己的手脚,丧失赶超的机会。但我国科学家在开展基因治疗临床试验时,仍然应遵循基本的伦理规则,切实保障受试者的基本权益,而国家应建立健全规范的伦理审查的体制和机制。

4. 我国基因治疗伦理监管的建议和对策　我国卫生部颁布了《人的体细胞治疗及基因治疗临床研究质控要点》（1993年）,药监局也颁布了《人基因治疗研究和制剂质量控制技术指导原则》（2003年）,突出了技术标准和操作规范,也有一些简单的伦理要求。为更好地保护患者或受试者的权益,保证研发的可持续性,建立有效的审查机制,需要在上述管理法规中强化或新增如下内容。

（1）临床方案的"准入"标准要突出"以人为本"的理念:在审核基因治疗临床方案时,不仅要确立具体的技术的或医学的准入标准,而且要突出"以人为本"的理念,即考察一项临床试验是否真正出于改进治疗疾病之目的,其研究过程是否做到公开透明,以及能否做到接受外部实时有效的监督,等等。

（2）慎重选择受试者并确立合理而严格的知情同意机制:对受试者的准入和排除要有严格的标准,筛选程序要公平,并接受审查和监督。要预先进行方案的"风险-受益"分析。坚持"慎重"原则,当无任何其他替代的常规疗法,或常规疗法无效或低效时,才可考虑基因治疗临床方案。不得在人体上试验那些风险太高的方案。受试者有知情权,与基因治疗相关的信息要以一定方式及时向受试者公开。

（3）切实保护个人隐私和保守商业机密:在临床试验的全过程,要保护受试者的隐私,尤其那些可识别的个人信息。保守研究者和资助单位的商业机密,维护他们的正当权益,但不可假借"商业机密"的幌子隐瞒严重不良事件信息。

(4) 妥善协调相关主体的利益:为妥善地解决利益冲突带来的不良后果,研究者须向受试者和伦理审查委员会说明研究资金来源,保证客观地贯彻临床方案,如果因利益冲突引发严重后果,研究者和有连带责任的研究机构将被罚款和终止资助。

(5) 有效预防和及时处理严重不良事件:要及时报告严重不良事件,建立一套分析和预防不良事件的制度。课题负责人要提交年度报告,如实汇报研究进度、内容修改和其他重要信息。不良事件的调查鉴定应独立、客观,不应受行政干涉。鉴定专家由双方当事人从专家库中随机抽取,以确保透明和公正。

三、遗传研究和开发中的伦理问题

人类基因组计划在20世纪90年代的启动,推动了人类遗传学研究突飞猛进的发展。随着基因检测技术的发展,以及检测成本的不断降低,对人群进行遗传标记的研究变得日益可能。同时,许多生物公司开始对遗传领域增加投入,"猎取"与疾病相关的基因,以期开发新的治疗遗传疾病的药物。遗传学领域的这些变化,引发了对知情同意原则以及人类基因专利的伦理讨论。

1. 遗传研究:样本的收集、储存和使用 遗传研究必须先从采集DNA样本开始,进而对收集的样本进行研究。遗传信息的特殊性在于它既显示个体特征、预期寿命和未来疾病的信息,还显示家族其他成员的遗传倾向和信息,因此,对个体的遗传研究,其收益和风险不仅关涉个人,也涉及其家庭及亲属,甚至种群的利益和风险。对某个个体的研究可能造成对其家人、亲属的伤害,如遗传信息的泄露,可能导致对这些家人、亲属的就业和保险的损失。如何有效地贯彻和实施知情同意原则,是收集、储存和使用人体样本过程中的一个重要问题。

2. 人口遗传研究:群体同意 近年来,针对大规模人群比如一个社区,一个种族,一个部落,甚至是一个国家的遗传学研究发展迅速,对知情同意提出了新的问题。这些群体以集体的形式出现,分担研究的利益和风险,他们所具有的利益在某种程度上都不同于个人的利益。而知情同意原则本质上是尊重个人的自主性,保护个人的权利和福利。因此,就提出了是否应该获得群体的同意:缺少群体同意,可能会给某个群体的整个人群带来遭受歧视的风险,也可能会因得不到群体首领的同意而使研究无法开展;但支持群体同意又可能在客观上默许群体凌驾于个人之上,从而侵犯个人的权利。

3. 人类基因专利及商业化问题 人类基因组计划所提供的遗传信息,在投资者看来有着无限的商机。获得某个基因的专利,对相关产品进行研制和开发,就可以获得巨额利润。另一方面,有些遗传研究成本非常高,研究者常常与以赢利为目的的公司合作研究,因此产生了以下一些伦理问题:

(1) 人类基因是否符合专利标准? DNA序列是"发现"还是"发明"?

反对者认为,专利只授予发明,DNA序列是对自然的发现,因此不应该被授予专利。赞成者认为,基因定位、分析、分离或克隆等方面的工作促进了序列的发现,这就不是纯粹的发现,而应该是发明。从专利法的解释来看,人类基因组研究的每一个阶段几乎都有可能申请专利。

(2) 人类基因申请专利到底是促进还是阻碍科学和社会的进步?

反对者认为,对人类基因进行专利,有可能限制某些领域的研究,并可能阻碍着治疗疾病方面的研究,影响医学的进步。支持者认为,专利可以通过鼓励发明而禁止对研究的复制,从而促进研究的进步和发展。

(3) 专利制度是否对"人"、"人性"、"人类尊严"、"人类"本身造成威胁?

反对者认为,人类基因专利会人为地把人的身体和人抽象地隔离开来,它会对"人性"和"什么是人"的认识造成威胁,会把具有尊严的、应该受到尊重的人,看作是可以买卖或随意改变的客体。赞成者认为,人类基因专利并不把人当作物,也没有把人类基因看作是公共财产,基因专利也并非鼓励制造人类,而是对付出努力的研究者的一种回报。

人类基因专利的讨论为我们展现了它可能的益处和不利后果。它提醒我们要最大限度地避免人类基因专利可能产生的不利后果,能够让更多的人受益,并有足够的措施和政策来防止商业化对人性的侵蚀。

第四节 科研伦理审查委员会

尽管制订了以上保护受试者的规范和原则,但在涉及人类受试者的生物医学研究中不道德的事件及试验利益凌驾于受试者利益的事件仍时有发生。越来越多的人体研究国际合作项目中,发达国家和发展中国家事实上存在的伦理双重标准,落后地区群众自我保护意识不强,知情权无法得到维护,在人体试验中极易受到伤害。为了确保人类受试者的权利和福利,确保《赫尔辛基宣言》的规定在所有涉及人类受试者的生物医学研究中得到贯彻实施,建立科研伦理审查委员会是完全必要的。

一、科研伦理审查委员会的产生背景

1900年普鲁士政府第一次从政府级别公开规定了人体试验的指导原则,来确保试验的伦理性,明确在以下三种情况不可做试验:小孩或能力不足时;受试者没有同意时;没有说明受试结果可能发生的负面影响时。不过,不幸的事还是在第二次世界大战的集中营发生了,战后一些国家还发生了多起人体试验的不良事件。这些事实告诉我们,空洞的法律条文并不能保障社会的安全,也不能避免人体的被侵犯。纽伦堡法则的制定宣示医学人体试验的严肃性,并要求全世界医学研究者要秉持良知做科学家,并尊重人性。但纽伦堡法则不完全依赖于人的良知,而要求任何研究务必遵照法则来从事。历史也一再证明,完全依赖良知是天真的,所以,除了研究者被提醒遵循研究伦理的规则外,对研究者、研究机构的监督就显得更为重要了。

目前,在国际合作研究领域,根据国际惯例,任何涉及人的生物医学研究(包括疾病病理生理研究、制药、生物制品、医疗设备、医学影像、外科技术的临床研究、医疗记录和可识别的生物医学标本和信息的使用、心理学研究等)必须接受专门的伦理审查。这一点在《赫尔辛基宣言》、《涉及人的生物医学研究国际伦理准则》等许多国际准则和文件中已作了详尽规定。而进行伦理审查的专门机构主要是"机构审查委员会"。

二、科研伦理审查委员会的定义及组建

1. 科研伦理审查委员会的定义 科研伦理审查委员会,又称机构审查委员会(Institutional Review Board,IRB),一般定义为:"是建立在医学院校、学术期刊和医学科研机构中,由多学科人员组成、对医学科研选题、开展、结题、成果发表等是否符合人类伦理和法律规定进行审查的组织。"科研伦理审查委员会除了对科研立项进行审查外,还有责任对研究程序、结果和论文内容进行复查。

科研伦理审查应该区分研究和治疗的不同。关于这一点,哲学家斯蒂芬·图尔敏(Stephen Toulmin)说:我的医生主要关心我的肝脏,一个研究员则主要关心肝脏。研究的目的是获得可普遍化的知识,而治疗的目的是为了救治一个一个具体的患者。要注意区分医院伦理委员会和科研伦理审查委员会的不相兼容的目的:医院伦理委员会主要是研究患者案例以及医疗政策所涉及的生命伦理学问题,而机构审查委员会则主要是在批准或否决研究项目之前,对它的科学性和伦理性设计进行审查。

另外,科研伦理审查委员会一般不和患者或患者的家属打交道,尽管有时医生在没有其他药物可用的情况下会与科研伦理审查委员会联系,以寻求批准一次性使用某种"实验性"药物或者尚未批准使用的药物以治疗病危者。

2. 科研伦理审查委员会的性质 科研伦理审查委员会的审查完全是独立自主的,按照既定的原则、准则和程序办事,不受任何人或机构的不正当压力和影响。对研究的过程要监督,遇到有不良事件或不良反应应随时向委员会报告。计划如有变动,也应及时向委员会报批。如有发现主要研究者(principal investigator,PI)及其同事有违反伦理的行动,委员会应及时加以制止和惩处。委员会还应审查研究者,尤其是主要研究者有无利益冲突。科研伦理审查委员会遵循的原则是国际一般准则与本国的法律规定,委员会必须不受到政治的、机构的、专业的及市场的影响,而对研究者、受试者、社群的全部利益负责。委员会的工作是为了人体的生物医学研究在正确的道路上进行,而不是阻碍其进行。

3. 科研伦理审查委员会的组成要素　科研伦理审查委员会成员组成的合理及规模的适当对于其功能的有效发挥至关重要,学界参照国际惯例结合实际,有效吸取了国外审查委员会运作经验及在中国运作的现实,对成员资格、多样性、人数、任命等作了以下大致规定。

成员资格:对道德问题有兴趣,有丰富的实际工作经验,在社会和群众中享有正直、公正的声誉,有一定的文化修养和维护受试者权益的公众意识,并有一定的分析、判断、研究以及处理伦理问题的能力。

多样性:成员组成应多学科、多部门和多元化,要涵盖有关的知识专长,年龄和性别分布合理,有一定比例的法律、伦理学、社会学、心理学等非生物医学专业人员,必要时邀请社区代表、患者代表和特殊利益群体等外行人及独立顾问参与,以保持委员会的中立性、研究的公平性。

人数:可根据建立委员会机构的大小及需要而定,最低5~7人。委员会根据需要还可下设专门小组。

任命:要制定主席、委员的选择程序(提名和选举,一致同意,多数通过或直接任命)、任命方式及任命的相关事宜(任期、连任政策、委员更换制度等)。

委员更换制度:应实行按期按比例轮换,以保持委员会工作的连续性和专业水平,并不断吸收新思想和新方法。中国目前一般委员任期2~3年,更换比例大约2/3。

三、科研伦理审查委员会的目的、职能和意义

1. 科研伦理审查委员会的目的　2000年世界卫生组织发布的《审查生物医学研究的伦理委员会工作指南》中指出:"审查生物医学研究的伦理委员会的目的是为维护实际的或可能的研究参与者的尊严、权利、安全与安康做出贡献。涉及人类参与者的研究的基本原则是'尊重人的尊严'。研究的目的虽然重要,但绝不允许超越研究参与者的健康、福利与对他们的医疗关护。伦理委员会还应考虑公正的原则"。

2. 科研伦理审查委员会的职能　科研伦理审查委员会有教育、发展政策和咨询的职能,但这些职能皆为有利于审查功能的开展及审查的最终目的——保障人类受试者权益而服务。

教育培训内容主要是开展保护人类受试者法规及研究伦理学的教育,提高研究伦理意识。教育对象包括IRB成员、研究人员、负责研究的管理者;发展政策职能主要是制定和改进IRB的规章制度、操作规程等,促进审查功能的实现;咨询职能则是为机构内外研究人员、受试者、社会大众就相关研究伦理问题进行指导,排忧解难。

3. 科研伦理审查委员会的意义

(1) 保障受试者在临床试验中的权益:在临床试验中患者或受试者是弱势群体,委员会是保护受试者权益的重要组织,有关受试者的权益的保障问题主要是通过委员会对研究方案、研究人员、受试者知情等问题进行伦理方面的讨论,保障研究方案科学,研究人员资质合格,向受试者说明有关试验的情况充分通俗,即让受试者完全知情。如一旦出现利弊并存的矛盾,在权衡利弊时应采取两害相权取其轻的原则,并尽可能采取措施予以避免。对研究者和临床应用者的计划和行动要做出科学的判断,如对人体有可能出现伤害的情况,应立即予以停止,保障受试者在临床试验中的权益。

(2) 促进医学科学、生物科技研究的规范有序发展:医学科学、生物科学研究的规范有序的健康发展主要取决于对生物科研风险与利益冲突的控制与规范。这一控制与规范可体现在两个层面:其一是国家相关科研政策及有关规范的制定或修正。其二是对相关科研机构中研究者个体的规范、教育及指导。科研工作要达到伦理学的高标准,关键在于科研人员本身的道德水平。机构审查委员会的构建有利于国家相关科研政策及规章能有效随着生命科技的发展而调整,及时解决或调节生物科研中的问题,有效行使了对科研活动和科学家进行道德评判、舆论监督与价值导向的社会职能。

四、伦理审查的核心原则和具体内容

1. 伦理审查的核心原则　科研伦理审查委员会通过对研究项目的周密审慎的伦理审查而实现其职责。在实际运作中,重要的是要把握伦理审查中的核心原则,才能使审查工作真正达到伦理学上的高标准。其核心原则特别体现在以下几个方面:

(1) 本研究项目是否是为了解决与人类或本国、本地区有关的某个卫生保健问题。

(2) 研究者是否真正把受试者的利益与安康放在第一位。

(3) 研究者是否严格遵循了公正原则。

(4) 研究者是否对受试者表现了充分的尊重,知情同意和保护隐私是否得到保证。

(5) 研究者是否对利益/风险进行了认真分析,是否将利益增至最大而将风险降至最低。

(6) 本研究项目在科学上是否可靠。

(7) 本研究项目是否涉及利益冲突问题。

(8) 本研究是否符合现行的法律和法规。

2. 伦理审查的具体内容 WHO 在《审查生物医学研究的伦理委员会工作指南》中对科研伦理审查委员会的审查内容作了以下规定(引自 WHO 译本"6. 评审"部分):

(1) 研究的科学设计和执行:审查与研究目的有关的研究设计的合适性,统计方法学(包括样本量的计算),和用最少量的研究参与者获得可靠结论的可能性;预计的风险和不便在与研究参与者和社区的预期利益相权衡时,能否得到合理性论证;对照组的使用能否得到合理性论证;研究参与者提前撤出研究的标准;暂停或终止整个研究的标准;对研究实施情况进行监督审查的规定的适宜性,包括组建数据与安全性监督委员会的适宜性;研究所在地的条件(包括辅助人员、可用的设施和紧急措施)是否充分;报告和出版研究结果的方式。

(2) 征募研究参与者:抽取研究参与者的人群的特征(包括性别、年龄、教育程度、文化背景、经济状态和种族);准备采取什么方式开始接触和征募参与者;将所有信息传达给潜在研究参与者或其代表的方式;研究参与者入选的标准;研究参与者排除的标准。

(3) 研究参与者的医疗保健和保护:研究者的资历和经验对于所申请的研究项目的合适程度;是否有为了研究目的而撤销或维持标准治疗的任何计划,和采取此类行动的理由;在研究中或研究后准备向研究参与者提供的医疗保健;对研究参与者的医疗监督和心理-社会支持的充分性;如果研究过程中研究参与者自愿退出时将采取的措施;扩大使用、紧急使用和/或出于善意而使用研究产品的标准;有关通知研究参与者的全科医生(家庭医生)的适当安排,包括寻求参与者同意这样做的程序;在研究后向研究参与者提供研究产品的任何计划的描述;研究参与者任何财政花费的描述;研究参与者的奖励和补偿(包括金钱、服务和/或礼物);由于参与研究造成研究参与者的伤害/残疾/死亡的赔偿/治疗的规定;对保险和赔偿的安排。

(4) 保护研究参与者的机密:对于有可能接触研究参与者个人资料(包括医疗记录和生物标本)的人员的描述;保证研究参与者个人信息保密和安全的措施。

(5) 知情同意程序:详细描述获取知情同意的程序,包括确定负责取得知情同意的人;给研究参与者或他们的恰当的合法代表的书面和口头信息的充分性、完整性和可理解性;欲将无同意能力的人作为研究受试者的明确理由,以及为这些人的参与而取得同意或授权同意所作安排的详细说明;保证研究参与者在研究过程中可得到和他们的参与有关的信息(包括他们的权利、安全和安康);在研究过程中接收并答复来自研究参与者或其代表的询问和意见的渠道。

(6) 社区的考虑:研究对于研究参与者从中抽样的当地社区和有关社区的影响和意义;在研究的设计阶段所采取的向有关社区咨询的步骤;社区对个人同意参与与否的影响;在研究过程中建议进行的社区咨询;研究对于能力建设的贡献程度,例如提高当地的医疗保健、研究和对公共卫生需求的应对能力;关于研究完成后任何成功的研究产品在有关社区的可获得性和可承受性的描述;研究参与者和有关社区获得研究结果的方式。

五、医学科研人员的行为规范和道德准则

人类从事医学科研活动的目的是为了揭示生命、健康和疾病发生发展的内在规律,探索保障人类健康、战胜疾病的有效方法和途径,提高人类的生命质量和健康水平。但是,由于研究工作的探索性和不确定性,研究过程又潜藏着一定的负面效应,这就要求医学科研工作者必须遵循道德规范,减少伦理风险,

以确保医学科研工作健康、有序地进行。

1. 动机纯正,勇攀高峰 医学科研的目标是繁荣医学,造福人类,背离这一目标的研究是不道德的。医学科研的复杂性和艰巨性要求研究者不图名利,遵循医学伦理的基本原则,遵循医学科研试验的道德要求,坚持救死扶伤,防治疾病,增进健康的目标。纯正的动机能激励研究者发扬勇于创新、直面挑战、百折不挠、奋斗不息的精神。

2. 尊重科学,严谨治学 科学来不得半点虚假,医学科学研究必须尊重事实,坚持真理;假的科研成果不仅危害科学,而且违背国家、人民的利益,这是医学科研道德绝对不允许的。在医学科研实验中,实验材料、数据等是否客观、精确、可靠,直接影响着科研的进展及其结论的正确性,在实际运用时还可能影响到患者的健康、生命的安全。在实验中,如果研究人员只按自己的主观愿望和要求,随心所欲地取舍数据,甚至仿造资料、杜撰不真实的结果,通通都是不符合科研道德的行为,有损于医学科研的信誉。

3. 谦虚谨慎,团结合作 科学研究是有继承性的,任何一项科学研究,都是以前人研究成果的基础为起点的。疾病和健康问题需要生物学与物理学、化学、数学、心理学、社会学、伦理学等多学科的相互交叉与渗透才能获得解决。一项科技成就往往不是依靠个人的力量就能取得的,而是需要各方面力量的有机组合。它包括情报的相互提供,思想的互相交流,实验的互相配合,同事间的互相帮助,部门间甚至国际间的相互协作等。

4. 科研保密,反对垄断 医学科学是为人类健康服务的事业,其每一项进展和成果都是为了繁荣医学造福人类。从这个意义上讲,医学科学是向全世界公开的,没有绝对的保密。但由于现实社会生活和世界局势的复杂性,医学科研活动常常受到社会政治经济等因素的影响,会在一定时期或一定范围内存在保密的问题。另外,强调科研保密及发现者或发明人的优先权,对于激励科研人员的工作热情具有一定的积极作用。因此,医学科研成果也存在保密问题。

在医学科研过程中,研究人员除了正确认识和对待科学保密,还要反对垄断,因为如果一个人或一个单位、组织、集团为了自己的私利,把医学科研成果和新发现当作绝对的秘密垄断起来,或者出于自己的其他方面利益的考虑,不让新成果用于人类健康的需要,这种保密在一定程度上阻碍科学的进步,是不合乎社会道德,不符合人类利益的。当然,对于涉及民族、国家利益的医学科研成果或医学研究资源,要进行必要的保密。如关于我国人类遗传资源方面的研究,必须按照国家有关的法律法规精神,开展对外合作,而不能擅自将我国的遗传资源或研究成果泄漏出去。

【思考题】
1. 你认为研究受试者应当由于参与研究而获得收入吗?
2. 你自己愿意参与到一项研究中来吗?
3. 怎样理解遗传病检查与诊断中的伦理问题?
4. 保护人类受试者的两个措施是什么?

(邓 蕊)

第十五章 现代生物医学发展中的伦理问题

【案例与讨论】

亨廷顿舞蹈病的遗传检测

Terri 今年 35 岁,是个 12 岁孩子的母亲。在她 60 岁的父亲被诊断出患有亨廷顿舞蹈病(HD)后,她也做了遗传检测,结果是阳性。HD 是一种中枢神经退行性病变,通常在中年期发病。Terri 记得她的一个姑妈也是在 60 岁以后发病的,所以,她对自己的未来还比较乐观。她从家族的发病史推测,自己的发病期也很有可能较晚。Terri 目前还没有任何 HD 的症状,但是,她和她父亲的医疗记录却使她得不到医疗保险。更糟糕的是,她那不打算接受遗传检测的弟弟也没有得到医疗保险。目前,她最担心的是因此会得不到长期工作的合同。

讨论:

1. 我们能否称 Terri 为患者?携带有如 Terri 那样的 HD 基因是"坏"基因吗?
2. Terri 应不应该让她 12 岁的儿子接受检测?如果结果为阳性,要不要告诉他?什么时候告诉更为合适?
3. Terri 和她的家人应该如何保护她们的隐私而不致遭到歧视?Terri 及其家人应不应该获得医疗保险?
4. 应该如何对待遗传信息以及如何进行遗传研究?

生物医学科学技术的快速发展,为人类控制和预防疾病、维护和增进健康、减轻痛苦、减少死亡、延长寿命、改善和提高生命质量和生活质量带来了福音,做出了重要贡献。与此同时,由于现代生物医学的发展,特别是生物医学研究本身带来的风险与受益越来越大,在为人类造福的同时,随之伴生一系列的伦理问题。如:人类基因组学的伦理问题,人类干细胞研究的伦理问题,人类行为控制的伦理问题等。人类需要发挥自身的智慧和能力创新伦理理论、原则、准则和规范,去破解伦理方面的困惑和难题,把风险降低到最低程度。

第一节 人类基因组学研究伦理

人类基因组学研究是人类从整个基因组的规模去认识一个物种或多个物种的全部基因,而人类基因组序列图的绘制成功标志着人类在揭示生命奥妙,认识自我有了新的突破、向前迈进了一大步。为人类预防、诊断治疗疾病开辟了新途径、新方法。但在欢乐之余也带来忧愁和一些医学伦理问题,如基因歧视,对基因知情权、自主权以及隐私权的侵犯,遗传资源保护问题等。

一、人类基因组计划概述

(一) 人类基因组计划的含义

1. 基因组含义 人体细胞中共有 23 对 46 条染色体,一个染色体由一条脱氧核糖核酸即 DNA 分子组成,DNA 又由四种核苷酸 A、G、T 和 C 排列组成,基因是 DNA 分子上具有遗传效应的片段,或者说是遗传信息的结构与功能单位。在生物体中,基因并不是孤立存在的,基因与基因之间也不是简单的线性关系。在人体中,基因是一个相互关联,相互调控的整体——基因组。可见,基因组是一个物种遗传信息的总和。

2. 基因组计划含义 在当代生命科学研究中,为了揭示生命的本质,生命科学的各个学科在研究生命现象时,往往采取将生物体还原的方法,从个体到器官组织、细胞直至分子层次来认识,最终力求在基因水平上寻找到个体生命现象的内在依据和底蕴。但是,在研究过程中,科学家很快发现,仅仅对单个基因的零打碎敲的研究难以认识生命的复杂性。人类基因组计划是人类第一次从整体基因的规模去认识一个物种或多个物种的全部基因,全方位的反映生命现象所具有的整体性和复杂性。

3. 基因组计划实施与实现 1990年,以全球合作、数据共享为主旨的国际人类基因组计划正式启动。这一耗资30亿美元计划的目标是,为30亿个碱基对构成的人类基因组精确测序,弄清楚每种基因引导制造的蛋白质及其作用,绘制出完整的人类基因组图谱,破译出人类全部遗传信息。

由美国、英国、日本、法国、德国和中国科学家经过13年努力共同绘制完成了人类基因组序列图,在人类揭示生命奥秘,认识自我的漫长道路上又迈出了重要一步。

(二) 人类基因组计划实现的意义

人类基因组计划的规模可与"曼哈顿原子弹计划"、"阿波罗登月计划"相媲美,但在意义上远远超出了以上两个计划,因为启动人类基因组计划的目的是致力于人类的和平、幸福和成果分享。人类基因组计划通过对每个基因的测定,人们将能找到新的方法来预防、诊断、治疗多种疾病,其价值难以估量,也必将对当代医学和人类生活产生重大影响。

1. 可以使人们进入到分子水平认识和分析疾病 一些人为什么比另外一些人容易患某种疾病,其患病的机制是什么?这个问题长期以来一直困扰着医学界,经基因组计划研究显示,人类的大部分疾病都与基因有关,基因在起主导作用。基因病分为单基因病、多基因病和获得性基因病。单基因病属于遗传上的疾病,是由于某个基因的DNA序列中某个碱基对发生改变而产生严重的疾病。如镰刀型贫血病就是由于编码血红蛋白的DNA中一个碱基对发生改变,由原来的谷氨酸变为缬氨酸,从而使血红蛋白的性质发生了变化。多基病的发生涉及多个基因和环境的影响,如肿瘤、心脑血管病、高血压、糖尿病、风湿病等,获得性基因病是由病原微生物感染引起基因改变所致的疾病,如艾滋病等。人类基因全图的破译将有助于人们了解疾病的易感基因及其发生机理,为人类认识疾病提供了条件,做出了贡献。

2. 促进预测医学的发展,为预防疾病开辟了新路径 人类基因组计划隐喻着人类生活辉煌的前景,它使预测性医学成为可能,通过将人类基因全图与患者基因图谱相对照,识别致病基因,这样将使人类对疾病的防治可做到未雨绸缪,防患于未然,为预防疾病开辟了新路径。

3. 为疾病的诊断治疗提供了新方法和新手段 在人类基因全图破译和了解致病相关基因的基础上,可进行针对相应的病变区位进行基因药物的设计和筛选,"有的放矢"的取代、修复有缺陷的基因,或抑制其蛋白质的产生以达到阻止、杀死其细胞的目的。这样就可以使我们对一些棘手的遗传疾病的治疗由对症治疗转入治本治疗,提高了医疗质量和诊治水平。

4. 为改善和提高人类的生命质量提供可能 在对人类基因的研究中,人类绝不会满足于防治疾病的目的,人是永不满足,永不甘于现状的,不断创新,渴望在"增强基因",运用基因组的科学技术找到答案,梦想能够成为现实。

> 【知识链接】
>
> **基因身份证**(gene identification card)
>
> "基因身份证"是基因型分析的俗称,科学称谓是"基因识别"。它大体分为三类:一是有特定目的的基因型分析,如亲子鉴定;二是与某些疾病发病风险关联的基因型分析,即检测人体是否有某种疾病的"易感基因";三是全基因组测序,也称建"基因档案",一个人做全基因组测序的费用高达60万~100万美元。
>
> 2001年2月9日下午,全国首张基因"身份证"在四川大学华西法医学院物证教研室诞生。

二、人类基因组学的伦理问题

人类基因组学的研究和应用是一把双刃剑,它在造福于人类的同时,也会产生一些医学伦理问题。

(一) 对自由权和隐私权的侵犯

基因信息是每个人的重要隐私,随着基因检测进入应用阶段,对个人自由权和隐私权的侵犯就显得日益凸显,越来越严重。

1. 基因泄密与侵犯　基因检测资料往往是记录在个人病例档案中,医院里的各类医务人员都可以轻易地看到,如果不严格遵守医务道德准则,完全可以利用工作便利条件,把受检者基因资讯"出让"给保险公司、信贷部门、雇主或其他机构以获得相应的报酬,个人的基因资讯还可能通过互联网传遍全世界,受检者无论走到哪里都很难避免遭受歧视的境遇。尽管许多国家都有一些保护个人隐私权的条文,但是,涉及专门保护个人基因隐私的规定并不多,应加强基因信息管理的立法,禁止人们去获得他人的基因信息。

2. 基因传播与侵犯　基因检测在某些部门已得到广泛地应用,司法部门通过做 DNA 图谱就可以鉴别亲子、鉴定罪犯等。在国外出现了专门做 DNA 图谱检测的生命密码公司,DNA 标记诊断公司等机构,这种采集、鉴定 DNA 本身就是对个人自由权和隐私权的侵犯,因为个人的 DNA 组成以及家庭的基因隐私很容易通过各种途径传播出去,它将可能给受检者的生活、求职、人身安全,甚至后代带来无穷的隐患。而且,至今还未见到我国有关在 DNA 采集、传输、储存过程中保护受检者隐私权的法律条文。

(二) 对个人享有基因知情权的利弊

基因检测往往会使人陷入两难境地,每个人由于体内的原因和环境有害因素的影响,都很难避免自己的基因不出现一些"毛病",但是,这些小"毛病"一般并不影响个人正常的生存,为此而耗费大量的财力、物力去检测就显得没有必要,普通人也并不需要对自己这些基因的知情,因为检测的结果有时反而增加个人心理负担,影响个人生活质量。

目前,基因检测的重点是放在有严重遗传性疾病家族史,或者被怀疑可能罹患某些遗传性疾病或癌症的人身上,如果检测出遗传性疾病可以通过饮食调节得到控制,或早期癌变可以通过治疗得以生存,那么这样的基因检测就有着十分重要的意义,它可以使患者或准患者及早采取措施,以提高生命质量。

问题是可加以控制的遗传性疾病种类很少,而大量存在的遗传性疾病目前根本无法得到有效治疗或控制,有一些严重的遗传性疾病只有到一定年龄段才发病,这样受检者的余生就充满着不确定性,不知道哪一天会发病,确诊反而会增加生活的痛苦。如舞蹈病(亨廷顿综合征),发病后患者出现神经进行性病变,面肌、躯干肌、四肢肌做不自主运动,形如舞蹈,最后患者出现进行性痴呆,而且很快走向死亡,把这类致命的遗传性疾病基因检测出来,但是,又没有任何可治疗或缓解的办法,患者只能陷入孤立无援的境地。对于这类疾病患者不进行基因检测或基因诊断,不要知情权有益无害。但是,不进行基因检测,又怎么诊断是否存在这种致命的基因呢?这样就使受检者及其家属陷入检测与不检测的两难境地。与此同时,在基因检测后还牵扯到医生和家属是否应该如实地把基因检测结果告诉本人的问题,对受检者适当隐瞒所检测出的致命基因实情是否是一种欺骗?个人的知情权是否有限度?知情的程度是否应该由医生和患者家属共同研究来决定?患者或准患者在不久的将来就要死去的情况下,"剥夺"个人的知情权是否道德?在这里伦理学又一次受到挑战。但是,通常医生或家属对实情的适当隐瞒,是为了不影响患者或准患者的生命质量,因为快活的活着总比痛苦的活着好。

(三) 基因歧视

通过基因检测人们对自己的基因档案,包括对外界刺激或信号易感(性)的基因将越来越清楚。个人基因信息的所有权是属于当事人的。虽然基因检测部门有责任对个人的基因信息予以保密,但是,这些重要的个人资讯仍然可以通过各种重要渠道泄露出去而遭受基因歧视。

1. 基因承保限制　利用个人基因检测信息是健康保险公司减少风险、获得更高利润的重要途径,因此,健康保险是最早出现基因歧视的行业。在美国某些保险公司和健康护理服务公司纷纷通过各种途径收集个人的基因资讯,把它作为是否拒绝投保、限制险种、提高保费或更改已订保单的依据。同时保险公司还以基因检测和遗传病资料作为依据,将高血压、糖尿病都排除在理赔范围之外,并且将他们的后代也被划入不予投保之列。已在有效投保期内遗传疾病的人,保险公司也往往拒付医疗费用或保险理赔,他们的理由是投保人的疾病是遗传的,是早已存在的致病基因所致,不在保险时限之内,因此,不存在给予赔付的道理。有的保险公司还请医生列出了不承保医疗或伤残险的疾病种类,如动脉硬化、镰刀形红细胞贫血症、胰岛素依赖型糖尿病等。有的保险公司还列出了投保人只能有条件的或领取部分理赔费的疾病种类。按理说，投保人遗传性疾病的风险应包含在投保之内，否则保险公司岂不成了无本买卖，只赚不赔。现在有的健康保险公司还利用收集到的投保人的基因资讯，建立了客户特别医疗保险资料库，对客户的健康长期进行跟踪预测，如果保险公司觉得有必要就会根据基因检测的数据，要求受检人重新与他们协商合同，排除某些险种，并声称这是保险公司的权力。这种做法显然有违健康保险的初衷，也失去了保险意义。在中国，已经出现了个别人寿保险公司与某知名医院接洽，要求对投保人进行基因筛查，从而考虑其收费标准，以及重新修订他们的保险规则，这个要求被该医院断然拒绝了。

2. 遗传性就业困难与失业　　基因检测也将给就业市场带来基因歧视的困扰，雇主都要求雇员有健康的身体，为他们创造更多的财富和利润。通过基因检测，雇主可以明显的从中得到巨大利益。

（1）淘汰那些因为基因的原因而不能为企业高效率工作的未来患者或准患者。

（2）因工作环境污染，可能会使携带有致病基因或易感基因的准患者发病，若把这些"基因不良"者剔除出去，雇主可以不必要为雇员的健康和福利投入更多资金。

（3）便于雇主推卸责任，一旦雇员发生事故或得了一种严重疾病，雇主可以说这是由雇员本身存在的某种基因"毛病"所致，与雇主无关。

（4）雇主可以降低为雇员所投的健康保险金，不必为雇员得癌症等严重疾病投保。鉴于此，科学家们已发出警告，基于求职者或雇员的基因型而剥夺他们未来的工作机会，将会导致在社会上出现遗传性失业大军，社会也将分化为"遗传基因"优等人和"遗传基因"劣等人，而后者最容易受到歧视。

3. 拒贷"未来发病"者　　信贷业发生的基因歧视也日渐突出，他们声称不愿意将款项借贷给将来可能罹患癌症等顽疾的"基因不良者"，因为担心贷款将可能无法收回。在美国，有的申请购房贷款的客户因为在银行发放贷款之前诊断出患有癌症等严重疾病，而被取消借贷的款项。人们担心随着基因筛检的普及，对于癌基因或遗传性疾病基因检测出者来说，虽然他们现在没有患病，但是，贷款者也许会认为这些人是"未来发病者"而拒绝给予贷款。

4. 基因搅乱了婚姻和家庭　　个人基因资讯的泄露还可能在婚姻，儿童收养，夫妻关系等诸多方面给个人带来严重的歧视后果，甚至搅乱了生活。

在中国，现在有一些年轻人非常在意对方的身体健康的遗传背景，比如，一对年轻人正在谈恋爱的时候，发现女方哥哥最近因患白血病去世，具有初步遗传知识的家长就要求了解女方是否也具有易感基因，将来是否也会罹患该病，因为他们害怕此病若有遗传将涉及年轻夫妇家庭生活和后代身体健康。此时进行基因检测也许会断送了他们美好姻缘。在西方，也已发生了有遗传病家庭背景又希望被收养的孩子，被人们拒绝收养的案例。

（四）基因治疗中的伦理问题

基因治疗中的伦理问题主要有转基因操作的安全性，临床试验中的伦理学问题以及对家庭和社会的影响等。

医学伦理学界的很多学者并不赞成推广使用基因治疗方法，其原因：第一是基因治疗在技术上存在着危险性。操作者无法确保绝对的安全性和理想的纠正效果，由于技术方面的风险远远大于自然发生的错误，错误一旦发生，从技术角度看，要想再加以纠正也是非常困难，甚至是不可能的，这种错误甚至会影响到后代。第二是目前临床上有很多治疗的方法不一定非要采用基因治疗方法不可。譬如，遗传病性疾病，临床上已经采用了 PCR 等产前遗传诊断方法，在很多情况下传统的方法（包括预防和治疗）都可以有效地解决问题，甚至不太困难的婚前检查就可以排除很多遗传性疾病的扩散。第三是基因治疗费用昂贵，经济上不合理，负担过重。基因治疗对于大多数患者来说是绝对负担不起的一笔巨额费用。第四是通过基因治疗的方法不可能达到优化人类基因库的理想目的，相反，不加节制的采用基因治疗方法可能导致盲目的遗传增强，从整体角度看可能给人类带来混乱和退化。第五是在思想和认识领域会导致一种极端错误的看法，即将人归结为他们的 DNA 序列，将社会，环境和行为问题归结为遗传原因，甚至导致纳粹"优生学"死灰复燃，由于在基因诊断和治疗中存在着很多潜在问题，甚至已经发生了一些问题，因此，基因诊断与基因治疗必须遵循某些特定的伦理原则。

三、人类基因研究与应用的伦理原则

人类基因的研究与应用将愈来愈广泛和深入,对于由此引发的伦理问题也会与日俱增,对于基因的研究和应用来说,人们应遵循一定的医学伦理原则,在这些原则的指导下,规范人的行为,使研究与应用符合医学目的,并沿着正确方向和轨道前进。

(一) 为患者和对患者保密

在基因诊断中,一个很严重的基本原则依然是为患者保密的原则,即对患者的基因信息严格加以保密,这样做的原因不仅仅是为了患者自己的利益,也是为了患者家庭和亲属的利益。医务工作者,科研工作者有责任和有义务确保其基因信息不被未经授权的个人或团体获得。另外,还有对患者保密的问题。对于基因诊断,医务人员需及时、全面向患者本人报告与其健康相关(或者与胎儿相关)的所有基因检测结果(包括正常结果),使患者根据相关基因信息做出恰当的自主选择,特殊情况下,如果检测结果与健康无直接关系(譬如在无意中检测到的非亲子关系),当患者得到相关信息后会受到精神或心灵上的伤害,这样的检测结果可以暂不提供给被检者。此外,还有一些(往往是不好的)检测结果是患者本人及其家属非常不希望知道的,考虑到如果告诉他们真实的情况将会导致患者个人及其家属心理上受到极大的伤害,甚至导致严重的不良后果,对于这一类检测基因信息也可以暂时保密。

(二) 法律保护

注意在基因诊断过程中,配备法律和心理咨询人员,对被检阳性者提供必要的法律保护。加强对基因保护立法研究,推进基因保护立法,减少和避免因工作失误而导致被检测者个人基因隐私的泄露。特别是对医疗和人寿保险公司,学校,雇主,聘用单位,甚至政府有关部门实施保密,国家还应制定相关的法律措施,以确保不发生"基因歧视"现象,通过宣传和教育,普及遗传学知识,使人们正确理解基因与疾病之间关系。使人们认识到世界上不存在基因"完美"的人,也就没有必要去歧视或排挤有基因缺陷的人。

(三) 知情同意

不论是基因检测还是基因治疗都需要患者和受试者知情同意。这是因为有如下原因:一是促进个人的自主性(权);二是保护患者和受试者;三是避免欺骗和强迫;四是鼓励医务人员自律;五是促进做出合乎理性的决策。其中,促进个人的自主权和保护患者、受试者是最为重要的。在患者、受试者与医务人员、研究人员的关系中,由于赋予患者、受试者做出影响自己生命或健康的决定权利,而保护了他们的自主权和利益。如何才能做到知情同意呢?知情同意有三个要求,这是实行知情同意的三个必要条件。

首先是同意的能力。同意的能力是实行知情同意的必要条件,能力是自愿采取行动和理解信息的先决条件。判定一个人是否有同意能力的标准是理解信息的能力和对自己行动后果进行推理的能力,即能够处理一定量的信息和能够选定目的和适合目的的手段的能力。在人类基因组的研究和应用时,其同意能力的标准是指一个有能力的人必须能够理解治疗或研究的程序,必须能够权衡它的利弊,必须能够根据这种知识和运用这些能力做出决定。

其次是信息的告知。信息的告知是指医务人员、研究者提供给患者、受试者有关的信息,应该告知什么样的信息,或告知多少信息,有三条标准:一是应该提供医务人员认为有利于患者最佳利益的信息,二是应该提供一个理智的人要知道的信息;三是应该提供患者、受试者想要知道的信息。总之,应该提供一个人做出合乎理性的决定所需要的信息,包括基因诊断、基因治疗、基因研究的程序及其目的,其他可供选择的办法,可能带来的好处和引起的风险等。

最后是自由的决定。在充分知情和理解的情况下,患者和受试者对于基因检测、基因治疗和基因治疗有权自由做出选择和决定,不受他人的强迫、引诱和影响。

(四) 权衡利害

权衡利害要求医生和实验者的行动使患者或受试者能够得到最大可能的受益或好处而带来最小可能的伤害或风险。这要求权衡伤害得失,分析、评价风险与受益比是否可以接受。研究者有义务有利于患者和不伤害患者,而且有义务权衡可能的好处与可能的害处,以便使好处达到最大,害处达到最小。

在人类基因组研究中,效用既要考虑对受试者如何,也要考虑对其他患者是否能在未来提供更为有效的疗法,或能否推进科学技术的进展,如果答案是肯定的,那么使受试者忍受的伤害是可以辩护的,但如果答案是否定的,那么使受试者哪怕忍受最低程度的伤害都是不可辩护的,所以效用原则并不意味着一定要为社会利益牺牲个人的利益,例如,要求受试者参加风险很大的研究。

第二节 人类干细胞研究伦理

21世纪是生命科学快速发展,争妍夺艳,取得突破的世纪。人类干细胞研究孕育着巨大的希望,预示着将战胜帕金森氏症、老年性痴呆、糖尿病等顽症,引起了人们的广泛关注并带给人们拥有美好生活的无限遐想。科学家认为,干细胞及其衍生物组织器官的临床应用,是人类在21世纪的最大科技成果之一,必将产生一种全新的治疗技术,是对传统医疗观念和医疗手段的革命性变革。由于干细胞获得方式的特殊性和未来应用的不可预测性,不可避免地会带来一系列的伦理问题,因此,建立干细胞研究和应用原则、准则来约束和规范研究者和应用者的行为是十分必要的。

一、人类干细胞概述

(一) 干细胞的含义

人类干细胞是人体内一种独特的基本细胞类型,是一类具有自我更新和高度分化潜能的细胞。干细胞可以分化成各种专门的细胞或者组织,可以用于治疗疾病和损伤。干细胞分化时,有些成为特殊类型的细胞,另一些仍维持干细胞,这些干细胞本身能够复制,准备替代衰老和损伤的细胞,以供机体组织更新的需要。

(二) 干细胞的分类

按照生存阶段和来源不同干细胞可分为成体干细胞和胚胎干细胞,根据分化潜能,干细胞可分为全能干细胞、多能干细胞和专能干细胞三种类型。

1. 成体干细胞 成体干细胞是指成体出生以后,为替代和修复因机体疾病、损伤或者正常死亡而丧失的细胞而产生的干细胞,成年动物的许多组织和器官,比如表皮和造血系统,具有修复和再生的能力,成体干细胞在其中起着关键的作用。在特定条件下,成体干细胞或者产生新的干细胞,或者按一定的程序分化,形成新的功能细胞,从而使组织和器官保持生长与衰退的动态平衡。

2. 胚胎干细胞 当受精卵分裂发育成囊胚时,内层细胞团的细胞即为胚胎干细胞,胚胎干细胞是受精后大约5~7天期间未分化细胞,此时人胚胎发育处于早期阶段,由140个左右的细胞组成的,称为胚泡或囊胚。胚胎干细胞可以分为3类:

(1) 全能干细胞:在受孕时,母亲的卵细胞与父亲的一个精细胞合成单个细胞,即受精卵和合子。受精卵经数次分裂,产生216种不同的细胞形式组成整个人体,受精卵和它头三次分裂产生的8个细胞每个都有能力发展成一个完整的人体。这样的细胞被称作"全能细胞",如果在这个阶段,分裂的细胞块分离开来,就产生另一个完全相同的胚胎,双胞胎就是这种情况。

(2) 多能干细胞:当细胞继续分裂,大量干细胞增加,但是每个干细胞能够产生的不同类型细胞数目受到限制,5天以后被称为"胚泡"的中空的细胞球形成。胚泡细胞外层形成胚盘的各种组织,这些是"多能胚胎干细胞",尽管它们能够制造大多数形式的胚胎细胞,但是,它们不能制造完全发育所需要的所有组织,最基本的多能干细胞存在于早期胚胎中。

(3) 专能干细胞:继续发育,细胞变得越来越专用化,大部分最终执行单一功能,它是与特定器官和特定功能相关的一类干细胞。细胞的专门化过程称为"分化"过程,这个过程一般是由细胞核控制的,发育的早期所需的基因为中断分化过程编好了程序,直到那些所需要的细胞功能持续发挥作用为止。在有些成熟组织中存在有少量部分分化的干细胞。这些有能力形成数量有限的专门细胞的干细胞被称为"专能"干细胞。他们的功能是取代那些损耗和受损的完全分化的细胞,如骨髓干细胞补充不同类型的血细胞,其他类型的干细胞更新内脏内膜。

专能干细胞除了在胎儿组织中存在之外,在婴儿以及成年人体内都有。比如来自胎儿脑组织的神经干细胞,来自血液的造血干细胞等。成体干细胞是组织特异性干细胞,不同组织和器官都有不同的成体干细胞,它在组织更新,损伤修复和生理再生中起重要作用。研究发现,成体干细胞还仍然具有转分化能力,即成体干细胞分化潜能并不局限于来源组织,它迁移到身体什么部位,就可以分化为该部位细胞。比如,造血干细胞转移到肝脏就可以分化为肝细胞,迁移到脑就可以分化为神经细胞,迁移到心脏就可以分化为心肌细胞等。

(三) 干细胞研究的发展和现状

干细胞是人体内最原始的细胞,它具有较强的再生能力,在干细胞因子和多种白细胞介素的联合作用下可扩增出各类的细胞。在1999年世界十大科技成果评选中,"干细胞研究的新发现"荣登榜首。干细胞研究有不可估量的医学价值。分离、保存并在体内人工大量培养干细胞使之成为各组织和器官,成为干细胞研究的重要课题。

【知识链接】

在干细胞研究方面,美国是世界上先进的国家之一。从最初的骨髓移植算起,干细胞研究在美国已进行了30多年,1998年11月,美国两组科学家宣布他们已经在实验室里成功的分离并且培育了人类多能干细胞。威斯康星大学的汤姆生和约翰霍普金斯大学的告尔哈特教授分别在《科学》和《美国科学院论文集》上报道,他们用不同的方法获得了具有无限增殖和全能分化潜能的人胚胎干细胞。这一成就将会给移植治疗、药物发现和筛选、细胞和基因治疗及生物发育的基础研究等带来深远的影响,打开在体外生产所有类型的可供移植治疗的人体细胞、组织乃至器官的大门。

目前,已经发现人们可以从骨髓、胚胎、脂肪、胎盘和脐带等渠道获得干细胞。美国的科学家成功地分离出人类多能干细胞并且已经在实验室里培养它们,建立了干细胞系。他们的多能干细胞能够不定向的繁殖,因此,是有价值的干细胞研究资源。科学家目前正在研究多能干细胞如何可能用于开发干细胞治疗。对于细胞的分离和培养技术现已获得了重大进展,利用单克隆免疫吸附能够识别细胞类型或细胞谱系的表面抗原,其分离纯度和细胞活力都很高。1999年,以色列魏茨曼科学院将白介素-6与干细胞内的受体分子合并研制出一种新分子,可使干细胞在维持原本特性的基础上进行自我增殖,而且细胞寿命也有所延长。

在临床应用中,造血干细胞应用较早在20世纪50年代,临床上就开始应用骨髓移植来治疗血液系统疾病。到80年代,利用外周血干细胞移植技术逐渐推广,美国一家公司用血液干细胞在小鼠体内培育出成熟的肝细胞。目前,许多胚胎干细胞研究工作都是以小鼠胚胎干细胞为研究对象,神经干细胞的研究仍处于初级阶段。我国现已掌握了脐血干细胞分离、纯化、冷冻保存以及复苏的一整套技术,并且许多省市都建立了脐血库。

二、人类干细胞研究的医学伦理原则与规范管理

人类干细胞研究具有一定的风险性和不可预知的负面效应,因此,对于人类干细胞研究,一方面,人类社会应采取宽容的态度,使其研究不断深入。另一方面,也要采取谨慎、严格、审慎的态度,遵循一定的医学伦理学原则和规范。

(一) 应遵循的基本医学伦理原则

人类干细胞研究和应用应坚持尊重原则、知情同意原则、安全有效原则、防止商品化原则。

1. 尊重原则 人类胚胎是人类的生物学生命,具有一定的价值,应该得到人的尊重,没有充分理由不能随意操纵和毁掉人类胚胎。人类胚胎干细胞研究对于治疗人类多种疾病具有潜在价值,因此,有理由允许和支持利用人类胚胎进行干细胞研究。

2. 知情同意原则 必须告知人工流产的胎儿组织或体外受精成功后剩余的胚胎的潜在捐献者、配子或体细胞的潜在捐献者有关干细胞研究的信息,获得他们自由表示的同意,并给予保密。同样,将来在将干细胞研究用于临床时,也必须将有关信息告知受试患者及其家属,获得他们的自由同意,并给予保密。

3. 安全和有效原则 必须设法避免给患者带来伤害,在使用人类胚胎干细胞治疗疾病前,必须先进行动物实验,在证明对动物安全和有效后,方可进行临床实验。临床实验应遵循国家食品药物管理局有关新药临床实验和基因治疗的规范。

4. 防止商品化原则 应提倡捐赠进行人类胚胎干细胞研究所需的组织和细胞,禁止一切形式的买卖配子、胚胎、胎儿组织。

(二) 加强规范管理

人类干细胞研究和应用应加强规范化管理,主要从以下五个方面加强管理:

1. 准入 从事人类胚胎干细胞研究的单位必须在人员、技术设备、管理和伦理方面具备一定的条件资质,向卫生部申请许可证,获得批准后方可进行人类胚胎干细胞研究。原则上不允许省以下单位进行人类胚胎干细胞研究。

2. 人类胚胎干细胞来源 人类胚胎干细胞来源应该主要用:①人工流产后的胎儿组织;②体外受精成功后剩余的冷冻胚胎或冷冻配子;③在严格控制的条件下,如有充分的特殊理由,也可用在捐献者知情同意条件下捐赠的配子通过体外受精产生胚胎,获得干细胞;④在严格控制的条件下,如有充分的特殊理由,也可用在捐献者知情同意条件下捐献的体细胞和卵子,通过体细胞核转移技术产生胚胎,获得干细胞。

捐献卵子必须经受痛苦的手术,并可能有种种不良后果,应鼓励公民及其家属死后捐赠卵子或卵母细胞。

建立干细胞系后,应尽力避免用②和④这两个来源。

3. 必须贯彻知情同意和保密的原则 应介绍干细胞研究的概况及可能结果;告知干细胞研究对胚胎或配子捐献者不提供直接的医疗好处;说明同意或拒绝捐献胚胎或配子都不影响对他/她将来的治疗和护理;告知捐献胚胎将不会移植入任何妇女或动物的子宫中;说明研究,包括要毁掉这个胚胎;告知他/她的个人信息将不会出现在研究资料中,姓名也用编码代替。

4. 应严格禁止如下研究及行为

(1) 将用于干细胞研究的胚胎放入任何妇女或动物的子宫内。

(2) 利用人的配子与动物的配子制造嵌合体。对人的体细胞核与动物线粒体 DNA 的嵌合体的研究应加以严密监督,禁止将这种嵌合体干细胞用于人体。

(3) 在胚胎中加入任何外来基因或将任何人或动物的细胞核取代胚胎中的细胞核。

(4) 利用强迫或利诱等手段使捐献者怀孕流产或操纵人工流产的方法和时间。

(5) 一切形式的买卖配子、胚胎、胎儿组织,包括给予捐献者经济报酬。

5. 审查和监督

(1) 人类胚胎干细胞研究项目必须经过本单位伦理委员会审查,报请科技部和卫生部的联合机构审批;

(2) 从事人类胚胎干细胞研究项目的科研人员及该单位伦理委员会成员必须接受研究伦理培训;

(3) 从事人类胚胎干细胞研究的单位必须向科技部和卫生部的联合机构提供年度报告;

(4) 人类胚胎干细胞研究项目必须随时接受科技部和卫生部的联合机构的监督和检查;

(5) 负责管理人类胚胎干细胞研究的科技部和卫生部的联合机构为人类遗传资料管理办公室。

根据上述医学伦理原则和管理规定制定"人类胚胎干细胞研究管理暂行办法"和"人类胚胎干细胞临床实验暂行办法"。

第三节 人类行为控制的伦理问题

人类行为控制主要有电休克、脑的电刺激、神经外科手术、应用神经药物等。人类行为控制在伦理学、社会学和法学界都引起了颇大的争议,普遍认为存在许多伦理问题,应建立和遵循人类行为控制的伦理原则和规范,使人类行为控制沿着正确的方向科学健康的发展。

一、人类行为控制的概述

人类行为是受大脑支配的,按行为科学来说人脑产生需要,需要产生动机,动机引导行为,行为的结果对需要和动机又可产生正反馈或负反馈。而人类行为的控制,这种做法在伦理学方面是有争议的。

(一) 人类行为控制的临床应用

1. 大脑与行为

(1) 大脑任何部分都不会独自容纳信息,存在着机能重叠和相互依赖的关系。

(2) 大脑的许多机能是依赖于大脑的大多数区域。对某种行为来说,也许只是大脑某些区域比另一些区域贡献更大一些,并不是其他区域就不需要了。

(3) 神经、内分泌、免疫是人体内的一个网络系统,而且人的心理状态、周围环境各种因素都可以影响到人的行为,因此大脑应该被看成是他们相互作用关系的集合体。

(4) 电刺激犹如是撞入瓷器店的公牛,横冲直撞,以混乱的方式瓦解神经回路,而不是对行为的控制产生精致调节的功能。

(5) 简单地把大脑某一特定区域与某种行为联系起来,在很大程度上是由于搜集资料的办法和理论分析方法不成熟所致。在不久的将来我们未必能做到刺激大脑的某一区域而达到控制人特定行为的目的。

2. 对脑干预在临床上的应用

在临床上可以用物理或化学的方法对大脑进行干预,以达到控制患者行为的目的,对脑的物理干预方法主要有三种:

(1) 电休克:该方法在20世纪30年代开始应用于治疗精神病,即使用短暂,适量而又无损伤的电流刺激患者的大脑,使患者丧失意识、抽搐、丧失行为能力。由于这种疗法极易使患者产生恐惧感,而且会引起患者记忆障碍,行动迟钝,疾病还易复发,因此现在已极少使用。

(2) 脑的电刺激:指将电极准确的植入人脑某一区域,然后通过患者自主控制刺激量大小,达到缓解疾病或解除疼痛目的,在临床上一直处于实验阶段。比如,将电极植入脑的某一神经团通过电刺激可以使80%帕金森综合征的症状和60%的其他震颤性麻痹症状得到控制。还有人把这种方法试用于抑制癫痫的发作。控制难治的肢体疼痛,假肢传感等方面。

(3) 精神外科手术:指对患者的大脑做部分切除手术,使病情得到缓解。比如,用手术切断额前区与脑的其他部分的神经纤维,用以医治精神分裂症,处于强烈不安状态和行为异常的患者,以及疼痛难忍的癌症晚期患者等,还有人用脑手术办法戒毒,用切断胼胝体制造分离脑的方法,来减轻癫痫病情和减少发病次数,但是,人们发现该手术会造成患者记忆,情感和人格的变化,在脑结构和机能都不清楚情况下,施行精神外科手术显然是缺少科学的依据。

使用化学方法对脑的干预,主要是指用药物控制或限制精神患者或吸毒者的行为。目前,全世界精神患者大约有4千万~5千万,人群中发病率为1%左右。在中国,精神病患者已超过1600万,在北京地区精神患者数量在呈现上升趋势,特别是焦虑症、抑郁症和老年期精神障碍患者明显增多,比如焦虑症发病率已从以前不足2%上升到3.5%,老年痴呆患者有10万人左右。现在对精神病治疗方法主要是使用抗精神病药物,这类药物的共同特点是,不仅影响患者的行为,而且往往会产生许多不良反应,使用不当者甚至可能出现暴力倾向或自杀。此外,医院将某些作用于精神的药物用于非暴力型或无伤害他人行为的精神病患者,称这些药物为"化学紧箍咒",注射之后患者犹如一具僵尸,这样院方就可达到维持表面的效率和秩序。使用精神药物的患者自我感觉是犹如一台看不见的绞肉机在体内使劲地绞着。人们不禁要问,难道对精神患者只能用药物才能进行行为控制和管理吗?谁给医生这种权力?这样做是否侵犯了患者的人权?有人认为,把药物用在脑神经一定位点上,可能会避免不希望有的副作用,实际上药物不可能只作用于某几个或某一类神经细胞,药物可以在脑内扩散而作用于其他神经细胞,并且生理信息又往往要在脑的不同层面上受到多级的神经控制,处理后的信息还要再经过整合之后才能送达效应器。因此说,脑化学和行为之间的关系是十分复杂的,绝非是一对一关系。如果一位医生试图使用药物控制同一性质的一组精神患者的思维,即使医生有使用这种药物的丰富经验,那么医生所希望出现的某种同一效应不会在所有患者身上出现。

(二) 干预患者脑机能的伦理争论

用物理、化学方法或医学科学技术干预脑的机能使患者的行为发生改变,这种做法在伦理学、社会学和法学界都引起了争论,总括起来大概有两种不同的观点:一种观点认为,大脑是人类最主要的宝库,是心理状态、情感以及个性的源泉,大脑是神圣不可侵犯的,并且至今对大脑结构和机能尚有很多不清楚之处,因此对大脑机能的干预是不道德的,人类应该永远终止这类活动,某些国家已将法律扩展到大脑产生的意志的保护,这就等于必须保护个人所产生的各种见解。另一种观点认为大脑跟心脏、肺脏等其他脏器一样,没有什么更神圣的,既然对其他器官可以动手术,可以干预,那么对大脑又为什么不可以呢?

对脑的干预大致牵涉如下几个伦理问题:

1. 自愿赞同　这也是在每一个医学程序中都必须要首先考虑的问题。对人体的器官动手术是否同意,按理说应该由被治疗者自主做出决定,但是接受脑干预手术患者往往已无法自己做出决定,那么表示赞同的决定可以由患者的亲属、朋友、或法庭做出吗?

2. 实验与治疗之间的区别　行为神经病学的发展仍然处于初级阶段,往往对大脑同样的干预却可以产生完全不同的效果,精神手术完全是实验性质。那么,尊重患者的自主性与为人类获取知识能否取得一致呢?患者了解脑干预的困难和危险吗?患者合理的同意,这合理二字的含义又是什么?难道就不能找到比对患者脑干预更好的处理方法吗?从伦理学角度看,即使是一个正确的治疗方案,当它的实施损害了健康组织也应当认为是不正当的。

3. 器官手术和非器官手术　一般我们所说的正确的外科手术都是针对可识别的、异常的情况而言,比如说摘除病变的组织、器官、固定断骨等。可是对于旨在改变行为的脑外科手术来说,患者并没有可清楚论证的病灶(颞叶癫痫例外),而且已发现患者在手术后大脑受到的损伤比以前更大。在这种情况下,难道可以运用器官手术的方法来改变一个非器质性的问题吗?脑的外科手术能解决由环境重压或压抑所造成的社会问题吗?恐怕脑外科手术面对着这么复杂而又困难的局面,是一种过于简单的解决办法吧!

4. 治疗和社会控制　控制行为知识的积累以及相关技术的攻克,为以前无法医治的疾病或准疾病提供了新的治疗机会,从而减轻了患者的痛苦,提高了生命质量。但也存在着滥用的可能,特别是当它用于社会控制方面,包括控制难以管理的犯人时,更是如此,人们质问道,能允许用埋入电极或脑切除术等办法作为直接进行社会控制的手段吗?其治疗价值要比被某些人当作武器使用的潜在危险更高吗?

5. 精神正常和非正常界定　在生理机能方面,什么是正常的,什么是不正常的,从医学角度做出判断并不困难。然而在精神健康方面,正常行为和不正常行为的界限就不那么容易划定了。要是认定某人的行为是不正常的,法律就可以宣布该患者无自控能力,允许对患者实行人身限制等。人们担心如若有人将它用于政治目的,那么会造成十分严重的后果。

(三) 人类行为控制与精神药物的滥用伦理争论

为了摆脱痛苦,改变精神状态,个人是否有权用药物进行自我控制呢?

持有享乐主义价值观的人认为,滥用精神药物是个人的基本权利:

(1) 使用精神药物是个人的基本权利和生活方式的选择。人各有各的活法,要充分利用精神药物使个人生活变得轻松、舒服。这好比没有人会拒绝注射疫苗预防疾病,或拒绝戴眼镜去矫正视力一样。

(2) 精神药物有助于缓解人们生活中的压力或不愉快,它比使用旧的方法对待精神疾患,显得更有人性、更有效。今天不敢使用精神药物的人就如同拒绝固定一个折断的骨头,而固定断骨的手段和方法已是现成的,如拒绝固定不是太不理智了吗?

(3) 乐意忍受痛苦或不愉快,不是精神力量和美德的表现,而是愚蠢的和缺乏敏感性的表现。

(4) 医生根据自己的判断和能力为患者开出精神药物,是为患者谋利益的表现。是与希波克拉底的誓言相一致。

另一些人认为，个人长期滥用精神药物并不是一种决定个人生活方式的权利。这是由于：

(1) 滥用精神药物不仅会严重危害使用者身体健康，而且有的精神药物产生的不良反应还可累及后代，因此个人滥用精神药物从道义上说是不可取的。

(2) 滥用精神病药物的人，有时由于出现幻觉等严重的药物不良反应，而做出道德沦丧的事情，伤及他人。

(3) 滥用精神药物不但减弱了个人在社会中获得成功的魄力和可能，而且心理健康也会受到伤害，表现出意志消沉，缺勤率高和丧失劳动时间比较多，同时，由于个人医疗费用支出增加，使原本分配不公的医疗资源出现新的问题。中国每年用于治疗药物不良反应的费用就高达10亿元人民币。

(4) 依靠药物得到暂时的快乐、舒服，以掩盖疾病，逃避现实的做法，在伦理上是错误的。用一种"快乐的药物"取代合乎美德的行为和幸福是不值得的，人所具有的成熟的、高尚的和具有同情心的人格，在很大程度上依赖于所经受的苦难磨炼，否则就不能成为人类中真正的一员，药物顶多只是一根拐杖而已。

(5) 医生严肃处方是控制患者疗程和控制患者获得过量精神药物重要途径。对精神药物获得和拥有进行立法乃是文明社会所必需。很多国家规定凡是非法拥有，买卖，供他人滥用精神药物的行为，在法律上均已被宣布为违法，必须受到惩罚。

(四) 人类社会行为的基因基础

人类社会是否具有生物学基础？这是一个颇具争议的话题。现在许多科学家的看法是"人类的社会行为方式是后天的经历和先天的遗传因素共同决定的"结果，并且似乎是符合多基因遗传规律。

目前，科学家已对人类的社会行为的遗传基础做出初步研究，并做出了遗传因素和环境因素各占几何的估算。中国医科院卢圣栋先生对准疾病行为的部分资料做出了收集和整理：

(1) 通过分析性格基因 D4DR，查明个性特征、行为举止与特定基因相关性。发现基因 D4DR 基因长短，影响外向型和内向型性格。先天本性与后天教养对塑造性格产生一定影响。有人估算了遗传对性格影响程度：焦虑性格遗传占55%，创造性性格占55%，顺从性性格占60%，攻击性性格占48%，外向型性格占61%。

(2) 酗酒，被认为不是单基因疾病，而是涉及多基因，遗传因素和环境因素各占50%。用小鼠实验，缺乏五羟色胺受体基因的小鼠对酒精耐受量为正常小鼠的2倍。研究还发现，有乙醇脱氢酶基因缺失的人不易酗酒，这是由于乙醇受到乙醇脱氢酶作用后的产物是乙醛，当乙醛积累到一定值后，他会是使人产生头晕、恶心、脸红等反应，而排斥过多饮酒。在犹太人中有20%的人有这种基因突变，因此犹太人不酗酒并非宗教原因，而是源于基因，亚洲人种也有不少类似情况，因此酗酒者也少。

(3) 烟瘾，烟草中的尼古丁是由肝脏中 CYP2A6 酶代谢的。CYP2A6 基因缺陷，尼古丁代谢慢，烟瘾小，人群中调查表明，不吸烟者当中，CYP2A6 基因缺陷占20%；吸烟者当中，该基因缺陷仅占10%。

(4) 焦虑情绪与脑中指令调节血清素的基因相关，先天与后天因素各占50%。

(5) 有冒险举动的人，11号染色体上有"惊险基因"的表达，导致大脑释放出多巴胺引起追求险境、寻求新刺激的欲望，以满足欣快感。冒险的遗传率占59%。

(6) 人的武断个性60%源于遗传，幸福愉快感80%源于遗传；家庭关系处理好坏有"遗传因子"；"自省的社会自信是遗传的""高度焦虑和压力感"也是与遗传有关。

从研究资料上看人的行为模式早已安排在基因中，有人担心科学家会又一次跌入唯基因论陷阱。但科学家十分冷静，认为应该提倡研究。建议：①以动物模型作为研究对象，改变遗传基因或环境因素，观察是否可以改变动物的性格和行为特征？研究到底哪个因素对这种改变作用大？②以动物模型研究导入基因或改变环境因素的安全性和可行性；③探讨在人身上实施这类研究的伦理和立法问题。

综上所述，人的行为与人的基因有关，人类行为控制应从基因技术的发展中找到新路径、新方法。

二、人类行为控制的伦理原则

人类行为控制应坚持医学伦理学的基本原则和应用原则，特别是应遵循如下几个原则。

（一）尊重原则

医务人员对接受人类行为控制者应给与高度尊重，这是一项十分重要的原则。人类行为控制者应当享有自主权，自主选择权，尊重其人格，维护其人格尊严。

（二）知情同意原则

对人类施行行为控制，要坚持知情同意的原则，医务人员和研究者要充分告知，提供足够的信息，告知人为控制的过程、效果及其后果。告知要用通俗易懂的语言，提供的信息是足够的、使接受人为控制者能够自主决定，是否接受人为控制做出自己的自由选择，同时还要考虑对信息理解能力，只要有能够充分理解的能力才能实现接受人为控制者的独立自主地选择和决定。但是，对于没有行为能力的人，也应实行代理知情同意。如未成年人，昏迷患者，智障者，精神病患者等。

（三）有利与无害原则

有利与无害是相对的，有利是追求的目标，而无害是不存在的，这里所说的无害，就是把有害降到最低限度，无害是相对的，有害是绝对的，人类行为控制要坚持有利和无害原则应在以下几个方面着手。

1. 掌握好人为控制的适应证 人类行为控制有多种方式，要选择最佳方式，特别要注意适应证的选择，如对精神患者选用电休克，必须是不选用电休克而无其他方法解决的精神患者，对于脑的电刺激更要慎重。精神外科手术对患者的大脑做部分切除手术，使病情得到缓解应选择精神分裂症，处于强烈不安状态和行为异常患者，以及疼痛难忍的癌症晚期患者。

2. 严格把握用精神药物的人为控制 精神药物是一把双刃剑，具有双重效应，一方面，对行为不正常的患者有一定治疗作用；另一方面，其副作用是很大的，因此，作为医务工作者应审慎用药，严格控制。

3. 对吸毒者的戒毒应采取综合措施 世界上各个国家，根据各自的价值取向和道德观，对吸毒者大体上采取三种戒毒措施：①自愿戒毒；②强制戒毒；③放任自流，在中国采取自愿和强制两种并用。

在中国自愿戒毒是指本人出于自愿或在亲属督促下到政府部门设定的戒毒机构接受戒毒治疗，政府规定"自愿戒毒人员可以凭借本人身份证或其他有效证件，并交纳戒毒费即可办理自愿戒毒。"

而强制戒毒的对象是吸食、注射毒品成瘾者，根据中华人民共和国国务院令第170号规定，强制戒毒是指在一定时期内通过行政措施对吸食注射毒品成瘾者强制进行药物治疗心理治疗使其解除毒瘾。强制戒毒只是一种行政措施，对吸毒者，除了强制让其接受治疗和教育外，他们仍享有公民的一切权利。对于那些强制戒毒后又复吸食、注射毒品者，规定可以对其实行劳动教养，并在劳动教养中强制其戒除毒瘾。

（四）维护人类行为控制者权益的原则

1. 维护权益 如对戒毒者、精神患者的权益进行维护。如何才能维护戒毒者和精神患者的权益呢？帮助他们彻底戒毒，以使他们能正常的生存下去，这才是对戒毒者权益的根本维护。任何戒毒手段必须符合公认的伦理原则，对于自愿戒毒者来说，医生在使用药物治疗前必须征得受戒者或其家属的同意自愿，有义务说明药物可能的副作用并明确告诉戒毒过程不可中断，让其做出理智的判断或选择。

2. 维护人格尊严 不要歧视精神患者和吸毒者，而应该充满爱意，在生理上诚心诚意地帮助他们摆脱对毒品的依赖，调整精神状态和心态，积极医治他们心灵上的创伤，让他们充分体会到社会所作所为是为了他们未来的健康和幸福。国务院在"强制戒毒办法"中规定，戒毒人员解除了强制戒毒后，在升学、就业方面不受到歧视，这也是促使戒毒者戒毒后不再复吸的重要政策措施。

【思考题】
1. 基因检测和遗传研究中应注意哪些伦理问题？
2. 人类胚胎干细胞研究的伦理问题有哪些？
3. 人类行为控制有哪些途径与手段，应坚持的伦理原则是什么？

（王 亮 王志杰）

第十六章 医学伦理教育、评价、修养

【案例与讨论】

某医院医务部举行医学伦理研讨活动,就医学伦理规范作用的发挥和医德品质的养成等问题展开讨论。医务人员甲认为,通过医学伦理学的学习,可以把握医学道德规范要求,现在国内外都非常重视医学伦理教育,医学伦理学已经成为医学专业教育的重要内容,只有把握医学道德规范并按照规范的要求开展诊疗工作,才能最终养成良好的医德品质。医务人员乙则对通过医学道德教育就能养成良好的医德品质,表示怀疑,认为医德品质先天具有,后天的医学伦理教育作用甚微,"人之初,性本善"、"恻隐之心,人皆有之",只要选择了医务职业,医务人员一定会自觉讲求医德的。医务人员丙认为,修养是一句空话,医务人员要从内心中热爱你的患者,尊重他们,就是最根本的。"

讨论:

我们该如何评价三位医务人员的看法?

医学伦理教育、评价和修养是医学伦理学的重要组成部分。医学伦理学的基本原则和规范,必须通过医学伦理教育、评价和修养转化为医学生和医务人员的医德品质,并进一步转化为其医德行为。因此,注重医学道德教育、评价和修养,对培养医学生和医务人员的职业道德品质具有重要意义。

第一节 医学伦理教育

一、医学伦理教育的意义

医学伦理教育就是为了使医学生和医务人员自觉地履行医德义务,对医学生和医务人员进行有目的、有计划、有组织地传授医德相关知识的活动,并在医疗卫生服务的实践过程中施加优良医德医风影响的活动。医学伦理教育的目的就是把医德的原则和规范,转化为医务人员的医德信念和医德行为,从而提高医务人员的医德品质。

(一) 医学伦理教育是培养全面、合格医学人才的重要手段

医学教育旨在培养德才兼备的新型医学人才。医学伦理教育具有不可替代的地位和实用价值,是医学教育不可分割的重要组成部分。医学伦理教育规范了医学人才健康成长的基本条件,对实现医学教育目标,培养高素质的医学人才具有重要作用。医学生只有具备了良好的医德,才能真正树立全心全意为人民健康服务的思想,发挥救死扶伤的医学人道主义精神,保障人民健康。医学伦理教育帮助医学生认识从事医疗卫生事业工作的意义,培养正确的人生观、价值观和道德观,塑造全心全意为患者服务的优秀品质,为未来从事医疗卫生工作制定和选择医疗决策奠定基础。是培养医学人才的重要手段。

(二) 医学伦理教育是形成良好医德医风的重要环节

医学伦理教育对医疗卫生单位和医务工作者医德风尚的改善及良好医德医风的形成具有不可忽略的影响。医德风尚是一种无形的力量,它的好坏,直接影响到医疗服务的水平和质量。在市场经济条件下,必须坚持不懈地开展医学伦理教育,使医学道德的基本原则和规范转化为广大医务工作者的医德意识,激发他们的医德情感,养成良好的医德行为和习惯,才能从根本上促进良好医德风尚的形成。实践证明,医德教育开展得好的单位,医学道德在实践中的作用显著,医务人员的医德意识强,医德风尚就好,改进医院工作、改善医患关系、提高医疗质量的各项措施就能顺利地推行落实。由此可见,医学道德教育是医疗卫生单位形成良好医德医风的重要环节。

(三) 医学伦理教育是促进医学科学发展的重要举措

20世纪以来，医学科学取得了一系列令人瞩目的成就，同时也带来了许多新的医学难题和伦理问题。一方面，癌症、艾滋病、心血管疾病等严重危害着人类的健康。要攻克这些医学科学难题，需要有坚强的意志，尤其要有为医学事业献身的精神。因此，坚持不懈的医学伦理教育是增强医学发展内在动力的重要措施。另一方面，随着医学高新技术的迅猛发展和临床运用，医学在不断提高科学价值给人类带来利益的同时，也会给人类带来某些危害。因此医学伦理教育不仅能培养医学生为医学科学献身的高贵品质，而且能提高他们对事物的认识水平、评判能力，使其从人类生存的角度、用人文的观点审视科学的发展，推动医学科学沿着有利于人类生存和发展的方向前进。

二、医学伦理教育的特点

医学伦理教育对象的特殊性决定了其具有自身的特点。

1. 医学伦理教育的实践性　医学伦理教育的实践性是指医学伦理教育必须适应社会实践的客观需要和医学发展的客观要求。理论联系实际的原则，是医学道德教育的根本原则之一。这一原则要求我们既要重视医德基本理论、基本知识的教育学习，又要注意用医德理论去解决自身和实践中存在的现实问题，做到言行一致、知行统一。医学伦理教育必须适应社会实践发展的客观需要，现时期要着眼于社会主义市场经济和医疗卫生事业的改革和发展，把医德教育与医疗卫生事业的改革发展以及存在的行业不正之风等相结合，着力在实践中提高医务人员的医德水平。

2. 医学伦理教育的长期性　医学伦理教育在时间上是一项长期、持续的工作。医学生和医务人员的良好医德品质不是一朝一夕的医学伦理教育就可以形成的，而是一个不断积累、由浅入深，从量变到质变的过程。医学伦理教育应根据长期性特点，从实际出发，依据和结合医学生和医务人员的实际情况，有的放矢的、长期的开展教育。

3. 医学伦理教育的多样性　进行医学伦理教育，培养良好医德，应根据实际情况，多途径、多形式进行。医学伦理教育的多样性是由医疗卫生工作的复杂性和医学生、医务人员的差异性决定的。医疗卫生工作和社会密切相关，因此，医学伦理教育要根据具体情况，因时因地因人而异，切忌千篇一律。对医学院校的学生应进行系统化的医学伦理教育，使他们全面学习医德理论和知识，从思想上提高医德认识。对医务人员，要根据职业岗位特点进行针对性教育，加强医德理论与实践的结合。

三、医学伦理教育的过程

思想意识的多层次差异，以及影响思想的外界因素的多种多样，决定了医学伦理教育是一个非常复杂的过程。医学伦理教育是医学生医德品质形成和发展的动力，其教育过程实质上是解决医德品质形成中一个系列矛盾的过程。

1. 提高医德认识　医德认识是指对医护道德的理论、原则规范、范畴和准则的感知、理解和接受。认识是行动的先导，没有道德认识，就很难形成良好的道德行为。所以，有意识地提高医德的认知水平，对每一位医学生和医务人员而言，显得十分重要。医学生和医务人员的每一个医疗实践活动，都是受思想认识指导的。有些医学生在临床实践过程中的行为不符合患者愿望和社会要求，这往往是由于道德的认识水平低、医德观念薄弱所致。因此，通过各种途径、采用各种方式，帮助医学生和医务人员提高对道德的认识水平，是医学伦理教育工作的首要环节。

2. 培养医德情感　道德情感是对客观事物的态度，医德情感是医学生和医务人员对客观事物的态度，也就是对医药卫生事业及患者所产生的爱护或憎恨、喜好或厌恶的内心体验和自然流露。医学生和医务人员即使对医德有了较高的认识，也不能就直接转化为行为。医学生和医务人员对其今后的医疗工作是否热爱、有没有感情，这直接关系到其对患者采取什么样的态度，什么样的行为的问题。只有形成良好的道德情感，工作中才能表现出高度的责任感，做到急患者所急、想患者所想，甚至为了患者，不惜牺牲自己的一切。因此，我们要通过医学伦理教育的过程，使医学生和医务人员对自己的职业，对患者产生一种强烈的感情，更好地服务患者。

3. 锻炼医德意志 医德意志是指医务人员自觉地克服在工作中所遇到的困难和障碍的毅力。有没有坚毅的意志，是关系到医务人员能否达到一定医德水平的重要条件。一个意志坚强的医务人员，能够排除障碍和困难，始终不渝地实现自己的信念，承担好职业责任。每一位医学生和医务人员，在他的职业生涯中，会遇到许多意想不到的困难和挫折。如果意志坚强，他就能千方百计地设法排除各种障碍，表现出强烈的责任感。如果没有坚毅的意志，困难不能克服，障碍无法排除，在医疗实践中也就不能真正履行自己的义务、做出应有的贡献。

4. 树立医德信念 道德信念是根据一定的道德认识、情感、意志而确立起来的。对道德义务的真诚信仰和强烈责任感，是推动医学生医德行为的动力，是促进医德认识转化为医德行为的重要因素。只有树立了坚定的信念，医德行为才具有坚定性、稳定性和持久性，才能自觉地依照自己确定的信念来选择自己的行医行为，并用它来评价自己的行为和别人行为的好坏。白求恩同志之所以不远万里，来到中国，把一生献给了中国人民的医疗卫生革命事业，究其主要的原因，就是白求恩同志有一个共产主义的信念和强烈的医德责任感。

5. 养成良好医德行为和习惯 医德行为是指在一定的医护道德认识、情感、意志、信念的支配下所采取的行动，是衡量医德水平高低的重要标志。医德习惯，是医务人员在日常工作中形成的一种经常的、持续的自然而然的日常行为习惯。在日常工作中，我们不仅要求医学生及其医务人员自觉地按照医德的基本原则和规范行事，而且要成为一种自然而然的习惯。当然，要形成一种良好的道德习惯，是不那么容易的，需要付出长期的艰苦的努力。因此，它是医学伦理教育的最终目的和更高的要求。

医学伦理教育过程中的认识、情感、意志、信念、行为和习惯是构成医德的基本要素。医德情感的转变，要以医德认识为基础，并对医德认识起促进作用。没有医德认识，也谈不上形成相应的医德信念。医德行为如果没有医德认识作指导，则行为就是盲目的；同样，如果只有医德认识，没有医德行为，也不可能形成良好的医德习惯。

第二节 医学伦理评价

一、医学伦理评价的含义与作用

（一）医学伦理评价的含义

医学伦理评价是指人们依据一定的医德标准对医学生、医务人员或医疗卫生部门的职业行为及各种医德现象所做出的道德价值和善恶判断。它以社会舆论、传统习惯和人们的内心信念为主要手段，以医务人员的行为和品质为主要对象，通过善恶、正邪等范畴来改变、影响医德状况，实现医德风尚的好转。

医德的善是指符合医德原则和医德规范的行为，也就是符合医德的行为；医德的恶是指违背医德原则和医德规范的行为，也就是不符合医德的行为。医德评价的主体是社会上的人，医德评价的客体是医务人员的职业行为。医德评价的对象是医疗活动。

医学伦理评价包括两个方面：一是他人评价，即医务人员、患者和社会，对某医疗单位医务人员的职业行为，做出的是与非、善与恶、美与丑的判断。一方面支持、赞扬和鼓励医德高尚的行为，影响和引导医务人员养成良好的道德品质；另一方面可通过社会舆论、媒体对医务人员的不道德行为进行公开的批评。以至运用法律手段，坚决加以制止，杜绝某种不道德行为发生。二是自身评价，即医务人员在内心经常对自己职业行为进行评判，并以一定的医德信念来认识自己的职业行为哪些行为是对的应该坚持发扬，哪些行为是错的必须立即矫正，哪些行为可能给患者、同行或社会带来危害，需要当众作自我批评或进行严厉自责，从而警戒不道德行为再发生。

（二）医学伦理评价的作用

1. 医学伦理评价具有维护医德原则和规范的权威作用 在医学实践中，医务人员的行为是否符合医德标准，是以医德基本原则和规范为准绳。以医疗行为为根据，对善行给予赞扬和鼓励，对恶行给予批评和谴责，从而维护医德原则和规范的权威，促进医务人员选择符合医德原则和规范的行为。

2. 医学伦理评价具有深刻的道德教育作用　通过医德评价,对医务人员的医学行为分辨其善恶、明辨其是非、褒善贬恶,就是将抽象的医德规范具体化,使人们易于理解,乐于接受,这是对医务人员进行医德教育的有效方法,是使医德原则和规范转化为医务人员的医德行为,并形成医德品质的重要杠杆。实践证明,一个医务人员医德品质的形成和完善,需要通过医德评价去造就;医务部门的良好医德、医风的形成和发展,需要通过医德评价去促进。广泛开展医德评价,提倡高尚的医德,必将有利于促进医务部门风气的根本好转。一个医务人员医德水平的高低,往往同他的医德评价能力有直接关系。

3. 医学伦理评价对医学活动中的人际关系起着重要的调节作用　医德作为医学活动中的行为规范,其基本职能就是指导和规范医务人员的行为,使其按照医德的要求,正确地处理医学实践中的各种人际关系,在医学实践中,通过评价人与人之间、个人与集体之间、集体与集体之间的各种行为,做出善恶判断,告诉人们应该怎样做,不应该怎样做,怎样做是高尚的,怎样做是可耻的,使人们择善而行,从而使医学实践中的人际关系更加协调与和谐。道德评价既能激励人,也能规劝人,能帮助人们划清善恶界限,引起良心内省,产生光荣与耻辱的道德意识,唤醒人们的道德良心和激起人们的道德责任心、自尊感,使之自觉调整自己的行为,拒恶从善,抑恶扬善,逐步培养起高尚的品德,形成高尚的人格。

二、医学伦理评价的标准和依据

(一) 医学伦理评价的标准

医德评价的标准是客观的,这些标准归根到底是以符合社会发展的客观规律,有利于促进社会进步为依据,体现着最广大人民群众的根本利益。是从长期的医学实践中形成并总结出来的。从社会主义医德基本原则和规范出发,根据有利于生产力发展的原则,医德评价的标准必须结合医学实际加以具体化。在医疗卫生工作的实际中,医德评价的具体标准主要有以下三个方面:

1. 医疗行为是否有利于患者疾病的缓解和救治　这一条应该说是评价和衡量医务人员医疗行为是否符合道德以及道德水平高低的主要标准。如果医务人员采取某些能意识到的对疾病的缓解和救治不利的治疗措施,不论其主、客观原因如何,都是不道德的。例如,对恶性肿瘤患者进行放射治疗时,应掌握一定的指征,如果只凭主观愿望或患者要求,不顾医疗规定就会导致严重的后果。

2. 医疗行为是否有利于医学科学的发展和揭示人类生命的奥秘　在科学技术飞速发展的今天,为了提高人类的健康水平,医务人员试行、推广某些新技术时,可能会遇到某些传统观念的抵制,但是如果这种技术对挽救患者的生命,发展医学科学是有一定价值的,那就应该认为是道德的。如尸体解剖,能明确诊断和提高医学技术,造福于他人,有利于防病治病、维护人类健康和促进医学科学的发展,这完全是符合道德的行为,应大力提倡。在医学科研中,具有良好医德的医务人员,能不图名利、刻苦钻研、实事求是,不为困难所屈服,能攻克一个又一个的医学难关,从而推动医学科学的发展。

3. 医疗行为是否有利于人类生存环境的保护和改善,有利于人群的健康、长寿和优生　医学事业的目标不仅是医治疾病,而且要做好预防工作,改善人类生存的环境,以利于整个人群的健康。为此,必须认真地从可能发生疾病的各个环节上防止疾病的传播与流行,为解除患者的痛苦而竭尽全力地工作。同时医院本身要注意保护环境。

总之,上述三条标准,既反映了医德的特点,同时也体现了一般社会道德评价的基本要求。以上这三条标准是相互联系、缺一不可的整体。在医学伦理评价中,我们只有坚持医德评价的标准,才能在复杂的医疗实践中对医务人员的行为做出比较正确的评价。

(二) 医德评价的依据

在评价医务人员行为时应以医学伦理评价的根据来做出判断,医学伦理评价的依据就是动机与效果统一和目的与手段的统一。

1. 动机和效果的统一　所谓动机,指的是激励人去行动的主观原因,是人对自己行为的自觉意识。所谓效果指的是人们行为完成之后所产生的客观后果和结局,它是动机的最终实现。动机和效果作为行为过程的两个重要环节和因素,在道德评价中起着重要的作用。究竟以主观动机为评价依据,还是以客观效果为评价依据,围绕着这个问题,伦理学史上划分了两大对立的学派:动机论和效果论。

动机论者认为行为的道德价值只存在于行动的动机之中,与其效果无关。德国古典哲学家康德是这一理论的主要代表。他认为,世界上除了一个"善良意志"之外,再没有什么东西可称得上是道德的了。在康德看来,一个人只要他有善良动机,其行为都具有道德价值。这种观点具有一定的合理因素,看到了道德评价不同于其他评价形式的特殊性,突出和强调了人的行为动机。但完全抛开了行为的后果在评价中的作用,割裂了动机和效果的联系,必然导致对"好心办坏事"的绝对宽容,其结果是促使道德生活中人们对其自身行为后果的忽视和不关心。

效果论的著名代表是近代英国功利主义大师边沁和密尔。他们主张以效果评判人们的行为道德价值。认为决定行为道德性质的只有效果,只要行为效果好,这个行为即可认为是道德行为,至于动机的优劣好坏是无关紧要的。这种理论从一定方面看也有其合理之处:它匡正了动机论者对效果的忽视,看到了效果对行为性质及道德价值的重要作用,把道德与行为的实际后果如利益、实惠、好处等直接联系起来了。这对于道德评价具有一定的意义。但会导致日常道德生活中对某些复杂的道德现象的评价缺乏公正性,往往把居心不良、歪打正着的人视为好心人,这无疑会损害人们的道德情感,打击人们的道德积极性。

马克思主义伦理学既反对将主观动机看成道德评价的唯一根据,也反对把效果视为评价的唯一根据,而主张辩证唯物主义的动机与效果统一论。坚持动机与效果的统一是道德评价的依据,就是在判断某一行为的善恶时,要坚持动机支配行为,行为产生效果,通过效果检验动机的观点。既要看动机,又要看效果,联系动机看效果,透过效果看动机。

在医疗实践活动中,可以把各种不同的动机分为两类。一类叫医学动机,一类叫非医学动机。凡是符合医德原则的动机,称为医学动机。即以救死扶伤、全心全意为人民服务,为人民防病治病,保障人民健康为出发点的动机。反之,那种不符合医德原则的动机称为非医学动机。如谋取私利、追逐名誉地位、自以为是等。医务人员只应有医学动机。不应有非医学动机。

因此,我们在评价医务人员的职业行为时,既要看其行为的动机,也要看其行为的效果,在行为的过程中把动机与效果统一起来考察。只有这样,才能恰如其分地对医务人员的职业行为做出全面的公正评价。

2. 目的和手段的统一 目的就是医务人员通过各种职业活动所期望达到的目标。而手段则是为了实现目标而采取的各种措施、办法和途径。目的与手段是对立统一的,目的决定手段,手段服从目的。因此,我们在医学伦理评价中,不仅要看医务人员是否有正确的目的,而且还要看其是否选择了恰当的手段。

就临床而言,根据医学目的选择医疗手段,应遵循以下四条原则:①有效原则。作为临床应用的一切诊疗手段,包括新技术和新药的应用,如果未经严格的动物实验和临床实验证明是有效的,都不能使用。②最佳原则。选用的诊治手段应该是最佳的,一是疗效最佳;二是安全可靠、副作用最小。三是痛苦最小。四是费用最低。③一致原则。医务人员在选择治疗手段时只能从患者的利益出发,根据病情的实际,给予治疗。不能该治的不治,大病小治,小病大治,这些都是违反医德的。④社会原则。选择的治疗手段应考虑到社会的后果。

总之,医务人员的行为总是在一定动机、目的支持下采用相应手段进行的,并产生一定的行为效果,因此,在评价医务人员行为时,必须坚持依据动机与效果、目的与手段的辩证统一的观点。

三、医学伦理评价的方式

医学伦理评价要通过一定方式进行,最基本的评价方式有两种,即社会评价和自我评价。

(一) 社会评价

社会评价是一种外在的社会性评价力量,也是医德他律性的重要凭借,是调节医患之间,医务人员之间各方面关系的一种外在力量,是对医务人员的思想、行为施加影响和约束的重要手段。

1. 医德舆论 医德舆论是指医德的社会舆论。医德的社会舆论是指人们依据一定的医德原则和标准,对医务人员的职业行为所作的是否符合医德的一种议论。医德舆论是一种精神力量,也是医务人员与患者、社会关系的反映。医社会舆论在形式上可分为正式的医德社会舆论和非正式的医德社会舆论。前者是有领导的、有组织、有目的的形式，即由政府和相应社会组织的舆论工具，如广播、电视、网络、报刊、宣传栏等，通过宣传、赞扬和肯定一些行为，谴责和否定另一些行为。这种类型的医德舆论，其特点是权威性强、信息量大、覆盖面广、传播速度快。后者是人们按照一定的道德标准，对某一行为或事件发表的议论。这种舆论的特点，在内容上缺乏严格的系统性，比较分散等。以上两种社会舆论虽有不同的特点，但是，它们的实质都是一褒一贬的舆论。

医德的社会舆论在医德评价中具有特殊的作用。首先，它是社会对医疗职业行为提出的善恶判断和褒贬态度的表达方式。其次，它是向医学职业行为当事人和非当事人传递行为价值信息的重要手段，使当事人和非当事人关注医疗职业行为所带来的社会后果。再次，它具有一股无形的强制力，无形地控制和影响着医务人员的言行，具有很大的"威慑"作用。

当然，对社会舆论也要作具体分析。由于多种原因，有时高尚的医德行为会遭到有些人的非议；而恶劣的行为却受到赞扬或宽容。对此，医务人员应保持清醒的头脑，面对错误的舆论，应坚持正确的医德观念。

2. 医德传统　医德传统是医务人员在长期的医疗实践中形成稳定的、习以为常的医德行为方式。医德传统虽然是不成文的医德要求，但是由于流传久远、深入人心，所以具有相对的稳定性。

医德传统作为一种习惯势力，在医德评价中发挥着特殊的作用。首先，医德传统是医德原则和规范的补充。在医疗过程中，有些医德行为不能以明显的医德原则和规范为善恶尺度衡量的，都可以用医德传统标准加以评价。如人们通常以合俗不合俗来评价医务人员的职业行为。其次，医德传统在医德评价时，能简明可行，无须讲更多的道理。合乎医德传统的即为善，反之即为恶，具有特殊的褒贬力量。

医德传统具有两重性，这就是进步与落后的区别与对立。医德传统的落后部分，是推行新型医德的阻力。如为了查明死因，发展医学科学，进行病理解剖，本来是合乎医德的，但往往受到传统习俗的限制。对这种医德传统的落后部分应加以摒弃。对于进步的医德传统，则必须加以继承和发扬。因此，对于传统习俗的作用，要作具体分析。坚持发扬我国优良的医德传统，并在此基础上结合我国新时期的特点进行改造、补充和完善，使之成为社会主义的良好医德传统，以此来约束医务人员的职业行为。

3. 同行评价　同行评价，是在医疗实践活动中，医务人员对医疗行为的相互评价。在医德的社会评价方式中，同行评价具有特殊的价值与作用。医学专业知识外行一般无法从医疗技术的角度对医德行为进行评价，加之医学分科越来越细，内部分工和专业化程度越来越高，使具有相应专业知识和技术的医务人员的评价作用十分突出。

同行评价的主要作用首先是监督，在医德行为的实施过程中，从患者利益高于一切的原则出发，对同行的医疗行为进行监督，并按自己的标准去建议或影响同行的某种医德行为；其次是鼓励，在某种医德行为结束后，对同行符合医德标准的行为给予道义上或其他方面的鼓励；最后是批评。在某种医德行为结束后，对同行不符合医德标准的行为，提出批评。

（二）自我评价

是一种人们依据自身的道德信念对医疗行为的进行的自我道德判断。这种评价方式的主要特点是，个人既是道德评价的客体，又是道德评价的主体。医德的自我评价主要通过内心信念的评价实现。

医德信念，是医务人员发自内心地对医德义务的真诚信仰和强烈的责任感，是在医德实践中形成的医德认识、医德情感和医德意志的统一。医德信念对医务人员的道德行为具有选择和评价的作用，是医德评价的重要方式，是一种内在的、自觉进行的评价，是医务人员对自我进行善恶评价的力量。它是医德评价借以调整医务人员行为的内在基础，是医务人员对自己行为进行善恶判断的最直接的内在动力。

医德信念是通过道德良心来发挥作用的。人们常说，受到"良心的责备"，感到"非常内疚"，就是这种力量的作用。内心信念对于提高自己的道德判断能力，自觉履行道德义务，促使医德水平的提高。

医德信念具有深刻性和稳定性。内心信念的深刻性，就是指内心的道德信念不是因一时一事偶然发生的，它是对生活、工作乃至整个人生和社会反复思考的结果。内心信念的稳定性，就是指内心的道德信念一旦形成后，不会轻易改变，而是在相当长的时期内影响和支配着医务人员的言行。一个内心信念强烈的人，必定忠实于自己的事业，恪尽职守，不论在何种情况下，都自觉遵循医德，严格凭道德良心去做。即使无人知晓、无人监督，甚至在压力较大情况下，他也不会违背道德原则，做违背自己信念的事。

医德舆论、医德信念和医德传统三者是医德评价的不同方式,但是它们是相互联系而又相互补充的和相互促进的。医德舆论和医德传统是社会性的评价力量,是外在的因素;可强化和深化医德信念。医德信念是医务人员对自己行为的自我评价,是内在的力量;可提高和巩固医德舆论和医德传统的效果。

自我评价和社会评价作为道德评价的不同形式,各具特点,各有所长。社会评价是一种外在的力量和外来的制约。自我评价是内在的力量。我们在对医学活动进行道德评价时,应该让两种不同形式的评价方式共同作用、互相补充、彼此协调,以达到对医务人员和医疗单位行为、品质的公正、合理的评价。这两种方式的密切配合,对于提高医务人员道德水平,改善医德医风发挥更为重要的作用。

四、医学伦理评价的方法

医学伦理评价的方法,基本可分为两大类,即定性评价与定量评价。

(一) 医学伦理的定性评价

医学伦理定性评价,是指在一定范围、环境、条件或时限内,通过社会评价、组织评价、患者评价、同行评价、自我评价等多种形式,对医务人员的医德行为给予定性的评价。

1. 听取组织领导和社区群众的反映 有关单位和领导采取听取汇报、检查走访、征求意见、召开座谈会等方式,收集、整理有关信息做出评价,及时给予奖惩。

2. 听取患者意见 这是最直接、最具体、最普遍的一种医德评价方法,以患者的亲身感受,反映一个医疗单位或某一个医务人员的医德表现。通过广泛听取患者意见,使单位和医务人员充分了解患者评价,发现差距,弥补不足,进一步改进医德医风。但要注意的是少数患者的意见可能具有一定的片面性。

3. 听取同行的反映 由于医学的特殊性,同行评价往往能从专业的角度具体分析医务人员的医德行为,较真实、准确地反映单位和医务人员的医德状况。要注意防止个人成见和感情因素等的影响。

4. 其他方法 在定性评价中,还可以采用设立意见箱、举报电话,聘请医德医风监督员,请新闻媒体监督,走访患者等多种形式。

对定性评价信息,可以按照"很满意、满意、比较满意、不满意、很不满意、未表态"和"高尚、良好、一般、不良、低劣"等形式,进行统计处理,做出评价。

(二) 医学伦理的定量评价

医学伦理的定量评价,是指把医德所包含的具体内容加以量化,经过系统分析得出较为客观的评价结论。医学伦理定量评价具体内容通常是依据医疗单位和医务人员的服务思想、服务态度、敬业精神、遵章守纪情况、医疗技术水平等因素确定的。

(1) 四要素评价法即通过判定"德、能、勤、绩"四种要素进行的定量评价,为更好地进行评价,可以讲"德、能、勤、绩"进一步细化分解为若干子项。

(2) 百分制评分法即采用日常工作中常见的、最简单的、最容易操作的百分制的医德评价考核方法。

(3) 模糊综合评价法是以模糊数学为基础,针对评价对象在定性和定量上的模糊性,应用模糊关系合成的原理,根据多个评价因素对被评判事物隶属等级状况,进行综合评价的一种方法。

(4) 综合指数法是将反映评价对象的各项指标的数值差异,通过线性组合来构造综合指标而进行评价的一种方法。

【知识链接】

2007年12月,卫生部和国家中医药管理局联合下发了《关于建立医务人员医德考评制度的指导意见》,针对全国各级、各类医疗机构中的医务人员建立医德档案,并进行年度考评,以促进医德医风的改善。考评分为自我评价、科室评价、单位评价等三个步骤,每年进行一次。医疗机构要为每位医务人员建立医德档案,考证结果要进行公示,并与医务人员的晋职晋级、岗位聘用、绩效工资等直接挂钩。

> 医德考评结果分为四个等级:优秀、良好、一般、较差。考评的主要内容有救死扶伤,全心全意为人民服务;尊重患者的权利,为患者保守医疗秘密;对患者不分民族、性别、职业、地位、贫富都平等对待,不得歧视;文明礼貌,优质服务,构建和谐医患关系;遵纪守法,廉洁行医;因病施治,规范医疗服务行为;顾全大局,团结协作,和谐共事;严谨求实,努力提高专业技术水平。

第三节 医学伦理修养

医学伦理修养是医德活动的一种重要形式,是内在的、更高层次的医学伦理教育,是医学伦理教育由他律到自律的完成及其体现。加强医学伦理修养不仅是深化医学伦理教育的需要,而且也是医务人员树立正确人生观和完善人格的需要。

一、医学伦理修养概述

(一) 医学伦理修养的含义

医学伦理修养是医务人员在医德方面通过勤奋学习和刻苦实践以及经过长期医疗实践的磨炼,所达到的医德境界,包括在医疗实践中所形成的情操、举止、仪貌、品行等;是在医德意识、医德情感和医德意志等方面的自我教育和改造的成果。它包括两方面内容:一是医务人员按医德原则和规范所进行的意志的磨炼、医德践行的过程;二是指医务人员在医德实践中,经过长期努力所达到的医德水平和医德境界。医德修养的目的在于医务人员自身的品质的塑造。医德修养的实质是医务人员把医德原则和规范转化为内心信念的过程。自觉地开展善恶两种对立观念的斗争,择其善者而从之,择其不善者而改之。

(二) 医学伦理修养的意义

医务工作者的医德品质既离不开医学伦理德教育的作用,也离不开自身的修养。医学伦理修养是医学伦理教育赖于发生效果的内在因素。重视医学伦理修养对医务工作者来说,具有特殊的意义。

1. 医学伦理修养是培养医德素质的重要方法　一般地说,医德素质形成是一个长期、复杂的过程。在这个过程中,虽然外部环境、条件等因素对医德素质的培养有重要影响和作用,但归根到底这一过程的完成需要自己的努力,也就是说只有通过不断强化医学伦理修养,依靠主体自觉能动性的发挥,才能不断提高医德素质,达到医学道德的自觉,把自己培养成有高尚医德境界,为人民所满意的医务工作者。

2. 医学伦理修养对医务人员的医德评价能力、医德境界的不断提高有重要促进作用　医学伦理修养与医学伦理评价有密切关系,医学伦理评价的能力是医德修养中的重要因素,它决定着医务人员道德行为的选择和判断。所以在医疗实践中,医学伦理修养是通过医务人员的医学伦理评价的方式来实现的。而医学伦理修养的结果,往往又体现为医务人员的自我评价能力的提高,是推动医务人员实现更高医德境界的动力。因此,医学伦理修养无论作为医德锻炼的过程,还是作为医学伦理修养的结果,对于医务人员的医学伦理评价能力、医德境界的提高都有重要的促进作用。

3. 医学伦理修养是解决医德冲突的关键环节　医务人员的医学伦理修养和行为,只有在与他人、社会的许多利益关系中才能表现出来,而且只有在处理这些利害关系的实际活动中,才能不断地得到改善提高,达到修养的目的。医德修养其实质是医务人员按社会主义医德的基本原则和规范,自觉地同各种不良医德现象作斗争的过程。而且这种斗争往往不同于社会上的、外部的、其他形式的矛盾斗争,其解决的方式和途径也不一样。因此,医学伦理修养过程本身就是内在地包含不同医德观的冲突,并要不断地解决这种冲突的过程。医学伦理修养就是要不断加强医务人员自身修养,构筑医学职业道德的坚强防线。

4. 医学伦理修养是促使医务人员不断由医德他律向医德自律转化的重要途径　客观地讲,从我国的社会经济发展水平、医学职业道德的目标以及道德接受的角度看,医学道德对于广大医务工作者来讲,首先并不是"自律",而是"他律",都有一个从医德他律向医德自律转化的过程。在这个转化中,医务人员首要先将社会所规范和倡导的医德原则、理论、规范内化为自己的医德认识、情感、意志和信念,同时,在此基础上将获得的医德情感、意志、信念外化为医德实践,实现和展示医德的社会价值。这一过程单靠医学伦理教育、评价、监督等这些他律的外在形式是不够的,而具有自律特点的医学伦理修养是实现医德他律向医德自律转化的重要途径。

二、医学伦理修养的途径

(一) 医学伦理修养的根本途径是与医疗实践相结合

医务人员为了达到提高医德品质的目的,在医学伦理修养方面,还必须遵循正确的途径。从根本上说,医学实践是医学伦理修养的根本途径。

1. 医学实践是医学伦理修养的基础 医德是调整医学领域中人与人之间的利益关系的准则。如果离开了医学实践,医务人员的医德行为就无从表现,也就无法对医务人员的行为进行善恶的判断,当然也就谈不上医学伦理修养的必要性。这样也就无法有效地培养和提高自己的医德品质。可见,脱离医学实践,医学伦理修养就成了一句空话。

2. 医学实践是检验医学伦理修养的标准 医学伦理本身就具有知行统一的特点,医学伦理修养同样也不能脱离医学实践。医务人员的医学伦理修养的效果如何,只有通过医学实践来对照检查,改正和克服自己不符合医德原则和规范的言行,从而不断地加强医学伦理修养,提高自己的医德水平。

3. 医德实践是促进医学伦理修养提高的动力 当前,随着社会主义市场经济的发展、医学的发展和卫生事业改革的深入,不断地给医学伦理提出了许多新的要求。这就需要医务人员及时地把握这些要求,通过加强自身的医学伦理修养来适应变化了的医学实践。此外,医务人员的良好医德品质形成,是不可能一蹴而就的,这就决定医学伦理修养必然是一个长期的实践过程。只有在实践中不断地进行修养,才能使自己的医德品质得到提高。

4. 医德实践是医学伦理修养的目的和归宿 医学伦理修养本身并不是目的,而是提高医务人员医德品质的手段。医务人员之所以进行医德修养,要具备良好的医德品质,归根到底是为了在医疗实践中更好地为患者服务、为医学的发展和社会进步服务。所以医德实践既是医学伦理修养的目的,也是医学伦理修养的归宿。

(二) 医学伦理修养的方法

医学伦理修养除了有正确的途径外,还必须有科学的方法。

1. 躬亲实践的医学伦理修养方法 躬亲实践是指医学伦理修养要在实践中进行。这是医学伦理修养的根本方法。医学伦理修养之所以能够培养和提高医务人员的医德品质,就在于医学伦理不是单纯的内心体验,而是在医学实践中改造主观世界来指导思想自己的行为。医务人员只有在医学实践中,进行自我教育、自我改造,才能提高医德水平;而医学伦理修养的成果也只有服务于医学实践,才是有价值的。具体来说,医务人员在医学伦理修养中应该做到:

第一,学习理论,提高认识。医务人员要正确地进行医学伦理修养,就必须要学习和掌握医德的理论知识,这是进行医学伦理德修养的前提,也是进行实践的基础。医务人员只有掌握了医德理论,才有明辨善恶的能力;否则,连善恶行为都无法区分,那更谈不上自觉地尽心医学伦理修养了。

第二,学习榜样,吸取力量。先进模范人物是时代的代表,我们这时代的先进模范人物是社会主义的先进代表,也是人民群众身边的最有说服力的学习榜样。在医疗卫生战线中这样的先进模范人物是很多的,他们的先进事迹感人至深。他们不仅是医务人员学习的榜样,也是全国人民学习的榜样。作为医务人员,我们应该向他们学习,要在自己的工作中加强医德修养,为我国的医疗卫生事业做出自己应有的贡献。

【知识链接】

林巧稚(1901—1983),医学家、中国妇产科学的主要开拓者之一。她是北京协和医院第一位中国籍妇产科主任及首届中国科学院唯一的女学部委员(院士)。林巧稚一生亲自接生了5万多婴儿,是中国现代妇产科学的奠基人之一。

> 一个怀第一胎的妇女,子宫颈口发生病变,许多专家都诊断为宫颈癌,认为需做切除手术,如此胎儿就保不住了,夫妻俩十分伤心。林巧稚医生经过查资料,与病理科反复核对,认真思考,终于做出暂不手术的决定。有人劝林医生"何必为一个普通患者冒这么大的风险?"她说:"切除孕妇的子宫是不能重复的实验,我的责任就是要对患者负责。只能治好病,而不能给患者带来不幸。"后经过数月的观察和必要的防止措施,婴儿平安降生,产妇宫颈口病变也消失了,林巧稚医生深有感触地对同事们说:"有时开了刀,治好了他的病,但他并不快乐,因为他得到了生命,却失去了幸福。医生不仅是要治病,而且要关心患者的幸福。"

第三,反躬内省,自觉改造。医务人员要长期地反复进行"内省",这是高尚医德的一种表现形式,也是培养良好医德品质的重要方法。古人有云:"人非圣贤,孰能无过?"医务人员在医学实践中,也难免出现这样或那样的失误。因此,要经常地反省和检查自己的思想、行为是否符合医德要求,自觉地改正错误。这就是"内省"。同时,医务人员还应该借助外部的信息,包括医德舆论、他人的评价来检查自己的行为,好的行为应坚持,错误的行为要勇于修正。只有这样,才能很好地进行自我修养,培养自己高尚的医德品质。

2. "慎独"的医德修养方法 "慎独"既是一种医德境界,也是一种医德修养的方法。"慎独"是我国伦理学特有的范畴。儒家在《礼记·中庸》中就有:"莫见乎隐,莫显乎微,故君子慎其独也。"认为,不要以为事情做得隐蔽,没人看见,也不要以为事情太小,不引人注目,就可以放松对自己的要求。这里作为医德修养的途径和方法,是指医务人员单独与患者接触,无人监督,有做各种不道德事情的可能时,仍然能够遵守医德原则和规范,不做任何损害患者的不道德的行为。"慎独",既是一种医德境界也是一种医德修养的方法,但它在医德修养中尤为重要,这是由于医学实践的特点决定的。这就要求医务人员只有加强医德修养,才能达到"慎独"的医德境界。

医务人员要做到"慎独",应做到以下四点:第一,要有坚定的社会主义医德信念。医务人员必须要有坚定的社会主义医德的信念,这个信念是支配医务人员行为的力量,是衡量当代医务人员行为的标尺。社会主义医务人员应在医疗卫生工作的实践中,树立坚定的社会主义医德信念,并以此信念和社会主义的医德原则和规范来调控自己的职业行为。第二,要在"隐"和"微"的地方下工夫。要求医务人员在别人看不见和无人监督的地方,也要自觉地按医德的原则和规范约束自己的行为。勿以善小而不为,勿以恶小而为之。要从大处着眼,小处入手,坚持不懈地进行医学伦理修养。第三,要敢于承担风险。对于医务人员来说,做到"慎独"不仅要求在无人监督的时候不做不道德事情,而且还表现在医疗卫生工作实践中要敢于承担风险。特别是在抢救患者时要坚决果断、敢于负责任。第四,要经过长期艰苦的锻炼才能达到。"慎独"是一种境界,它不是一朝一夕就能达到的,这需要医务人员经过长期艰苦努力才能达到的。社会是不断进步、医学科学是不断发展的,人们对医德的要求也会不断发展,这就决定了医务人员的医学伦理修养是一个无止境的过程。

总之,医务人员要在医疗卫生实践中,不断地进行医学伦理修养,努力达到"慎独",把自己培养成一个医德高尚的人。

【思考题】
1. 简述医学伦理评价的三种方式。
2. 如何理解动机与效果、目的与手段的辩证关系?
3. 简述医学伦理教育的含义、过程及其作用。
4. 简述医学伦理修养的根本途径和方法。

(董 峻 张文英)

参考文献

白剑峰. 2007. 谁在妖魔化医生. 北京:中国协和医科大学出版社
曹永福. 2012. "柳叶刀"的伦理. 南京:东南大学出版社
车龙浩. 2010. 医学伦理学. 北京:高等教育出版社
陈晓阳,曹永福. 2010. 医学伦理学. 北京:人民卫生出版社
陈晓阳,王云岭,曹永福. 2009. 人文医学. 北京:人民卫生出版社
杜治政. 2000. 医学伦理学新探. 郑州:河南医科大学出版社
杜治政. 2009. 守住医学的疆界. 北京:中国协和医科大学出版社
樊民胜,张金钟. 2009. 医学伦理学. 北京:中国中医药出版社
冯泽永. 2012. 医学伦理学. 第3版. 北京:科学出版社
高崇明,张爱琴. 2004. 生物伦理学十五讲. 北京:北京大学出版社
郭照江. 2004. 医学伦理学. 西安:第四军医大学出版社
况成云,兰明银,张昌军. 2008. 医学伦理学. 北京:人民卫生出版社
李本富. 2007. 医学伦理学十五讲. 北京:北京大学出版社
李本富. 2010. 医学伦理学. 第2版. 北京:北京大学医学出版社
刘俊荣. 2008. 护理伦理学. 北京:人民卫生出版社
秦玉明. 2010. 医学伦理学. 济南:山东人民出版社
丘祥兴,孙福川. 2008. 医学伦理学. 北京:人民卫生出版社
邱仁宗. 2010. 生命伦理学. 北京:中国人民大学出版社
沈铭贤. 2003. 生命伦理学. 北京:高等教育出版社
施永兴,王光荣. 2009. 缓和医学理论与生命关怀实践. 上海:上海科学普及出版社
孙慕义,徐道喜,邵永生. 2003. 新生命伦理学. 南京:东南大学出版社
孙慕义. 2008. 医学伦理学. 第2版. 北京:高等教育出版社
王海明. 2008. 新伦理学. 北京:商务印书馆
王明旭. 2008. 医患关系学. 北京:科学出版社
王明旭. 2010. 医学伦理学. 北京:人民卫生出版社
王一方. 2006. 医学人文十五讲. 北京:北京大学出版社
吴素香. 2009. 医学伦理学. 第3版. 广州:广东高等教育出版社
伍天章. 2008. 医学伦理学. 北京:高等教育出版社
奚红. 2008. 医学伦理学. 北京:中国中医药出版社
尹梅. 2012. 护理伦理学. 第2版. 北京:人民卫生出版社
袁俊平,谷桂菊. 2007. 医学伦理学. 北京:科学出版社
袁俊平,景汇泉. 2012. 医学伦理学. 案例版第2版. 北京:科学出版社
翟晓梅,邱仁宗. 2005. 生命伦理学导论. 北京:清华大学出版社
张大庆. 2007. 医学史十五讲. 北京:北京大学出版社
张金钟,王晓燕. 2010. 医学伦理学. 第2版. 北京:北京大学医学出版社
张树峰,刘云章,张卫东. 2007. 医学伦理学. 石家庄:河北人民出版社
张树峰. 2007. 医学伦理学要点、案例与习题. 北京:人民军医出版社
赵增福. 2007. 医学伦理学. 北京:高等教育出版社
朱贻庭. 2004. 伦理学小辞典. 上海:上海辞书出版社
(美)恩格尔哈特 HT. 2006. 生命伦理学基础. 范瑞平译. 北京:北京大学出版社
(美)亨利·欧内斯特·西格里斯特. 2009. 疾病的文化史. 秦传安译. 北京:中央编译出版社
(美)威廉·科克汉姆. 2005. 医学社会学. 第9版. 北京:北京大学出版社
Beduchamp IL & Childress JF. 1979. Principles of Biomedical Ethics. Oxford:Oxford University Press

附　录

一、古代中外医德文献

（一）大医精诚

张湛曰：夫经方之难精，由来尚矣。今病有内同而外异，亦有内异而外同，故五脏六腑之盈虚，血脉营卫之通塞，固非耳目之所察，必先诊候以审之。而寸口关尺有浮沉弦紧之乱，腧穴流注有高下浅深之差，肌肤筋骨有厚薄刚柔之异，唯用心精微者，始可与言于兹矣。今以至精至微之事，求之于至粗至浅之思，岂不殆哉！若盈而益之、虚而损之、通而彻之、塞而壅之、寒而冷之、热而温之，是重加其疾而望其生，吾见其死矣。故医方卜筮，艺能之难精者也。既非神授，何以得其幽微？世有愚者，读方三年，便谓天下无病可治；及治病三年，乃知天下无方可用。故学者必须博极医源，精勤不倦，不得道听途说，而言医道已了，深自误哉。

凡大医治病，必当安神定志，无欲无求，先发大慈恻隐之心，誓愿普救含灵之苦。若有疾厄来求救者，不得问其贵贱贫富，长幼妍媸，怨亲善友，华夷愚智，普同一等，皆如至亲之想。亦不得瞻前顾后，自虑吉凶，护惜身命。见彼苦恼，若己有之，深心凄怆。勿避崄巇、昼夜寒暑、饥渴疲劳，一心赴救，无作工夫形迹之心。如此可为苍生大医，反此则是含灵巨贼。自古名贤治病，多用生命以济危急，虽曰贱畜贵人，至于爱命，人畜一也，损彼益己，物情同患，况于人乎。夫杀生求生，去生更远。吾今此方，所以不用生命为药者，良由此也。其虻虫、水蛭之属，市有先死者，则市而用之，不在此例。只如鸡卵一物，以其混沌未分，必有大段要急之处，不得已隐忍而用之。能不用者，斯为大哲亦所不及也。其有患疮痍下痢，臭秽不可瞻视，人所恶见者，但发惭愧、凄怜、忧恤之意，不得起一念蒂芥之心，是吾之志也。

夫大医之体，欲得澄神内视，望之俨然。宽裕汪汪，不皎不昧，省病诊疾，至意深心。详察形候，纤毫勿失。处判针药，无得参差。虽曰病宜速救，要须临事不惑。唯当审谛覃思，不得于性命之上，率尔自逞俊快，邀射名誉，甚不仁矣。又到病家，纵绮罗满目，勿左右顾眄；丝竹凑耳，无得似有所娱；珍羞迭荐，食如无味；醽醁兼陈，看有若无。所以尔者，夫一人向隅，满堂不乐，而况病人苦楚，不离斯须，而医者安然欢娱，傲然自得，兹乃人神之所共耻，至人之所不为，斯盖医之本意也。

夫为医之法，不得多语调笑，谈谑喧哗，道说是非，议论人物，炫耀声名，訾毁诸医，自矜己德。偶然治瘥一病，则昂头戴面，而有自许之貌，谓天下无双，此医人之膏肓也。老君曰：人行阳德，人自报之；人行阴德，鬼神报之。人行阳恶，人自报之；人行阴恶，鬼神害之。寻此二途，阴阳报施岂诬也哉。

所以医人不得恃己所长，专心经略财物，但作救苦之心，于冥运道中，自感多福者耳。又不得以彼富贵，处以珍贵之药，令彼难求，自炫功能，谅非忠恕之道。志存救济，故亦曲碎论之，学者不可耻言之鄙俚也。

（二）医家五戒十要

一戒：凡病家大小贫富人等，请观者便可往之，勿得迟延厌弃，欲往机时不往，不为平易。药金毋论轻重有无，当尽量一例施与，自然阴骘日增，无伤方寸。

二戒：凡视妇人及孀尼僧人等，必候侍者在旁，然后入房诊视，倘旁无伴，不可自看。假有不便之患，更宜真诚窥睹，虽对内人不可读，此因闺阃故也。

三戒：不得出脱病家珠珀珍贵等药送病家合药，以虚存假换，如果该用，令彼自制入之。倘服不效，自无疑谤，亦不得称赞彼家特色之好，凡此等非君子也。

四戒：凡救世者，不可行乐登山，携酒游玩，又不可非时离去家中。凡有抱病至者，必当亲视用意发药，又要依经写出药帖，必不可杜撰药方，受人驳问。

五戒：凡娼妓及私伙家请看，亦当正己视如良家子女，不可他意见戏，以取不正，视毕便回。贫窘者药金可璧，看回只可与药，不可再去，以希邪淫之报。

一要：先知儒理，然后方知医理，或内或外，勤读先古明医确论之书，须旦夕手不释卷，一一参明融化机变，印之在心，慧之于目，凡临证时自无差谬矣。

二要：选买药品，必遵雷公炮炙，药有依方修合者，又有因病随时加减者，汤散宜近备，丸丹须预制，常药愈久愈灵，钱药越陈越异，药不吝珍，终久必济。

三要：凡乡进同道之士，不可生轻侮傲慢之心，切要谦和谨慎，年尊者恭敬之，有学者师事之，骄傲者逊让之，不及者荐拔之，如此自无谤怨，信和为贵也。

四要：治家与治病同，人之不惜元气，斫丧太过，百病生焉，轻则支离身体，重则丧命。治家若固根本而奢华，费用太过，轻则无积，重则贫窘。

五要：人之受命于天，不可负天之命。凡欲进取，当知彼心顺否，体认天道顺逆，凡顺取，人缘相庆，逆取，子孙不吉。为人何不轻利远害，以防还报之业也？

六要：里中亲友情，除婚丧疾病庆贺外，其余家务，至于馈送往来之礼，不可求奇好胜。凡飨只可一鱼一菜，一则省费，二则惜禄，谓广求不如俭用。

七要：贫困之家及游食僧道衙门差役人等，凡来看病，不可要他药钱，只当奉药。再遇贫难者，当量力微赠，方为仁术。不然有药而无伙食者，命亦难保也。

八要：凡有所蓄，随其大小，便当置买产业以为根本，不可收买玩器及不紧物件，浪费钱财。又不可做银会酒会，有妨生意，必当一例禁之，自绝谤怨。

九要：凡室中所用各样物具，俱要精备齐整，不得临时缺少。又古今前贤书籍，及近时明公新刊医理词说，必寻参看以资学问，此诚为医家之本务也。

十要：凡奉官衙所请，必要速去，无得怠缓，要诚意恭敬，告明病源，开具方药。病愈之后，不得图求扁礼，亦不得言说民情，至生罪戾。闲不近公，自当守法。

（三）希波克拉底誓言

仰赖医神阿波罗，埃斯克雷彼斯及天地诸神为证，鄙人敬谨宣誓，愿以自身能力及判断所及，遵守此约。凡授我艺者敬之如父母，作为终身同世伴侣，彼有急需我接济之。视彼儿女，犹我弟兄，如欲授业，当免费并无条件传授之。凡我所知，无论口授书传，俱传之吾子、吾师之子及发誓遵守此约之生徒，此外不传与他人。

我愿尽余之能力及判断力所及，遵守为病家谋利益之信条，并检束一切堕落及害人行为，我不得将危害药品给予他人，并不作此项之指导，虽然人请求亦必不与人，尤不为妇人施堕胎手术。我愿以此纯洁与神圣之精神，终身执行我职务。凡患结石者，我不施手术，此则有待于专家为之。

无论至何处，遇男或女、贵人及奴婢，我之唯一目的，为病家谋幸福，并检点吾身，不作各种害人及恶劣行为，尤不作诱奸之事。凡我所见所闻，无论有无业务关系，我认为应守秘密者，我愿保守秘密。倘使我严守上述誓言时，请求神祇让我生命与医术能得无上光荣，我苟违誓，天地鬼神共殛之。

（四）迈蒙尼提斯祷文

永生之上天既命予善顾世人之生命之康健，惟愿予爱护医道之心策予前进，无时或已，毋令贪欲、吝念、虚荣，名利侵扰予怀，盖此种种胥属真理与慈善之敌，足以使予受其诱惑而忘却为人类谋幸福之高尚目标。

愿吾视病人如受难之同胞。

愿天赐予以精力、时间与机会，博得学业日进，见闻日广，盖细也无涯，渴褐日积，方成江河。且世间医术日新，觉今是而昨非，至明日又悟今日之非矣。

神乎，汝既命予善视世人之生死，则予谨以此身许职。于今为予之职业祷告上天：

事功艰且巨，愿神全我功。愿绝名利心，服务一念诚。若无神佑助，人力每有穷。神请求体健，尽力医病人。启我爱医术，复爱世间人。无分与憎，不问富与贫。存心好名利，真理日沉沦。凡诸疾病者，一视如同仁。

二、近现代中外医德规范

（一）胡弗兰德医德十二箴

1. 医生活着不是为了自己，而是为了他人，这是医生的职业性质。把名誉或金钱作为自己追求的目标是医生的悲哀。为了挽救同胞的生命和健康，他必须随时准备着牺牲自己的睡眠、利益和舒适，甚至更重要的东西。

医生对待所有事物的一个基本法则是："规范所有的行为，旨在尽可能实现职业的最高目标，该目标是救死扶伤、治病救人和减少痛苦。"

2. 行医过程中，医生所考虑的只是人，无论富人和穷人、地位高的和地位低的都应一视同仁。拿着一把金子的有钱人和说不出什么话、也给不出什么财富但流着感恩的泪水不断说着永远感谢的话的穷人，面对这两者，你要的是哪一个？

3. 在医疗实践中，医生必须保持最大的注意力、拥有最精确的技术和最大的责任心。他不能只是肤浅行事，而应该带着研究和求知的心理行医。他决不能把病人看作手段，而应把病人看作是行医的目的；也不能把病人看作是实验的对象或者仅仅是工作的对象，而应把他看成是一个人——这一自然界的最高范畴。

诚然，医生的缺点很少能够被摆在世人面前，也不能受到法庭的惩罚，因为这种惩罚需要绝对的证据，而这几乎是无法获得的。然而，最实实在在、最令人敬畏的法庭却在等着他——那就是他的良心——在这里没有任何托辞、辩解或者牢骚可以保护他，只有纯洁、坦荡的心灵以及竭尽自己的所能、所知来挽救病人的信念可以赦免他。他必须记住：轻浮、悠闲或者任何个人的考虑，或者相对于前者所为表现较好的一名医生，偏爱某一个系统或者某项实验，这些都不能让他玩忽职守；因为那时，内心的法官是不会保持沉默的。

4. 但是只有技术和艺术是不够的，他必须特别注意自己的行为。正是他的行为把他推荐给公众，让公众信任他、承认他。因为大多数人都没有能力对他的学科发表意见,所以人们很自然地就按照他的行为来衡量他的能力。光凭行为这一点,一个并无多少过人之处的医生也可以成为大众的宠儿,而没有了它,即使技术最娴熟的医生也不会被人注意和赏识。

这种行为的主要特征应该是:具备自信心,温文尔雅又不失尊严,端庄而不造作,快乐但不滑稽,需严肃时则严肃;遇小事彬彬有礼、表现宽容,遇大事且需要保持坚定立场时则坚定不移;富有同情心,表现热情,对信仰有充分的考虑;不沉默寡言,也不油嘴滑舌,不传播小道消息,对病人充分关心,注意到每一个细节,仔细检查病人,甚至观察其周围的人,既不古怪也不低俗,既不纨绔浮夸也不迂腐卖弄,任何事情都保持中立;尤其不能感情用事或者怒火中烧,而是冷静沉着、谨慎周到,因为从容镇定才能带来病人的信任。年轻的从业者们,尤其是刚刚加入到这个行业中来的,常有一个共同的缺点,不管是通过奇装异服或者奇思异想,还是通过似非而是的话和奇思妙想,甚至是通过平庸的医术,他们的努力主要是为了引起轰动。

5. 当白天的喧嚣沉寂下来、寂静的夜晚引起反思时,医生可以拿出几个小时冷静地思考一下自己的病人,记录下病史中最关键的地方以及病史中出现的变化,记录下他对疾病产生、治疗的一些看法以及开过的处方,再次完整地思量整个病情。没有一个夜晚可以不做这样的事情,这就为他的工作指出了重点。在黑夜的寂静中,很多事情会以与白天不同的方式来出现;他的头脑中可能会产生新的启示和灵感,而这些启示和灵感在喧闹的白天是根本找不到的。

此外,夜晚的沉思还有一个益处——可以获得我们所掌握的病史的完整资料——这是经验财富,这些对今后一定会产生重要的指导意义,同时通过对比我们在处理意见和方法上的一系列变化而使我们受到启发;——尚且不提由此带来的对病人治疗上的极大效用,这些都可以起到准确说明病人健康状况、疾病以及在这样、那样的病例中证明有特效的药物的作用——这点是特别重要的。

6. 我们什么时候才不再把我们的信任建立在病房里是否出现了医生的身影上,并且不再通过他查房的次数来评判他对病人的关心程度呢?这种仅仅是走过场地露一面和走马观花式的查房,不管重复多少次,都不会提高治疗效果;并且,恰当说来,这只不过表示根据疾病的严重程度给与重视——尊重——罢了。查房必须要有思考、全心投入并且停留足够的时间。医生不能只是身体在病房,还需要心也在病房;他必须把注意力集中于病人并认真检查。一次这样的查房抵得上多次、但次次仓促的查房。

7. 对被宣布患上不治之症的病人,延长他们的生命、减轻他们的痛苦也是医生的职责和美德。那些变得厌烦或者懒惰的、病人没有治愈希望时忽视或者放弃病人的医生们,该受到多么大的责备啊!诚然,艺术家的兴趣可能要被磨灭掉了;但是人性必须在,甚至要增加。真的,那些在无尽的痛苦、忧伤和绝望中煎熬的不幸的人比起那些因为有痊愈的希望而苦痛减轻的人更值得我们同情。对于每一个慷慨的人来说,在这种情形下,让生命能够延续、给死者一线生的希望,在不能救治的情况下至少给予病人一些安慰,这些都是很自然的同情行为。

医疗行为可以缩短病人的生命,医生的言谈或举止也可以缩短病人的生命。因此,医生必须小心地保护病人心中那点生的希望和勇气,从有利的角度去解释病情,隐瞒所有的危险,病情越严重就越要表现出欢快的表情;尽管可能有怀疑之处,也不能表露出不确定和犹豫的迹象。

8. 只要不会对最终的结果带来损害,医生必须使用廉价的而不是昂贵的药物。对穷困的人来说,忽略这一点并在拯救他们生命的同时夺走他们赖以生存的生活手段是很残忍的。

9. 公众舆论对医生来说比对任何人都重要。诚然,出众的才华和轰轰烈烈的成功会左右公众舆论并使一个医生成名,即使大家都不喜欢他也没关系。但是这些情况是例外。通常大部分情况是这样的:年轻的医生逐渐赢得了公众的喜爱,他们很可能因此而把人世间最崇高的东西——生命和健康——托付给他。

对一个年轻医生来说,俏皮和嘲讽都是危险的才能。大多数人宁愿求助于一个能力一般的人,也不去找一个爱挖苦别人和自作聪明的人。严守秘密是医生首要的和必不可少的品质之一。他不仅应该避免轻率,而且应该避免显得很轻率;因此,他必须尽可能少地谈论别的病人,回答关于别人的问题时要简短、模糊,绝不去涉及家庭生活的细节。最要紧的是,医生不应落下赌徒、酒鬼或者浪子的名声,因为这些习惯与他的职业完全相悖,必然会使他失去公众的信任。

10. 最重要的是互相尊重,如不可能,至少要让宽容作为主要的行为准则。没有比评判别人更困难的事了;而且没有哪个行业像从医过程中判断别人那样困难。因此,如果听到医生们苛刻、刺耳、轻蔑地判断自己的同事或者揭露同事的缺点并试图通过贬低他人来抬高自己时,公众会感到厌恶,这是不可原谅的,因为医生们了解行医和做出判断时的难度。

贬低同事的人也贬低了他自己和他的行业。首先,公众对医生的缺点越熟悉,医生就会变得越可鄙和可疑,这种暴露就越会损害信任感;对全体从医人员的信任被削弱了,那么其中的每一份子,包括责备别人的人在内,就会失去一份公众对自己的信任。此外,这样的行为与道德和宗教的原则相违背,这些原则要求我们不要暴露别人的缺点,而是要忽略和原谅别人的缺点。在明智之士看来,贬低别人的人在人格上会比他尽力去贬低的人更低下。

11. 参加会诊的人不要太多,两位、最多三位医生就够了;每位参加会诊的医生必须永远遵循这个原则,即只考虑病人的健康。为了这个目的,他必须完全牺牲个人情感,好让自己全部的精力集中于一个共同的目标。如果医生们会诊中这样来做,就永远不会有游弋不定、有诽谤性的场面和误解;那么会诊也就会对病人有益。

12. 当病人离开他的主管医生而找到另一位医生秘密问诊时,由于他想给自己的行为找个理由,常常是他会说前任医生的坏话。一个诚实的医生应意识到,如果支持病人的这种行为并认为用过的治疗方法有误,这对自己的同事是不公平的。他应反驳这样的要求,并巧妙地告诉这样的病人,不去咨询病人的主管医生、也不去了解他所采用的治疗计划,就对病人做出判断并给出建议是轻率的也是不可能的。但是如果他确信病人被误诊——救治病人是行医的最高目标——不管出于什么政治考虑或者学术考虑，这一目标必然战胜一切想法。必须实现上述目标，紧急情况下，医生无需进一步咨询，必须马上做出良心和职责要求他做的事情。

（二）世界医学协会医学伦理国际守则

医师的基本职责

医师应总是做出独立的专业判断和保持最高的专业操行。

医师应尊重有行为能力的患者接受和拒绝治疗的权利。

医师应不允许个人私利或不公平的歧视影响他或她的专业判断。

医师应极尽专业所能和道德独立，致力于提供力所能及的医学服务，富有同情心和尊重患者的人性尊严。

医师应真诚地处理与患者和同事的关系。对于缺乏职业道德、不能胜任或欺诈患者的医生向有关当局举报。

给人治病，除了正当的专业收费之外，不收取任何患者的分外诊金。

医师应尊重患者、同事和其他健康专业人员的权利和偏好。

医师应认识到他或她在教育公众方面的重要角色，但应该谨慎使用通过非专业渠道公布的发现、新技术或治疗措施。

医师应只能证经过本人核实的事情。

医师应努力通过最好的方式使用卫生保健资源有利于患者和他们的社区。

医师如果精神或身体患病，应寻求适当的照护或关照。

医师应尊重当地或本国的伦理守则。

医师对患者的职责

医师应牢记有义务尊重人类生命。

医师应为患者的最大利益而提供医疗照顾。

医师应将自己完全的忠心和可用的科技资源归功于他或她的患者。不论何时诊断或治疗超出医师的能力，他或她应咨询或参考另外拥有这种能力的医师。

医师应尊重患者保密的权利。如下是合乎伦理的：当患者同意时透露机密性信息；当有真正的或即时伤害患者或其他人的威胁，而且这种威胁只能通过破坏这种秘密才能消除。

医师出于人道职责而应进行紧急医疗救助，除非他或她确定其他医师愿意和有能力给予这种救助。

当代理第三方的情况，医师需要患者对这种情况完全了解。

医师不应跟他或她的当前患者发生性关系，或保持其他虐待或剥削关系。

医师对同事的责任

医师应像同事对待自己一样对待他或她。

医师不应为了吸引患者而破坏同事的医患关系。

当诊疗需要时，医师应跟同事沟通，照护同样的患者。沟通应尊重患者的秘密和局限于必要的信息。

（三）中国医师宣言

健康是人全面发展的基础。作为健康的守护者，医师应遵循患者利益至上的基本原则，弘扬人道主义的职业精神，恪守预防为主和救死扶伤的社会责任。我们深知，医学知识和技术的局限性与人类生命的有限性是我们所面临的永久难题。我们应以人为本、敬畏生命、善待患者，自觉维护医学职业的真诚、高尚与荣耀，努力担当社会赋予的增进人类健康的崇高职责。为此，我们承诺：

平等仁爱。坚守医乃仁术的宗旨和济世救人的使命。关爱患者，无论患者民族、性别、贫富、宗教信仰和社会地位如何，一视同仁。

患者至上。尊重患者的权利，维护患者的利益。尊重患者及其家属在充分知情条件下对诊疗决策的决定权。

真诚守信。诚实正直，实事求是，敢于担当救治风险。有效沟通，使患者知晓医疗风险，不因其他因素隐瞒或诱导患者，保守患者私密。

精进审慎。积极创新，探索促进健康与防治疾病的理论和方法。宽厚包容，博采众长，发扬协作与团队精神。严格遵循临床诊疗规范，审慎行医，避免疏忽和草率。

廉洁公正。保持清正廉洁，勿用非礼之心，不取不义之财。正确处理各种利益关系，努力消除不利于医疗公平的各种障碍。充分利用有限的医疗资源，为患者提供有效适宜的医疗保健服务。

终生学习。持续追踪现代医学进展，不断更新医学知识和理念，努力提高医疗质量。保证医学知识的科学性和医疗技术应用的合理性，反对伪科学，积极向社会传播正确的健康知识。

守护健康、促进和谐，是中国医师担负的神圣使命。我们不仅收获职业的成功，还将收获职业的幸福。我们坚信，我们的承诺将铸就医学职业的崇高与至善，确保人类的尊严与安康。

(四) 中华人民共和国医学生誓词

(1991年中华人民共和国国家教委高等教育司颁布)

健康所系,性命相托。

当我步入神圣医学学府的时刻,谨庄严宣誓:

我志愿献身医学,热爱祖国,忠于人民,恪守医德,尊师守纪,刻苦钻研,孜孜不倦,精益求精,全面发展。我决心竭尽全力除人类之病痛,助健康之完美,维护医术的圣洁和荣誉。救死扶伤,不辞艰辛,执著追求,为祖国医药卫生事业的发展和人类身心健康奋斗终生。

(五) 涉及人体受试者医学研究伦理原则《赫尔辛基宣言》

《赫尔辛基宣言》在第18届世界医学协会联合大会(赫尔辛基,芬兰,1964年6月)通过,并在下列联合大会中进行了修订:

第29届世界医学协会联合大会,东京,日本,1975年10月;

第35届世界医学协会联合大会,威尼斯,意大利,1983年10月;

第41届世界医学协会联合大会,香港,中国,1989年9月;

第48届世界医学协会联合大会,西萨摩塞特,南非,1996年10月;

第52届世界医学协会联合大会,爱丁堡,苏格兰,2000年10月;

第59届世界医学协会联合大会,首尔,韩国,2008年10月。

前言

1. 世界医学会(WMA)制定《赫尔辛基宣言》(以下简称《宣言》),是关于涉及人类受试者的医学研究,包括对可确定的人体材料和数据的研究,有关伦理原则的一项声明。《宣言》应整体阅读,其每一段落应在顾及所有其他相关段落到情况下方可运用。

2. 尽管《宣言》主要针对医生,世界医学会鼓励涉及人类受试者的医学研究的其他参与者接受这些原则。

3. 促进和保护患者的健康,包括那些参与医学研究的患者,是医生的责任。医生的知识和良心奉献于实现这一责任。

4. 世界医学会的《日内瓦宣言》用下列词语约束医生,"我患者的健康为我最首先要考虑的,"《国际医学伦理标准》宣告,"医生在提供医护时应从患者的最佳利益出发。"

5. 医学进步是以最终必须包括涉及人类受试者的研究为基础的。应为那些在医学研究没有涉及的人口提供机会,使他们参与到研究之中。

6. 在涉及人类受试者的医学研究中,个体研究受试者的福利必须高于所有其他利益。

7. 涉及人类受试者的医学研究的基本目的,是了解疾病起因、发展和影响,并改进预防、诊断和治疗干预措施(方法、操作和治疗)。即使对当前最佳干预措施也必须不断通过研究,对其安全、效力、功效、可及性和质量给予评估。

8. 在医学实践和医学研究中,大多干预措施具有危险,会造成负担。

9. 医学研究要符合促进尊重所有人类受试者,保护他们健康和权利的伦理标准。一些研究涉及的人口尤其脆弱,需要特别保护。这包括那些自己不能给予或拒绝同意见的人口和那些有可能被强迫或受到不正当影响的人口。

10. 医生在开展涉及人类受试者的研究时应不仅考虑本国的伦理的、法律的和规定的规范和标准,也要考虑适用的国际规范和标准。国家的伦理的、法律的和规定的要求不应减少或排除本《宣言》制定的对研究受试者的任何保护条款。

所有医学研究适用的原则

11. 参与医学研究的医生有责任保护研究受试者的生命、健康、尊严、公正、自我决定的权利、隐私和个人信息的保密。

12. 涉及人类受试者的医学研究应符合普遍认可的科学原则,以对科学文献、其他适宜信息、足够实验信息和适宜动物试验信息的充分了解为基础。试验用动物的福利应给予尊重。

13. 开展有可能损害环境的试验时应适当谨慎。

14. 每个涉及人类受试者的研究项目的设计和操作,应在研究规程中有明确的描述。研究规程应包括一项关于伦理考虑的表达,应表明本《宣言》中原则是如何得到体现的。研究规程应包括有关资金来源、赞助者、组织隶属单位、其他潜在利益冲突、对研究受试者的激励措施,以及参与研究造成伤害的治疗和/或补偿条款等。研究规程应描述研究项目结束后研究受试者可以得到有利于研究受试者的干预措施安排,或可以得到其他适宜医护或好处的安排。

15. 在研究开始前,研究规程必须提交给研究伦理委员会,供其考虑、评论、指导和同意。该委员会必须独立于研究人员、赞助者和任何不正当影响之外。该委员会必须考虑到研究项目开展国家或各国的法律和规定,以及适用的国际规范和标准,但是这些决不允许减少或消除本《宣言》为研究受试者制定的保护条款。该委员会必须有权监督研究的开展。研究人员必须向该委员会提供监督的信息,特别是关于严重负面事件的信息。未经该委员会的考虑和批准,不可对研究规程进行修改。

16. 涉及人类受试者的医学研究必须仅限受过适当科学培训和具备资格的人员来开展。对患者或健康志愿者的研究要求由一名胜任的、符合资格的医生负责监督管理。保护研究受试者的责任必须总是属于这名医生或其他卫生保健专业人员,决不能属于研究受试者,即使他们同意。

17. 涉及弱势或脆弱人口或社区的医学研究,只有在研究是有关这类人口或社区的健康需要、是他们的优先项目时,以及有理由相信这类人口或社区可能从该研究结果中获得益处时,方可开展。

18. 每个涉及人类受试者的医学研究项目在开展前,必须对其可预见的对参与研究的个人和社区造成的危险和负担,做出谨慎的评估,与可预见的对他们或其他受研究影响的个人或社区的好处进行对比。

19. 每次临床试验在征用第一个研究对象前,必须在公众可及的数据库登记。

20. 医生不可参与涉及人类受试者的医学研究,除非他们有信心相信对可能造成的危险已做过足够的评估,并可以得到令人满意的管理。当医生发现一项研究的危险会大于潜在益处,或当已得到研究的正面和有益结论性证明后,必须立即停止该项研究。

21. 涉及人类受试者的医学研究仅可以在目的重要性高于对研究受试者的内在危险和负担的情况下才能开展。

22. 合格的个人作为受试者参与医学研究必须是自愿的。尽管可能与家人或社区负责人商议是适当的,但是即使是合格的个人也不可被招募用于研究项目,除非他(她)自由表达同意。

23. 必须采取一切措施保护研究受试者的隐私和为个人信息保密,并使研究最低限度对他们的身体、精神和社会地位造成影响。

24. 涉及合格的人类受试者的医学研究,每位潜在受试者必须得到足够的有关研究目的、方法、资金来源、任何可能的利益冲突、研究人员的组织隶属、研究期望的好处和潜在危险、研究可能造成的不适,以及任何其他相关方面的信息。潜在研究受试者必须被告知其可以拒绝参加研究的权利,或在研究过程中任何时间推翻同意意见而退出并不会被报复的权利。特别应注意为潜在研究受试者个人提供他们需的具体信息,以及使其了解提供信息的方法。在确保潜在研究受试者理解了信息后,医生或其他一位适当的有资格的人必须寻求潜在研究受试者自由表达的知情同意,最好为书面形式。如果同意的意见不能用书面表达,非书面同意意见应被正式记录并有证人目击。

25. 对于使用可确认的人体材料或数据的医学研究,医生通常必须寻求对采集、分析、存放和(或)再使用的同意意见。可能会有不可能,或不现实,为研究得到同意意见的情况,或会有为研究得到同意意见会为研究的有效性造成威胁的情况。在这些情况下,只有在一个研究伦理委员会的考虑和同意后,研究方可进行。

26. 在寻求参与研究项目的知情同意时,如果潜在受试者与医生有依赖关系,或可能会被迫表示同意,医生应特别谨慎。在这些情况下,应该由一个适当的有资格且完全独立于这种关系之外的人来寻求知情同意。

27. 如果潜在研究受试者不具备能力,医生必须寻求法律上被授权的代表的知情同意。这些不具备能力的潜在研究受试者决不能被介入到对他们没有益处可能的研究中,除非研究项目的目的是促进这些潜在受试者所代表的人口的健康,而且研究又缺少具备能力人员的参与,而且研究只会使潜在受试者承受最低限度的危险和最小的负担。

28. 当一个被认为不具备能力的潜在研究受试者实际有能力做出同意参与研究的决定时,医生应除寻求法律上被授权的代表的同意外,还必须寻求研究受试者的同意。潜在受试者做出的不同意的意见应予尊重。

29. 研究涉及那些身体上或精神上不具备做出同意意见的能力时,比如无意识的患者,应只在阻碍给予知情同意见的身体或精神状况正是被研究人口的一个必要特点时才可以开展。在这种情况下,医生应寻求法律上被授权的代表的知情同意。如果缺少此类代表,而且研究不能延误,研究项目没有知情同意可以开展,如果参与研究的受试者处在无法给予知情同意的状况下这些具体理由已在研究规程中陈述,该研究已得到研究伦理委员会的批准。同意继续参与研究的意见应尽早从研究受试者或法律上被授权的代表那里获得。

30. 作者、编辑和出版者对于出版研究成果都有伦理义务。作者有责任公开他们涉及人类受试者的研究成果并对其报告的完整和准确性负责。他们应遵守已被接受的伦理报告指导方针。负面和非结论性结果应同正面的结果一样被发表,或通过其他途径使公众可以得到。资金来源、机构隶属以及利益冲突等应在出版物上宣布。不遵守本《宣言》原则的研究报告不应被接受发表。

有关与医护相结合的医学研究的其他原则

31. 只有当研究潜在的预防、诊断或治疗的价值足以说明研究的必要性,而且医生有充分理由相信参与研究不会对作为研究受试者的患者的健康带来负面影响时,医生才可以把医学研究与医护相结合。

32. 一种新干预措施的益处、危险、负担、有效性等,必须与当前被证明最佳干预措施进行对照试验,除非在下列情况下:一是当前没有被证明有效的干预措施情况下,研究中使用安慰剂,或无治疗处理,是可以接受的。二是有紧迫和科学上得当方法方面的理由相信,使用安慰剂是必要的,以便确定一种干预措施的功效或安全性,而且使用安慰剂或无治疗处理的患者不会受到任何严重或不可逆转伤害的危险的情况下。对这种选择必须极其谨慎以避免滥用。

33. 在研究项目结束时,参与研究的患者有权得知研究的结果并分享由此产生的任何益处,比如有权接受研究中确认有效的干预措施或其他适当的医护或益处。

34. 医生必须向患者全面通报医护的哪些方面与研究项目有关。患者拒绝参与研究或决定退出研究,绝不能妨碍患者与医生的关系。

35. 在治疗一名患者时,如果没有被证明有效的干预措施,或有被证明无效的干预措施,医生在寻求专家意见后,并得到患者或法律上被授权代表的知情同意后,可以使用未被证明有效的干预措施,如果根据医生的判断,这个干预措施有希望挽救生命、重建健康或减少痛苦,在可能情况下,这个干预措施应作为研究的目的,设计成可评估它的安全性和有效性。在所有情况下,新信息应被记录,并在适当时公布于众。

(六)《悉尼宣言》

《悉尼宣言》在第22届世界医学协会联合大会(澳大利亚,悉尼,1968年8月)通过,并在下列联合大会中进行了修订:
第35届世界医学协会联合大会,威尼斯,意大利,1983年10月;
第57届世界医学协会联合大会,匹林斯堡,南非,2006年10月。

死亡的确定应该是以包括脑干在内整个大脑功能的不可逆终止,或者是循环和呼吸功能的不可逆终止为依据,这一决定将基于公认标准补充基础上的临床判断,如果有必要,通过标准诊断程序和医生做出。

即使没有干预,在确定死亡后,身体内的细胞、器官和组织活动也可能会短暂地持续一段时间,在细胞水平上所有生命的终止并不是确定死亡的必要标准。

由于器官移植中尸体器官的使用,对于医生来说,能够确定靠机器维持生命的病人何时已经死亡,就显得非常重要。

死亡发生后,可能会机械地保持体内器官和组织的循环,这是为保护器官和组织,以备移植使用。

在死后移植之前,死亡的确定不应由参与器官移植过程的医生做出。

确定死亡之后,如果一切知情同意及其他与伦理、法律有关的要求都满足,所有的治疗和复苏努力都会停止,供体器官将会被恢复。

(七)《夏威夷宣言》

1977年在夏威夷召开的第6届世界精神病学大会上一致通过。

人类社会自有文化以来,道德一直是医疗技术的重要组成部分。在现实社会中,医生持有不同的观念,医生与患者之间的关系很复杂。由于可能用精神病学知识、技术做出违反人道原则的事情,所以今天比以往更有必要为精神病科医生订出一套高尚的道德标准。精神病科医生作为一个医务工作者和社会的成员,应探讨精神病学的特殊道德含义,提出对自己的道德要求,明确自己的社会责任。为了确立本专业的道德内容,以指导和帮助各个精神病科医生树立应有的道德准则,兹作如下规定:

1. 精神病学的宗旨是促进精神健康,恢复患者自理生活的能力。精神病科医生应遵循公认的科学、道德和社会公益原则,尽最大努力为患者的切身利益服务。为此目的,也需要对保健人员、患者及广大的公众进行不断的宣传教育工作。

2. 每个患者应得到尽可能好的治疗,治疗中要尊重患者的人格,维持其对生命和健康的自主权利。精神病科医生应对患者的医疗负责,并有责任对患者进行合乎标准的管理和教育。必要时,或患者提出的合理要求难以满足,精神病科医生即应向更有经验的医生征求意见或请会诊,以免贻误病情。

3. 患者与精神病科医生的治疗关系建立在彼此同意的基础上。这就要求做到互相信任,开诚布公,合作及彼此负责。病重者若不能建立这种关系时,也应像给儿童进行治疗那样,同患者的亲属或为患者所能接受的人进行联系。如果医生和患者关系的建立,并非出于治疗目的,例如在司法精神病业务中所遇到的,则应向所涉及的人员如实说明此种关系的性质。

4. 精神病科医生应把病情的性质,拟作出的诊断,治疗措施,包括可能的变化以及预后告知患者。告知时应全面考虑,使患者有机会作出适当的选择。

5. 不能对患者进行违其本人意愿的治疗,除非患者因病重不能表达自己的意愿,或对旁人构成严重威胁。在此情况下,可以也应该施以强迫治疗,但必须考虑患者的切身利益。且在一段适当的时间后,再取得其同意;只要可能,就应取得患者或亲属的同意。

6. 当上述促使强迫治疗势在必行的情况不再存在时,就应释放患者,除非患者自愿继续治疗。在执行强制治疗和隔离期间,应由独立或中立的法律团体对患者经常过问,应将实行强迫和隔离的患者情况告知上述团体,并允许患者通过代理人向该团体提出申诉,不受医院工作人员或其他任何人的阻挠。

7. 精神病科医生绝不能利用职权对任何个人或集体滥施治疗,也绝不允许以不适当的私人欲望、感情或偏见来影响治疗。精神病科医生不应对没有精神病的人采用强迫的精神治疗。如患者或第三者要求违反科学或道德原则,精神病科医生应拒绝合作。当患者的希望和个人利益不能达到时,不论理由如何,都应如实告知患者。

8. 精神病科医生从患者那里获悉的谈话内容,在检查或治疗过程中得到资料均应予保密,不得公布。要公布得征求患者同意。如因别的普遍理解的重要原因,公布后随即通知患者有关泄密内容。

9. 为了增长精神病学知识和传授技术,有时需要患者参与其事。在患者服务于教学,将其病历公布时,应事先征得同意,并应采取措施,不得公布姓名,以保护患者的名誉。在临床研究和治疗中,每个患者都应得到尽可能好的照料。把治疗的目的、过程、危险性及不利之处全部告诉患者后,接受与否,应根据自愿;对治疗中的危险及不利之处与研究的可能收获,应作适度的估计。对儿童或对其他不能表态的患者,应征得其亲属同意。

10. 每个患者或研究对象在自愿参加的任何治疗、教学和科研项目中,可因任何理由在任何时候,自由退出。此种退出或拒绝,不应影响精神病科医生继续对此患者进行的帮助。凡违反本宣言原则的治疗、教学或科研计划,精神病科医生应拒绝执行。